増刊 レジデントノート
Vol.20-No.14

研修医に求められる
消化器診療のエッセンス
病棟、救急外来で必要な対応力と領域別知識が身につく！

矢島知治／編

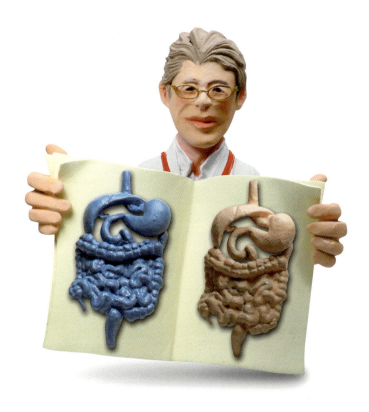

羊土社
YODOSHA

謹告

　本書に記載されている診断法・治療法に関しては，発行時点における最新の情報に基づき，正確を期するよう，著者ならびに出版社はそれぞれ最善の努力を払っております．しかし，医学，医療の進歩により，記載された内容が正確かつ完全ではなくなる場合もございます．

　したがって，実際の診断法・治療法で，熟知していない，あるいは汎用されていない新薬をはじめとする医薬品の使用，検査の実施および判読にあたっては，まず医薬品添付文書や機器および試薬の説明書で確認され，また診療技術に関しては十分考慮されたうえで，常に細心の注意を払われるようお願いいたします．

　本書記載の診断法・治療法・医薬品・検査法・疾患への適応などが，その後の医学研究ならびに医療の進歩により本書発行後に変更された場合，その診断法・治療法・医薬品・検査法・疾患への適応などによる不測の事故に対して，著者ならびに出版社はその責を負いかねますのでご了承ください．

序

　平成という時代があと数カ月で終わろうとしています．医学教育をテーマに平成を振り返ってみると，卒前教育ではOSCEとCBTが導入され，卒後教育では初期臨床研修医制度が導入され新しい専門医制度が始まろうとしていると総括することができます．しかしながらそうした大掛かりな制度改革に伴って本邦で誕生する医師の質はどれだけ上がったのでしょうか．「お腹が痛いのならとりあえず採血とCTをしましょう」などという薄っぺらな診療がされない時代は来たのでしょうか．

　「診療」は「診断」と「治療」からなりますが，診断は病歴聴取で鑑別診断をあげてそれをある程度絞り込むという作業をし，身体診察でさらなる絞り込みをして必要最小限の検査で診断名を確定する，というのが基本形です．では診療のイロハのイともいえる病歴聴取はどのように進められるべきなのでしょうか．本邦の医学教育がこうした基本すら指導できていないという現実を私がはじめて痛感したのは今から十余年前のことです．

　当時私は母校である慶應義塾大学医学部の消化器内科で学生指導を担当していました．そこで，毎年1週間ほど慶應に招聘されていたピッツバーグ大学内科教授で医学教育の専門家でもあるR. Harsha Rao先生と出会いました．「内分泌が専門らしいけど内科だったら何科でも指導できるらしいから消化器の学生も指導してもらったら？」という誘い文句に乗った結果，私の指導する学生がRao先生の前で担当症例をプレゼンすることになりました．学生のプレゼンは開始から30秒もしないうちに遮られ，そこから先は「現病歴とは何か，そのなかで主訴がいかに大切か」という話を延々1時間以上にわたって聞かされました．Rao先生は学生に向かって語っていたので学生にとっては地獄のような時間だったでしょうが，実際には指導医である私に対するメッセージであることは疑いようがありませんでした．そこから私自身が臨床医学を基本から勉強し直して指導内容を変えたことで2年後にはようやくRao先生からOKをもらえる現病歴のプレゼンを学生にさせることができました．

　私自身はそれ以来「医師としての頭の使い方」をテーマに試行錯誤をくり返しながら今に至っています．学生や研修医を指導するだけでなく，この数年は臨床推論をテーマにした企画を学会や研究会で行っていて，同じ志をもつ仲間がだんだん増えつつあります．そんなタイミングで今回，羊土社の方から本増刊を企画するというお話をいただきました．知識の羅列ではなく，一番大事な「頭の使い方」を研修医の人たちに文字として伝える，という作業に敬愛する同志とともにチャレンジするというイメージで章立てをしました．直接交流のある先生方に執筆該当者が見当たらない項目については，その項目のエキスパートの先生に無理にお願いして執筆をご快諾いただきました．素晴らし

い仕上がりになっていると思います．執筆者の先生方にはこの場を借りて厚く御礼申し上げます．

　教育という言葉にはいくつかの定義がありますが，私が一番好きなのは「学習者に望ましい変化を起こさせるもの」という定義です．本増刊が読者の先生方に何らかの教育的効果をもたらすものであることを願ってやみません．

2018年11月

杏林大学医学部 医学教育学
矢島知治

増刊 レジデントノート
Vol.20-No.14

研修医に求められる
消化器診療のエッセンス
病棟、救急外来で必要な対応力と領域別知識が身につく！

序 …………………………………………………………………… 矢島知治　3（2299）
Color Atlas ………………………………………………………………… 10（2306）
執筆者一覧 ………………………………………………………………… 20（2316）

第1章　病棟で求められる消化器症状への初期対応

1. 腹痛 ……………………………………………………………… 川辺晃一　22（2318）
　　1. バイタルサインから緊急性を判断する　2. 原因をどう見極めるか？　3. 対症療法はどうする？
　　4. どこまで自分で対応する？ いつ上級医にコンサルトする？

2. 下痢・便秘 …………………………………………………… 岸野真衣子　30（2326）
　　1. 下痢診療の進め方　2. 便秘診察の進め方

3. 嘔気・嘔吐 …………………………………………………… 中野弘康　36（2332）
　　1. バイタルサインと全身状態の解釈法　2. 症例提示　● Advanced Lecture：1. ぜひ知っておき
　　たいクリニカル・パール①　2. ぜひ知っておきたいクリニカル・パール②

4. 消化管出血 …………………………………………………… 細江直樹　44（2340）
　　1. 原因をどう見極めるか？　● Advanced Lecture：黒色便について　2. 対症療法はどうするか？
　　3. どこまで自分で対応する？ いつ上級医にコンサルトする？　4. もっと学びたい人のために

5. 黄疸 ……………………………………………………………大屋敏秀　49（2345）
   1. ビリルビンの代謝　2. 黄疸の発見　3. 黄疸の系統的診断　4. 緊急性のある黄疸の診断と治療

第2章　救急外来で腹痛の診療をする際に見逃したくない疾患

1. 急性虫垂炎とその鑑別疾患
   （胃十二指腸潰瘍・大腸憩室炎・腹膜垂炎）……………小澤俊一郎　57（2353）
   1. 急性虫垂炎　2. 胃十二指腸潰瘍　3. 大腸憩室炎　4. 腹膜垂炎　● Advanced Lecture：1. 間欠痛　2. 持続痛　3. 内臓痛と体性痛　4. 関連痛　5. 痛みの解釈

2. 腸閉塞・イレウス …………………………………………松本健史　65（2361）
   ● Advanced Lecture　1. 概要　2. 症状　3. 原因　4. 特徴　5. 治療　● Advanced Lecture

3. 腸管虚血 ……………………………………………………岡村幸重　74（2370）
   1. 急性腸間膜動脈閉塞症　2. 非閉塞性腸管虚血症（NOMI）　3. 急性腸間膜静脈血栓症　4. 虚血性大腸炎　● Advanced Lecture：腹腔動脈起始部圧迫症候群について

4. 感染性腸炎 …………………………………………………清水誠治　81（2377）
   1. 疾患概念は？　2. どんなときに鑑別にあげるか？　3. 鑑別の進め方　4. これも知っておきたい

5. 胆管炎・胆嚢炎・急性膵炎 ………………………土田幸平，岩崎茉莉　90（2386）
   1. 胆管炎　2. 胆嚢炎　3. 急性膵炎

6. 循環器疾患と呼吸器疾患（腹部大動脈瘤・虚血性心疾患・肺炎・胸膜炎）
   ……………………………………………土岐真朗，矢島知治，久松理一　97（2393）
   1. 循環器疾患　2. 呼吸器疾患　3. 痛みのメカニズム

7. 女性特有の疾患（異所性妊娠・卵巣腫瘍茎捻転・卵巣出血・
   Fitz-Hugh-Curtis）………………………………………………坂井邦裕　102（2398）
   1. 腹痛を有する女性の診察で重要なこと　2. 女性特有の急性腹症の疾患概念と鑑別診断

8. なさそうで遭遇するかもしれない家族性地中海熱 …………後藤田卓志 108（2404）
  1. 疾患概念　2. どんなときに鑑別にあげるか？　3. 鑑別の進め方　4. これも知っておきたい

9. 糖尿病ケトアシドーシス …………………………………高橋利実，藤城　緑 113（2409）
  1. 疾患概念は？　2. どんなときに鑑別にあがるか？　3. 鑑別の進め方　4. これも知っておきたい
  ● Advanced Lecture

第3章　診療の質を左右する基本事項

1. 病歴聴取：現病歴を中心に ……………………………………矢島知治 117（2413）
  1. 病歴聴取の構成要素　2. 現病歴の聴取4ステップ　3. 現病歴の記載順序

2. バイタルサインをフルに活用しよう
  病態の把握から臨床判断まで ……………………………………田原利行 122（2418）
  1. 出血性ショックの病態からSIの活用　2. 上部消化管出血によるショック　● Advanced Lecture：上部消化管出血患者における心筋梗塞の合併　3. 急性膵炎　4. SOFAスコア，qSOFAスコア

3. 腹部診察法 …………………………………………………………矢島知治 129（2425）
  1. 全般的な注意事項　2. 診察の順番　3. 腹膜刺激症状

4. 採血で肝臓についてわかること …………………………………井津井康浩 133（2429）
  1. なぜ肝臓関連の血液検査を行うのか　2. 血液検査でどんな評価をしているのか　3. 血液検査の各項目について

5. 臨床推論を用いた『腹部単純X線』の読影のしかた ………西野徳之 141（2437）
  1. 適応　2. 有用性　3. "読影"の意味するもの　4. 撮影方法　5. 読影の手順　6. 臓器別症例呈示

第4章 受け持ち医に求められる領域別知識

1. **上・下部内視鏡検査治療** ………………………………………大庫秀樹，今枝博之 151 (2447)
   1. 内視鏡検査治療前において必要なこと　2. 各種検査・治療

2. **胆道・膵臓への内視鏡的アプローチ**………………………………新後閑弘章 159 (2455)
   1. 胆膵内視鏡治療前に必要なこと　2. 内視鏡的アプローチの適応

3. **急性膵炎** …………石川英樹，石川卓哉，大野栄三郎，川嶋啓揮，廣岡芳樹 165 (2461)
   1. 急性膵炎の概要　2. 急性膵炎の診断　3. 重症度判定基準　4. 急性膵炎の治療　5. 急性膵炎に伴う局所合併症とその治療

4. **急性肝炎** ………………………………………………………中本悠輔，松本伸行 175 (2471)
   1. 基本的考え方　2. 病歴聴取の重要性　3. 身体診察による評価　4. 血液検査で考えること　5. 画像検査で考えること　6. 急性肝炎各論　7. 劇症化する可能性を察知しよう　● Advanced Lecture：ASTとALTの関係

5. **肝硬変のマネージメント** ……………………………………………川村直弘 182 (2478)
   1. 重症度分類　2. 腹水のマネージメント（SBPを含む）　3. 肝性脳症の診断と治療　4. 肝硬変の栄養治療

6. **進行がんの化学療法と緩和ケア** ……………………………………西　智弘 192 (2488)
   1. 抗がん剤の副作用対策　2. がん診療における治療とケアのマインド　3. 基本的な症状緩和の技術

7. **炎症性腸疾患（潰瘍性大腸炎，Crohn病）** ……山本章二朗，三池　忠 199 (2495)
   1. 潰瘍性大腸炎　2. Crohn病

8. **イレウスチューブの挿入と管理** ……………………………………上泉　洋 206 (2502)
   1. イレウスチューブの構造　2. 挿入法　3. 留置中の管理・合併症　● Advanced Lecture：1.「イレウス」の定義　2. チューブの海外での普及について

第5章 消化器診療で押さえておきたいその他の重要事項

1. HBVとHCVについてすべての臨床医が知っておくべきこと
……………………………………………………………………………………黒崎雅之 214（2510）

1. HBVについてすべての臨床医が知っておくべきこと　2. HCVについてすべての臨床医が知っておくべきこと

2. 慢性便秘症へのアプローチ ……………………………………水上　健 219（2515）

1. 慢性便秘症へのアプローチと腹部X線による評価法　2. 慢性便秘症の治療の大前提　3. 慢性便秘症の薬物治療　4. 慢性便秘症治療のロジック　● Advanced Lecture：症例の解説

3. 外科医からのメッセージ①：手術室と外科病棟で研修医に求められること
………………………………………………………………………………馬場裕之 228（2524）

1. 手術の助手をする際の心得　2. 術後マネージメントのポイント　● Advanced Lecture：1. 術後回復促進プログラム　2. フレイル（老年症候群）

4. 外科医からのメッセージ②：コンサルトをスムーズに行うために
………………………………………………………………………………小林　隆 235（2531）

1. 消化器診療での外科コンサルトの適応（特に緊急でコンサルトすべき場合）となる具体例　2. 依頼表の記載例

5. 放射線科医からのメッセージ：オーダーのポイントを押さえよう
………………………………………………………………………………杉浦弘明 240（2536）

1. 検査の適応　2. 依頼票の書き方　3. 造影剤の副作用と禁忌　4. 緊急検査を依頼するときのマナー　5. 偶発所見

● 索引 ………………………………………………………………………………………… 245（2541）

Column

病歴聴取で腸閉塞，イレウスが疑われたら ………… 71　　肝障害に出合ったら……………………………… 139
腹部に手術歴のある方は食生活に注意 …………… 72

Color Atlas

第1章4（❶）

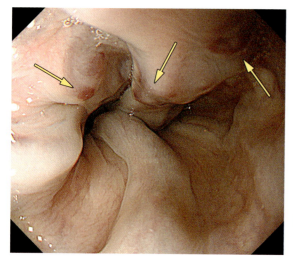

❶ 症例の上部内視鏡検査
➡ は red color sign
（p.47，図参照）

第2章1（❷）

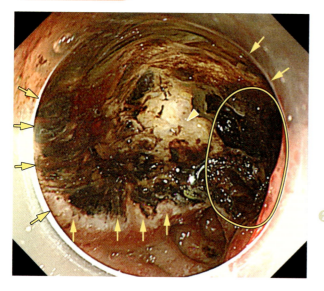

❷ NSAIDs内服による急性十二指腸潰瘍
上部消化管内視鏡．➡ は潰瘍の縁，▶ は潰瘍部，○ は凝血塊．NSAIDs潰瘍は上部消化管内視鏡検査で見つかることが多い
（p.60，図3参照）

第2章2（❸, ❹）

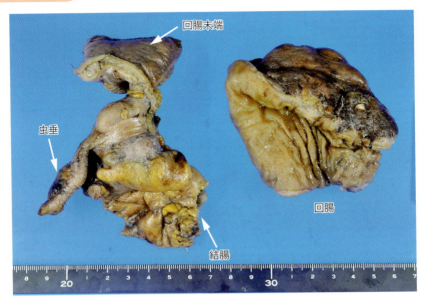

❸ **手術検体**
p.68, 図4参照

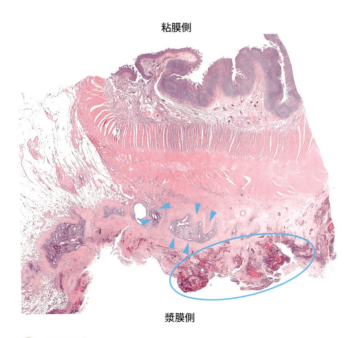

❹ **病理所見**
▶：異所性の腺管構造，○：活動性の炎症，出血
（p.68, 図5参照）

Color Atlas

第2章4（❺, ❻）

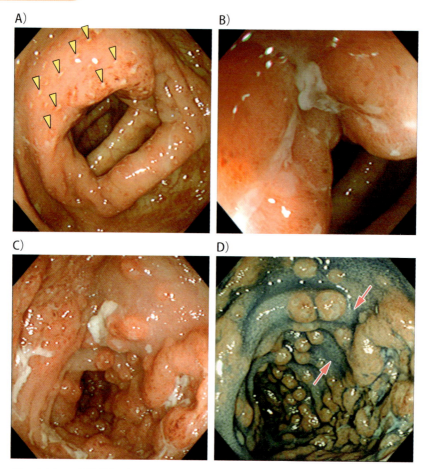

❺ 症例1の内視鏡像（エルシニア腸炎）
A）回盲部．▶はアフタを示す．B）回盲弁．全体に浮腫性狭窄が見られる．C）終末回腸．全体に半球状小隆起が見られる．D）色素内視鏡像（終末回腸）．→は絨毛を示す．A〜Cはp.89，文献3，Dはp.89，文献4より改変して転載（p.83，図2参照）

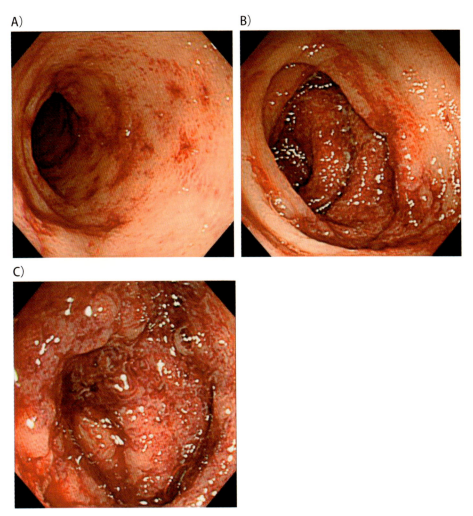

❻ 症例2の内視鏡像(腸管出血性大腸菌感染症)
A)下行結腸,B)上行結腸,C)盲腸.文献5(清水誠治:病原性大腸菌感染症,「カラー版 消化器病学 －基礎と臨床－」(浅香正博,他/編),pp895-898,西村書店,2013)より改変して転載(p.85,図5参照)

Color Atlas

第2章6（❼）

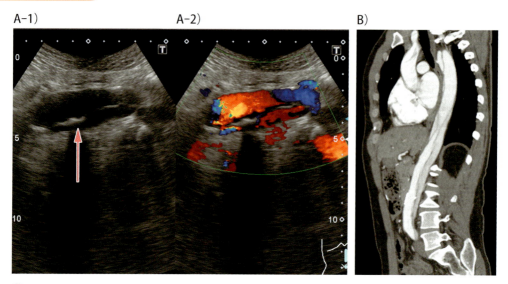

❼ **大動脈解離 Stanford type B，De Bakey Ⅲ b**
A）腹部エコー．腹部大動脈内に解離した内膜と考えられる線状エコーを認める（A-1，➡）．また，真腔，偽腔ともに血流信号を認める（A-2）．B）造影CT．胸部下行大動脈，腹部大動脈に偽腔が認められる（偽腔開存型）．
本症例では，上行大動脈に解離がなく，解離が下行大動脈から腹部大動脈に及んでいるため，Stanford type B，De Bakey Ⅲ b と診断した．
（p.98，図1参照）

第2章7（❽）

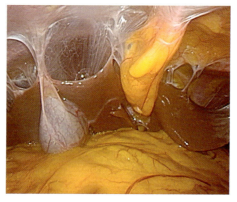

❽ **Fitz-Hugh-Curtis症候群の所見**
腹腔鏡での肝周囲の癒着所見
（p.107，図3C参照）

第4章1（❾〜⓫）

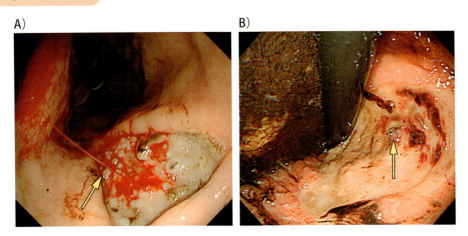

❾ Forrest 分類
A）Ⅰa：噴出性出血，B）Ⅱa：非出血性露出血管．→は出血箇所
（p.154，図1参照）

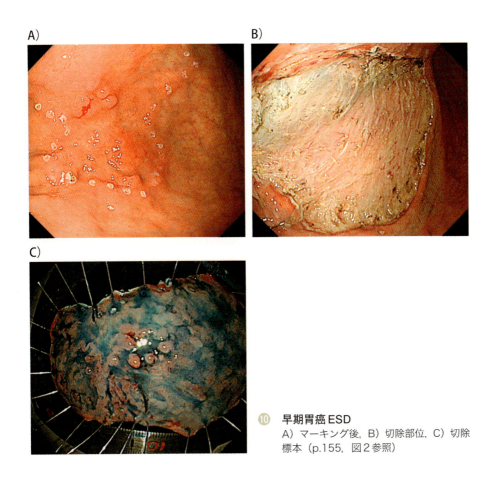

❿ 早期胃癌ESD
A）マーキング後，B）切除部位，C）切除標本（p.155，図2参照）

Color Atlas

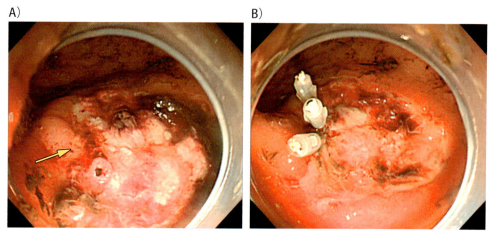

⓫ 胃ESD後出血
　A）ESD後の出血（➡は出血箇所），B）クリップで止血（p.156，図3参照）

第4章3 （⓬）

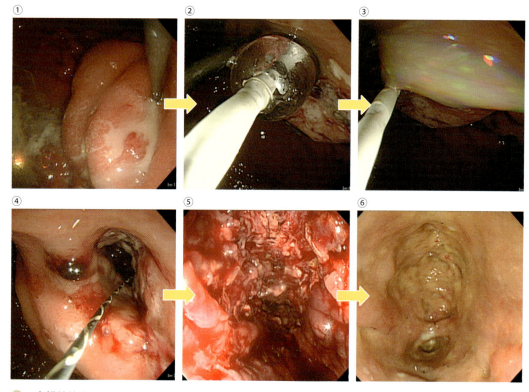

⓬ 内視鏡的ネクロセクトミー
　瘻孔をバルーン拡張すると多量の膿が排出（①〜③），内腔には壊死組織があり（④⑤），バスケット鉗子などで壊死除去を数回くり返すと内腔は綺麗になった（⑥）（p.173，図7参照）

第4章7（⓭, ⓮）

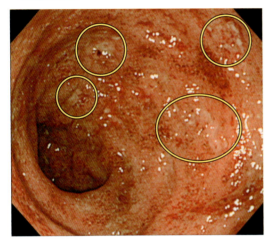 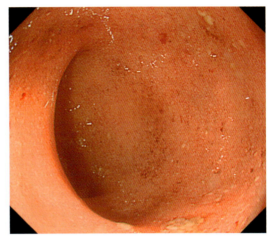

⓭ 症例1の大腸内視鏡所見
 粘膜はびまん性におかされ，浮腫状であり，血管透見像は消失し，粗ぞうまたは細顆粒状を呈し，ところどころびらん（○）を認めている．UCの典型的な内視鏡所見である
 （p.200，図1参照）

⓮ 症例1のその後の大腸内視鏡所見
 また血管透見像は消失したままで粘膜は顆粒状であるが，浮腫やびらんは前回より明らかに改善している
 （p.202，図2参照）

第4章8（⓯）

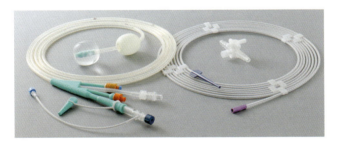

⓯ 先導子バルーンタイプ
 経鼻内視鏡用先導子バルーンタイプセットの外観．ガイドワイヤーは5 mと長く，体内に2 mガイドワイヤーを留置したままで3 mのチューブを挿入できる．画像提供：クリエートメディック株式会社
 （p.207，図2A参照）

Color Atlas

第5章2 ⓖ

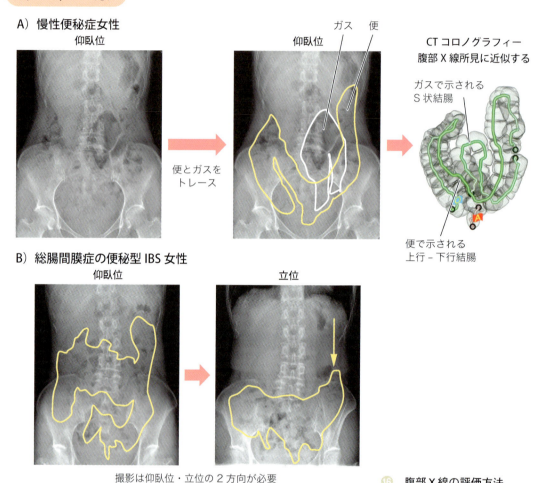

A）慢性便秘症女性
仰臥位 → 仰臥位（ガス／便　便とガスをトレース）→ CTコロノグラフィー　腹部X線所見に近似する
- ガスで示されるS状結腸
- 便で示される上行−下行結腸

B）総腸間膜症の便秘型IBS女性
仰臥位 → 立位
撮影は仰臥位・立位の2方向が必要
腸管の固定がないため立位で骨盤内へ落ち込む（→）

ⓖ 腹部X線の評価方法
p.223，図3参照

第5章3 （⑰〜⑲）

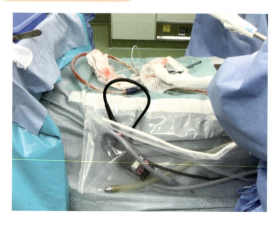

⑰ 覆布上のスペースを整理整頓する
第2助手が立つ位置の正面の覆布上のスペース．器材類が雑然となりがちな場所である
（p.230，図3参照）

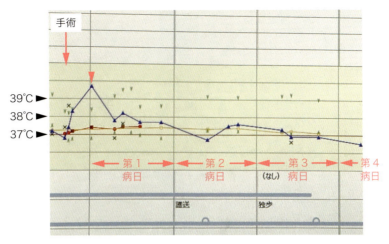

⑱ 比較的順調な経過を示した急性胆嚢炎の手術症例
▲の折れ線：体温，▶の第1病日をピークに体温は漸減し，第3病日にはほぼ平熱となっている（p.232，図4参照）

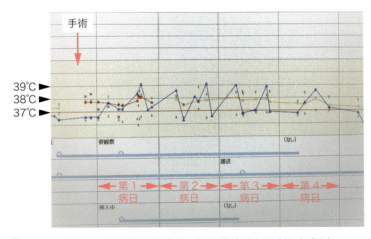

⑲ 胃癌に対して幽門側胃切除術後，術後膵液漏を発症した症例
▲の折れ線：体温，第2病日以降も39℃の熱発がみられ，漸減しているとはいえない（p.233，図5参照）

執筆者一覧

■編集
矢島知治	杏林大学医学部 医学教育学

■執筆（掲載順）
川辺晃一	深谷赤十字病院消化器科
岸野真衣子	東京女子医科大学消化器内科
中野弘康	川崎市立多摩病院総合診療センター / 消化器・肝臓内科
細江直樹	慶應義塾大学医学部内視鏡センター
大屋敏秀	労働者健康安全機構中国労災病院消化器内科
小澤俊一郎	聖マリアンナ医科大学横浜市西部病院消化器内科
松本健史	順天堂大学医学部附属順天堂医院消化器内科
岡村幸重	佐野厚生総合病院消化器内科
清水誠治	大阪鉄道病院消化器内科
土田幸平	獨協医科大学消化器内科
岩崎茉莉	獨協医科大学消化器内科
土岐真朗	杏林大学医学部 第三内科 消化器内科
矢島知治	杏林大学医学部 医学教育学
久松理一	杏林大学医学部 第三内科 消化器内科
坂井邦裕	福岡県済生会福岡総合病院産婦人科
後藤田卓志	日本大学医学部内科学系消化器肝臓内科学分野
高橋利実	日本大学医学部内科学系消化器肝臓内科学分野
藤城　緑	日本大学医学部内科学系糖尿病代謝内科学分野
田原利行	済生会宇都宮病院消化器内科
井津井康浩	東京医科歯科大学総合教育研修センター / 消化器内科
西野徳之	総合南東北病院消化器センター
大庫秀樹	埼玉医科大学病院消化管内科
今枝博之	埼玉医科大学病院消化管内科
新後閑弘章	東邦大学医療センター大橋病院消化器内科
石川英樹	公立西知多総合病院消化器内科 / 内視鏡センター
石川卓哉	名古屋大学大学院医学系研究科消化器内科学
大野栄三郎	名古屋大学大学院医学系研究科消化器内科学
川嶋啓揮	名古屋大学大学院医学系研究科消化器内科学
廣岡芳樹	名古屋大学附属病院光学医療診療部
中本悠輔	聖マリアンナ医科大学病院消化器・肝臓内科
松本伸行	聖マリアンナ医科大学病院消化器・肝臓内科
川村直弘	杏林大学医学部 第三内科 消化器内科
西　智弘	川崎市立井田病院かわさき総合ケアセンター
山本章二朗	宮崎大学医学部内科学講座 消化器血液学分野 / 宮崎大学医学部附属病院 消化器内科
三池　忠	宮崎大学医学部内科学講座 消化器血液学分野 / 宮崎大学医学部附属病院 消化器内科
上泉　洋	岩見沢市立総合病院外科
黒崎雅之	武蔵野赤十字病院消化器科
水上　健	国立病院機構久里浜医療センター 内視鏡健診センター
馬場裕之	横浜市立みなと赤十字病院外科
小林　隆	三井記念病院消化器外科
杉浦弘明	慶應義塾大学医学部放射線科学（診断）

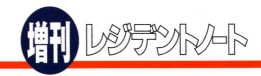

研修医に求められる
消化器診療のエッセンス

病棟、救急外来で必要な対応力と領域別知識が身につく！

第1章 病棟で求められる消化器症状への初期対応

1. 腹痛

川辺晃一

● Point ●

- 緊急手術や緊急処置が必要な疾患（緊急疾患）を見分ける
- 入院時の診断は確かか？ 治療は何がなされているか？ を確認する
- 経過中の増悪に備え，患者・家族への丁寧な説明と十分な経過観察を行う

はじめに

腹痛は，入院中患者において多い愁訴の1つである．

原因を特定するまでもなく軽快するものもあるが，まずは**緊急疾患を鑑別する**ことがきわめて重要である．

原因は必ずしも腹部疾患に限らず多岐にわたる．診断が難しい場合もあり，その場合十分な経過観察が肝要であることはいうまでもない．

> **症例1**
> 84歳男性．早期胃癌の内視鏡治療（粘膜下層剥離術：ESD）目的に入院．ESD処置は問題なく終了したが，翌日未明に強い腹痛を訴えた．頓用指示のペンタゾシン15 mg筋注でも制御できない疼痛であった．当直レジデントにナースから連絡があった．診察すると上腹部に強い圧痛，反跳痛を認めた．ポータブル腹部X線写真でfree airがなく，血液検査で異常なしだったため，上級医には連絡しなかった．
> （⇒2. 2 2) 処置によるもの につづく）

1. バイタルサインから緊急性を判断する

病棟から腹痛で連絡があった場合，最初にバイタルサインを確認する．これに変化を及ぼすような状態は，いかなる場合も重大であり，早急な対応が必要である．一刻も早く上級医に連絡すべきである．

ショック＞敗血症＞汎発性腹膜炎＞強い腹痛の順でより早急な対応が必要となる（**表1**）．とりわけ**ショックは重要**である．この原因として，出血，敗血症，脱水を考える必要がある．

腹痛の発症早期にショックとなった場合，出血を第一に考える（分単位）．すなわち，腹部血管

表1　緊急性から腹痛にアプローチする

優先すべき病態			
1位	2位	3位	4位
ショック	敗血症	汎発性腹膜炎	強い腹痛

- 1位，2位，3位に関しては，手術を含め早急に対応しなくてはならない．とりわけ『ショック』は，致死的である．直ちに上級医にコールすること
- 4位『強い腹痛』がみられるものの，表3の緊急疾患が否定できたのであれば，対症療法（3.　対処療法はどうする？参照）を行い厳重に経過観察する

表2　腹痛においてショックの原因となる疾患

①出血に起因するもの

腹部血管疾患	腹部大動脈破裂，腹腔動脈破裂，術後の仮性動脈瘤破裂
肝脾疾患	肝細胞癌破裂，特発性脾破裂
婦人科疾患	異所性妊娠，卵巣出血

②敗血症に起因するもの

原疾患→汎発性腹膜炎 →敗血症パターン	広範囲腸壊死（上腸管膜動脈閉塞など），下部消化管穿孔，上部消化管穿孔
原疾患（±限局性腹膜炎） →敗血症パターン	急性胆嚢炎，急性胆管炎，急性虫垂炎

③脱水に起因するもの

体外に喪失	腸閉塞，重症急性腸炎
3rd space に移動	急性膵炎

疾患・肝脾破裂・婦人科疾患を想起する（表2①）[1]．

敗血症に起因するものは，発症からの経過がある程度長いことが多い（時間単位）（表2②）．

脱水は，体外への喪失と体内3rd spaceへの移動とがある（表2③）．

いずれの場合も初期対応として，酸素投与・大量輸液（出血の場合，輸血）が基本である．

●緊急性が高い腹痛の見極めのポイントとピットフォール

- **腹痛＋ショックの場合**
  エコーにて，腹水の有無を確認する．腹水が血液かどうかは，穿刺すればわかる．
- **敗血症を示唆する身体所見**
  ショック，呼吸不全，意識障害，発熱あるいは低体温，網状皮斑（リベドー），軽度の黄疸などがないかを確認する．実際，相当顔色が悪く見えるはずである．
- **汎発性腹膜炎を呈するが，手術適応にならない例外**
  急性膵炎，重症急性腸炎など．
- **心筋梗塞・大動脈解離**
  腹痛を訴える場合があるので注意が必要．

表3 まず念頭において鑑別すべき腹部疾患

上腹部痛	上部消化管穿孔，急性膵炎，胆石疾患，急性虫垂炎
下腹部痛	急性虫垂炎，下部消化管穿孔，異所性妊娠，卵巣嚢腫茎捻転
全般痛	腸閉塞（絞扼・軸捻転・ヘルニア嵌頓を含む），急性腸管虚血（腸壊死）

・これらは丸ごと暗記して，常に鑑別する習慣をつけるべきである

2. 原因をどう見極めるか？

　まず念頭におくべき腹部疾患は表3のとおりである．これらは丸ごと暗記して，常に鑑別する習慣をつけるべきである（疾患別各論は第2章を参照されたし）．

　加えて，入院中の患者に新たに腹痛が出現した場合は，以下の3つを念頭においた対応が必要である．

　① 入院の契機となった疾患の合併症である場合
　② 治療の副作用である場合
　③ そのどちらでもない場合

　入院の契機となった診断は間違っていないか？現在の治療は適切か？を再度考えることも必要である．

●ここがポイント

経過観察と再評価がとても大事である

ひとたび診断がついたからといって，それが必ず当たっているとは限らない．常に，「そうである可能性」と「そうでない可能性」，について考えるべきである．ジグソーパズルのピースを集めるように，診断・治療のための理由（所見）を集めよう．

1 入院の契機となった疾患の合併症である場合

　病気は，入院したときが一番悪くて，その後は必ず改善してくるものであろうか？もしそうであれば（診療していて）これは楽ないい話である．しかし実際には，入院後に悪化する病気はたくさんあるし，それを予測するのは医師の務めである．

　経験を積むと，この予測のバリエーションが増えてくる．そして患者・家族への説明が上手になる．

●専門医のクリニカルパール

病状の予測・予後の説明

入院中の突然の腹痛では，「入院中なのに，なんでこんなにお腹が痛くなったのか？」と患者・家族から不信を抱かれることがある．ひとたび不信感を抱かれると，その後の診療がうまくいかなくなることが多い．不信を抱かれないためにも，病状予測に関する十分な説明が必要である．
外来で入院が決定した際のみならず，病室で新たな症状変化（腹痛を含む）があったときなどにも，今後の見通し（起こりうる最悪の事態も含めて）を丁寧にお話ししておくことが，重要である．これが後のトラブルを未然に防ぐことにつながる．
私は，レジデントには，予後に関する伝え方は"相当厳しめかつ丁寧に"お話しするように指導している．概して，患者・家族に悪い予後は伝わりにくいためだ．

表4　薬剤の腸管への影響

	機序	薬剤
1. 腸管虚血	血管攣縮	エルゴタミン，ジギタリス，バゾプレシン
	塞栓症	エストロゲン，プロゲステロン
2. 麻痺性イレウス	腸管運動障害	ロペラミド，ベンゾジアゼピン系薬
3. 感染・壊死	C.difficileによる細菌叢の変化（偽膜性腸炎）	各種抗菌薬
	出血性腸炎	各種抗菌薬（特に，アンピシリン，アモキシシリン）
	壊死性腸炎，白血球減少性腸炎	抗癌剤（AraC，アドリアマイシン，シスプラチン，フルオロウラシル，メルカプトプリンなど）
	免疫抑制によるマクロファージ機能の低下	ステロイド
4. 炎症・細胞毒性	腸管毒性	金製剤
	PG合成阻害	アスピリン，NSAIDs
	腸管粘膜での血管痙攣および虚血	KCL
5. その他	lymphocytic colitis	NSAIDs
	collagenous colitis	プロトンポンプ阻害薬

文献2，3を参考に作成

症例2：潰瘍性大腸炎（ulcerative colitis：UC）に合併した膵炎

38歳男性．UC重症発作（血便・発熱・腹痛）で消化器科入院．絶食，点滴，プレドニゾロン（PSL）強力静注療法（60 mg）治療を開始した．しかし数日後さらに強い腹痛を訴えた．UCの増悪か？ PSL抵抗性か？ 診察すると上腹部に強い圧痛，反跳痛を認めた．粘血下痢便はなかった．UCにはしばしば腸管外病変が合併する．原疾患の増悪以外にも，常にその点に気を配る必要がある．この患者の場合，血清アミラーゼ・リパーゼの上昇と腹部CTで膵の炎症を認めた．（UCの腸管外病変としての）急性膵炎と診断した．

原疾患が合併しやすい病態・疾患に関して熟知しておくことは，診療においてとても重要である．患者の原疾患に関して，再度教科書を読み直して，起こりうる事象を推測できるようにしたい．

2 治療の副作用である場合

これは，①薬剤によるもの（表4）と，②処置によるもの（表5）とに分けて考える．

1）薬剤によるもの

症例3：偽膜性腸炎

76歳女性．脳梗塞で内科入院．右片麻痺，嚥下障害あり．経過中，誤嚥性肺炎を併発したため，絶食，抗菌薬開始とした．数日後腹痛が出現し，下痢頻回になった．偽膜性腸炎を疑い，便CDトキシンを提出したところ陽性だった．

入院後，薬剤が原因で腹痛を起こす場合がある．入院前から常用している薬剤も含め，再度考えてみる必要がある．薬剤性の場合，**その対策は被疑薬中止が原則**である．改善には数日かかる場合もある．

表5　腹部処置に伴う偶発症

消化管内視鏡処置（生検・ポリペクトミー・ESD・食道静脈瘤治療・消化管拡張術・十二指腸乳頭切開術など）	対象消化管からの出血，穿孔性腹膜炎
ERCPおよびその治療処置	膵炎，胆管炎，胆管穿孔，十二指腸穿孔，後腹膜脂肪織炎
経皮的胆嚢ドレナージ術	胆汁瘻による腹膜炎，腹腔内出血
腹水穿刺	腹腔内出血，感染性腹膜炎，臓器損傷，腸管穿刺
浣腸処置	直腸出血，直腸穿孔，骨盤内膿瘍
消化管透視検査	造影剤による腸閉塞

・処置に伴う偶発症の見落としは，重大な事態（死亡）につながる可能性が高い．処置後の腹痛には十分注意せよ！

文献2を参考に作成

2）処置によるもの

症例1の続き：内視鏡治療後の穿孔性腹膜炎

当直レジデントは日勤帯になってから，上級医に報告した．患者が未明から強い腹痛を訴えている，しかしX線写真上free airは認めない，血液検査も異常ない旨，報告した．上級医が診察すると腹部は板状硬であり，汎発性腹膜炎の所見であった．腹部X線写真を確認すると，坐位で撮影した際みられるfree air所見があった（図）．ESD後の穿孔性腹膜炎と診断した．直ちに外科に緊急手術をお願いした．

ESD処置の動画を見返してみると，血管処理のための止血鉗子が筋層内にやや深く入った状態で通電してしまっていた．これが遅発性穿孔につながったものと考えられた．

手術や処置には必ず危険が伴う．このことを肝に銘じ，常日頃から起こりうる合併症に備えなければならない．

●ここがポイント

・坐位では，free airは横隔膜足側にグラデーションのかかった透亮像として認識できる．
・単純X線写真の場合，撮影する体位により所見が変化することに留意すべきである．

この症例では，身体所見よりX線写真・採血結果を重要視したため，診断遅れ（hospital delay）につながった．幸い患者は大事に至らずにすんだが，穿孔性腹膜炎は致死的であり，その診断には厳重な注意が必要である．

●ここがピットフォール

血液検査は，万能ではない．もちろん，画像検査（X線写真，CT，エコーなど）も万能ではない
検査は万能ではないことを肝に銘じておくべきである．CT，エコーで所見の現れない総胆管結石症例や，X線写真，CTでfree airが確認できない穿孔性腹膜炎症例は，たびたび経験する．病歴聴取と身体所見にて初期診断をつけることが大事であり，画像検査で確認がとれないからといって，その可能性を直ちに捨て去るのはとても危険である．

またベッドサイドの処置に関しても，同様である．ベッドサイドの処置で患者が死亡したら，一大事である．レジデントの先生方には，いろいろな処置に積極的に挑戦してもらいたい．しか

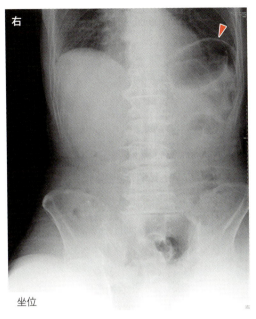

坐位

図　ポータブル腹部X線写真
左横隔膜下に，グラデーションのかかった透亮像を認識できる（▶）．これがfree airである可能性を考えなくてはいけない．そしてこのあと腹部CTを行いfree airであることを確認する．ベッドサイドでの撮影※の場合，臥位，もしくは坐位での撮影となることに注意．どの体位で撮影したか，必ず確認すること．※撮影目的を考え，撮影条件のオーダーをすること

しその手技手順だけでなく，起こりうる偶発症も確認し最大限備えるべきである．

3 そのどちらでもない場合

入院の原因となった疾患とは全く関係なく腹痛が起こる場合がある．**まず念頭におくべき疾患（表3）を習慣的に鑑別することで，落とし穴に落ちにくくなる**．

> **症例4：急性胆管炎**
>
> 88歳男性．急性心筋梗塞の診断で循環器科入院．緊急PCI（冠動脈インターベンション）施行し，冠動脈の再開通が得られた．第3病日，腹痛の訴えがあり，その後悪寒戦慄を伴った．診察すると，右季肋部に強い圧痛点があった．体温39.2℃．心電図は変化なかった．胆道感染を疑い，直ちに採血，腹部エコー，腹部CTを施行した．AST（GOT）68 U/L，ALT（GPT）72 U/L，ALP 420 U/L，総ビリルビン3.2 mg/dL，白血球12,800/μL，血小板6.2万/μL．画像検査にて，総胆管および肝内胆管の拡張を認めた．これらより総胆管閉塞およびそれに伴う急性胆管炎，敗血症と診断した．緊急胆道ドレナージ術の適応と判断した（消化器科に依頼）．

高齢患者の増加により，合併疾患は多様化，複雑化している．必ずしも入院の契機となった疾患の関連ではないことがある．くり返しになるが，前記1. **バイタルサインから緊急性を判断す**

るを再度読み，そしてまず念頭におくべき疾患（表3）を鑑別する習慣をつけるようにしたい．

3. 対症療法はどうする？

　原則として，鎮痛薬は緊急疾患が除外できてから使用すること．鎮痛薬により臨床経過がマスクされ診断が困難になることがあるためだ（疼痛が強い場合は，早く使用してあげたいところだが）．
　具体的には以下．
　内臓痛（管腔臓器の痛みは，これ）には，鎮痙薬ブチルスコポラミン臭化物（ブスコパン®）20 mg 1アンプル筋注を使用する．体性痛には，消化管出血に注意しつつ，ジクロフェナクNa（ボルタレン®）坐剤を使用する．効果がない場合は，ペンタゾシン（ソセゴン®）15 mg 1アンプル筋注を使用する[4]．またヒドロキシジン（アタラックス®-P）25〜50 mg筋注を併用することもある．

4. どこまで自分で対応する？ いつ上級医にコンサルトする？

　ショック，敗血症，汎発性腹膜炎をみた場合，直ちに上級医に連絡しなければならない．また，緊急疾患である場合も連絡が必要である．

おわりに

　腹痛は誰もが経験する症状である．
　そのほとんどは軽症で自然軽快するものである．その一方で，早急な対応がなされないと死亡につながるものがある．緊急疾患を常に鑑別に入れ，絶対に見逃さないようにしなければならない．
　しかし診断が難しい場合があるのは事実であり，その場合，丁寧な患者・家族への説明と十分な経過観察が肝要である．

文献・参考文献

1) 「ブラッシュアップ急性腹症」（窪田忠夫/著），中外医学社，2014
　↑いまや"腹痛診療のバイブル"ともいえる！これを読めば腹痛が怖くなくなる（かも）．
2) 平島 修：腹痛．「レジデントノート増刊 入院患者管理パーフェクト（石丸裕康/編）」，16（5）：70-75，2014
3) Cappell MS : Colonic toxicity of administered drugs and chemicals. Am J Gastroenterol, 99 : 1175-1190, 2004
4) 「今日の消化器疾患治療指針 第3版」（幕内雅敏，他/編），医学書院，2010

もっと学びたい人のために

1) 「Cope's Early Diagnosis of the Acute Abdomen, 22nd ed.」(Silen W), Oxford University Press, 2010
   ↑時間に余裕があれば,この本を手に入れよう.急性腹症の国際レベルの完璧な理解が得られる!

プロフィール

川辺晃一(Koichi Kawabe)

深谷赤十字病院消化器科　部長
当院は埼玉県北部にある中核病院です.少ない医師数で最大限のパフォーマンスを発揮すべく,日々奮闘しています.「知識」,「技術」,「経験」の3本柱に,「愛」を注ぎ込み,診療にあたっています.学会発表,論文投稿も積極的にアタックしています.一緒に診療してくれる情熱ある若い先生を熱烈募集中です.症例は豊富であり,ベッドサイド処置や内視鏡検査・治療など,十分な経験を積むことができます.皆様からのご連絡お待ちしております.

第1章　病棟で求められる消化器症状への初期対応

2. 下痢・便秘

岸野真衣子

Point

- 下痢，便秘の原因は多岐にわたるため整理しておく
- 症状の重症度の見極めが大切である
- 闇雲に検査をするのではなく，安易に投薬するのではなく，診断に近づくための丁寧な病歴聴取と情報の整理を行ってから，検査・治療を行うべきである

はじめに

　「下痢」，「便秘」は，日常診療において頻回に遭遇する言葉であるが，いわゆる診断名というよりも，排便の具合が正常でないこと，あるいはそのために不具合を感じている，といった患者の「状態」を表す言葉と考える．その「状態」に関する具体的な情報を把握，整理することが，正しい「下痢」，「便秘」診療の基本と考える．

　診療の第一歩は，患者の訴えに関する情報を聴取することである．

　病歴を系統的に聞き出す項目として"OPQRST"と称される6項目がある．

- O（Onset：発症日時と様式）
- P〔Palliative / Provoking factors：緩和因子・誘発（増悪）因子〕
- Q（Quality / Quantity：症状の性質・ひどさ）
- R〔Region / Radiation：部位・放散〕
- S（associated Symptoms：随伴症状）
- T（Time course：時間の推移）

　患者の訴えに関するこれらの情報を聴取し，整理する．

　また，診察をする際，**重症度を判断すること**も重要である．「下痢」や「便秘」といっても，それは重大な疾患の一部分にすぎない可能性もあり，のんびりと構えたり，安易に投薬をすることにより，急に状態が悪化することもありうる．日本腹部救急医学会ほか刊行の「急性腹症診療ガイドライン2015」において，排便習慣の変化についての病歴聴取は急性腹症の診断に関して有用であり，推奨度B「科学的根拠あり，行うよう強く勧められる」として掲載されている[1]．強い腹痛やバイタルサインの変化を伴う「下痢」，「便秘」は要注意であり，そのような患者を診察した研修医は，早めに上級医に相談する方がよい．

　本稿では，受け持ち患者が入院中に「下痢」ないしは「便秘」を発症した場合，どのように診療を進めるかを示す．

1. 下痢診療の進め方

1 重症度をみるポイント

「下痢」患者の重症度の評価において重要なのは，**急性腹症の鑑別と脱水を引き起こしていないかどうか**である．強い腹痛，腹部の異常所見，高熱を認めた場合は急性腹症を鑑別にあげ，原因検索を始める．血圧低下，頻脈，口渇，皮膚のツルゴール低下があれば，脱水と診断し，迅速に対策を講じなければならない．

2 病歴聴取のポイント

一般的な下痢症状の場合は，"OPQRST" に則り病歴聴取を行う．
O→急性下痢か慢性下痢か

●ここがポイント！

突然発症か，ここ数日間続いている下痢なのか，を明確にする．

P→きっかけとなるような飲食物やストレス，渡航歴などの有無

●ここがポイント！

「生もの」とかではなく，「生牡蠣」とか「焼き鳥」とか「おにぎり」など具体的に問う．

Q→便の性状（水様，泥状，血性，粘液性など），回数，1回あたりの量
　　腹痛があればその性状（しぶり腹など），回数，症状の継続時間
R→腹痛があればその部位（Sと併せて聞いてみる）
S→腹痛や嘔気，嘔吐，発熱，倦怠感，口渇といった症状の有無や程度
T→徐々に増悪しているのか，改善傾向があるのか

これらに追加して，患者が服薬していれば使用中のすべての薬剤の副作用に下痢を引き起こす可能性がないかどうかも確認しなければならない．

3 下痢の分類

重症度評価・病歴聴取・身体診察より鑑別診断があがり，さらに追加の病歴聴取や検査により，ある程度診断が絞られる．

下痢の臨床的な分類として，**2週間以内の症状である急性下痢**と，**1カ月以上続く慢性下痢**に分けられる．

1）急性下痢

急性下痢の病歴は突然発症が多い．またその多くは感染性腸炎である．感染性腸炎は細菌性腸炎とウイルス性腸炎の2種類にわけられる．細菌性腸炎は，腹痛や発熱を伴いやすい．症状出現以前の飲食物や渡航歴から原因菌を考え，菌の潜伏期と患者の症状とのタイミングが合致するかを検索する（表1）．成人のウイルス性腸炎のなかで高頻度なのは，ノロウイルスである．下痢とともに嘔気，嘔吐を伴うことが多い．便の性状は水様性，頻回であるため脱水を引き起こしやすい．発症から1日ほどで軽快することが多いのも特徴の1つである．飛沫感染しやすいので，入院中に発生した場合は病院全体の感染対策を講じる必要がある．また抗菌薬使用歴がある場合，*Clostridioides difficile*（CD：旧名称 *Clostridium difficile*）菌による腸炎も考えなければならない．CDによる下痢はCD関連下痢症（CDAD）といわれるが，慢性化することもある．

表1　感染性腸炎の病原体とその経路・潜伏期

感染性腸炎	病原体	食品・感染経路	潜伏期
細菌性	黄色ブドウ球菌	おにぎり，弁当	1〜6時間
	サルモネラ菌	鶏卵，鶏肉	8〜48時間
	カンピロバクター菌	鶏卵，鶏肉，牛レバー	2〜7日
	腸炎ビブリオ菌	魚介類の生食	4〜24時間
	腸管出血性大腸菌	牛肉など	3〜5日
	エルシニア菌	豚肉，水	3〜7日
	ウェルシュ菌	調理後時間の経過した食肉，魚介類	6〜18時間
ウイルス性	ノロウイルス	生牡蠣，糞口感染，飛沫感染	1〜2日
	ロタウイルス	糞口感染	2日

表2　主な薬剤性下痢症

薬剤性下痢症	特徴的な所見	
Clostridioides difficile 腸炎	内視鏡：偽膜性腸炎	抗菌薬使用による腸内細菌の乱れ，菌交代現象を背景として発症
顕微鏡的大腸炎（microscopic colitis：MC）		PPI，NSAIDs，アスピリン，チクロピジン，アカルボース，選択的セロトニン再取り込み阻害薬，スタチン，β遮断薬，ビスホスホネートなど自己免疫性疾患の合併もあり
膠原病線維性大腸炎（collagenous colitis）	病理：大腸粘膜上皮直下のcollagen band	
リンパ球浸潤大腸炎（lymphocytic colitis）	病理：上間上皮細胞間リンパ球（intraepithelial lymphocyte：IEL）の増加	

2）慢性下痢

　慢性下痢の原因疾患は，潰瘍性大腸炎やCrohn病といった炎症性腸疾患（inflammatory bowel disease：IBD），感染性では腸結核，アメーバ赤痢がある．薬剤が起因する慢性下痢（表2）として，CDADの慢性化，下剤の乱用によるもの，プロトンポンプ阻害薬（PPI）や非ステロイド性抗炎症薬（NSAIDs）による膠原病線維性大腸菌（collagenous colitis）やリンパ球浸潤大腸菌（lymphocytic colitis）といった顕微鏡的大腸炎（microscopic colitis：MC）も念頭におかなければならない．

　併存疾患に伴う慢性下痢もある．慢性膵炎では消化酵素の分泌低下により下痢状の脂肪便がみられる．WDHA（watery diarrhea hypokalemia achlorhydria）症候群，Zollinger-Ellison症候群といった，腫瘍による消化管ホルモンの異常分泌による下痢や，糖尿病や盲係蹄症候群，偽性腸閉塞症では，消化管運動機能低下により腸内容物がうっ滞し，腸内細菌の異常増殖や吸収不良により慢性下痢をきたす．さらに，過敏性腸症候群や甲状腺機能亢進症により消化管運動亢進をきたした場合も未消化のため慢性下痢をきたす．

4　診断のポイント

　細菌性下痢を疑った場合，便培養検査は有用であるが，**陰性であったとしても必ずしも完全に否定はできないので注意が必要である**．ノロウイルスは便中のウイルス抗原を測定することで迅速に診断することが可能である．IBDを疑う場合は，内視鏡検査の所見と病理検査が診断の決め手になることが多い．薬剤性腸炎が疑われる場合は，薬剤中止により症状改善が期待され，改善

を認めた場合は診断確定である可能性がかなり高い．CD菌は便培養のほか，菌が産生する毒素の測定も有用で，内視鏡での偽膜性腸炎の所見を呈することも特徴である．MCはさまざまの薬剤に起因して腸管障害が発生し下痢が認められる疾患で，その診断は大腸粘膜の病理組織像で規定されている[2]．

5 治療のポイント

●下痢に対する基本処方例

・軽い下痢の場合：生菌製剤を使用する
　例：ミヤBM® 1回1〜2錠 1日3回 内服 4日分

・発熱を伴う下痢，感染性を疑う場合：生菌製剤に抗菌薬を併用する（便培養検査は施行すべき！）
　例：ミヤBM® 1回1〜2錠 1日3回 内服
　　　＋
　　　クラビット®錠 1回500 mg 1日1回 内服
これで改善がみられない場合は，重症，難治，慢性化，が懸念される．
他方からの原因検査が必要となる．

1）抗菌薬の使用について

　一般的に急性下痢の多くは感染性腸炎であり，大部分は自然に軽快する．抗菌薬の使用に関しては，特に軽症の場合は使用しないことも少なくはない．しかし，伝染性への対処として排菌期間を短縮することで感染拡大の防止がなされることを考えると，やはり抗菌薬投与が有用であるといえる．特に小児や高齢者，併存疾患によっては重篤化の可能性もあることより**個々の病態に応じた対処が肝要**といえる．

　入院中の患者に感染性腸炎が考えられる場合，院内感染などの危惧があることより，程度にかかわらず，便培養検査と状況に応じた感染対策を行ったほうがよい．

2）経口摂取はやめるべき？

　食事に関しては，軽症の場合は経口摂取の禁止は必ずしも必要ではない．中等度の腹痛や発熱，血液検査で炎症反応上昇があれば，食事摂取を中止し補液を開始するほうがよい．

3）症状の緩和に対して

　整腸薬投与や腹痛に対して抗コリン薬を投与することもあるが，強い止瀉薬はかえって症状の増悪，長期化をもたらす可能性が高いため使用すべきではない．

2. 便秘診察の進め方

1 便秘の分類と診断

　便秘も下痢同様，臨床の現場では頻回に遭遇する，いわばごく一般的な症状の1つである．その多くが**機能性便秘といわれる，結腸の輸送能低下や直腸の排出障害など，大腸機能の失調を基本病態とする症状**であり，慢性的に経過するものが多い．なかには種々の原因により，一過性の急性便秘として発症する機能性便秘もある．

表3 よく使用される便秘治療薬

	一般名	商品名
刺激性下剤	センノシド	プルゼニド®
	センナエキス	アローゼン®
	ビサコジル	コーラック
	ピコスルファートナトリウム	ラキソベロン®
非刺激性下剤	浸透圧性下剤	
	酸化マグネシウム	マグラックス®
	ラクツロース	モニラック®
	DSS	ビーマス®
	上皮機能変容薬	
	ルビプロストン	アミティーザ®
	リナクロチド	リンゼス®
	膨張性下剤	
	カルメロースナトリウム	バルコーゼ®

　患者が便秘を訴えた場合，その大半を占める，慢性的な機能性便秘と決め打ちして安易に緩下薬を処方するのではなく，先述の下痢と同様，まずは**器質性便秘すなわち，腫瘍や炎症といった下部消化管の器質性の異常による腸管狭窄，変形，圧迫が輸送障害を生じさせることにより起きる便秘の可能性**と，**症状の重症度**を，病歴聴取と身体診察により判断しなければならない．

2 随伴症状を伴った便秘

　便秘とともに腹痛や嘔吐，腹部の圧痛や鼓張などを認める場合，腸閉塞を起こしている可能性がある．腹部の鼓張があり蠕動音が亢進している場合，閉塞機転の存在が疑われることから，腹部X線，腹部CTを迅速に行うのが望ましい．便秘の原因が，絞扼性腸閉塞や大腸癌による腸閉塞の場合は，穿孔性腹膜炎の合併の可能性があり，診断までの時間が治療やその後の予後に影響しかねない．「下痢」と同様，強い腹痛，バイタルサイン，腹部所見の異常を認めた場合は，急性腹症を念頭において診療を行わなければならない．

3 便秘の治療

　普段，排便障害のなかった患者が，入院後に急に便秘となる原因は，器質的疾患以外では，入院という生活環境の変化により腸管運動異常をきたしていることが考えられる．患者の状態にもよるが，可能であれば，まずは歩行や水分摂取を促すのがよい．それでも効果がない場合は，薬物療法を試してみることになる．

　便秘治療薬のなかで，実際に最も多く使用されている薬を表3にまとめた．

　便秘薬の最初の使い方としては，まず非刺激性下剤である酸化マグネシウムを単剤での使用を推奨する．効果をみながら増量，効果がない場合は，センノシドなど刺激性下剤を頓服薬として追加してみる[3]．それも効果がない場合は，ほかの非刺激性下剤を組合わせて使用する．基本的な便秘薬の使用方法を表4に示す．入院中の患者の場合は特に消化管蠕動低下が便秘の一因であることが考えられることから，消化管運動賦活薬や，腸内環境を是正する目的で整腸薬の使用も効果が期待できる．

　上記の治療に抵抗性の便秘で，腹部X線にて直腸内に残留する便を認めた場合や残便感を訴え

表4 基本的な便秘薬の使い方

①	非刺激性下剤として,まずは酸化マグネシウム* 1回0.2〜1g 1日2〜3回から開始 効果があれば自己調整可
②	①で効果不十分な場合,酸化マグネシウムは継続,センノシド(1錠12 mg)2錠を就寝前に内服
③	②で効果不十分な場合,酸化マグネシウムは継続,センノシドを1錠ずつ増量,最大4錠まで
④	③で効果不十分な場合,酸化マグネシウムにそのほかの非刺激性下剤を追加,センノシドを適宜頓服

＊高齢者や腎機能障害がある場合は高マグネシウム血症に注意が必要

る場合は,坐剤や浣腸を試みる.また高齢や併存疾患による排便機能低下があり,自力での便排出が困難な場合は,愛護的に摘便を行う.糞便塞栓を物理的に排出ができること,また徒手的に直腸を指摘することで腸蠕動を亢進し,外肛門括約筋を弛緩させ直腸肛門反射を誘発する効果も期待できる.

慢性便秘についての詳細は,**第5章2.「慢性便秘症へのアプローチ」**を参照されたい.

文献・参考文献

1) 「急性腹症診療ガイドライン2015」(急性腹症診療ガイドライン出版委員会/編),pp50-52,医学書院,2015
2) 清水誠治,他:薬剤に関連する下痢症のトピックス(microscopic colitis, 腸間膜静脈硬化症, Clostridium difficile 感染症).診断と治療,106:883-886,2018
3) 味村俊樹:便秘の病態・診断の基本.レジデント,11(1):6-17,2017

プロフィール

岸野真衣子(Maiko Kishino)
東京女子医科大学消化器内科
たかが下痢,たかが便秘,たかが○○…と思わず,常日頃から丁寧な病歴聴取と身体診察を心掛け,良質な経験を積むことが,デキる臨床医になる必須条件と思います.

3. 嘔気・嘔吐

中野弘康

●Point●

- 嘔気，嘔吐は日常臨床でよく遭遇する症候であるが，緊急性を有する嘔気・嘔吐を呈する疾患は，消化器疾患よりも，非消化器疾患であることが多い
- 病歴聴取に始まり，全身状態（一見した外観）の把握とバイタルサインの生理学的な解釈に基づき，見逃すと生命に危険が及ぶ病気を念頭におきながら，すばやくフォーカスを絞った身体診察を行うことが求められる
- 病歴，身体診察で得られた情報から鑑別診断を列挙し，それらを効率よくrule in/rule outするための検査を選択する．見逃してはまずい病気の上位にくるのが"臓器や血管が詰まる，捻れる，破れる，裂ける病態"だ．これらは呪文のように唱えよう

はじめに

　救急外来や入院患者で嘔気・嘔吐を訴える場合，しばしばそれらが主訴というよりも，患者の身に危険が及びつつあるアラームサインとして認識される場合が多いと感じる[1]．筆者自身，肺炎で入院した高齢男性に抗菌薬加療を行い，経過もよくそろそろ退院かといった矢先に，夜中に嘔気を訴え（胸痛はなかった），後に心電図で心筋梗塞と診断された症例を経験している．入院患者の嘔気・嘔吐にはヒヤッとした経験をもつ方もいるだろう．

　嘔気・嘔吐はメカニズムにより中枢性と反射性に分類される．延髄の嘔吐中枢が直接刺激されるのが"中枢性"で，内臓や血管の侵襲によって間接的に刺激されるのが"反射性"だ．文字通り，"中枢性"は頭痛やめまいなどの神経徴候を伴うことが多い．

　一方で"反射性"の原因には，日常よく診る"腸炎"から致死的な経過をたどる重篤な疾患まで鑑別は多岐にわたる．腸炎での嘔吐はウイルスなどの有害物質を体外に排泄するためのいわば生理的な生体の防御反応であるが，致死的な病態（臓器/血管が詰まる，捻れる，破れる，裂ける）においては，強い内因性侵襲から過剰な自律神経反応が惹起され，冷汗や顔面蒼白，皮膚末梢の冷感などが引き起こされる．

　心筋梗塞の患者を受け持ったことがある読者諸氏はおわかりだろう．患者のベッドサイドに行くと，シーツがぐっしょり濡れるほどの汗を浮かべ，顔面は蒼白で，手足を触ると，なんともいえない冷たい感じ（皮膚の冷感）がする．これらの徴候は，一度経験すると二度と忘れない．

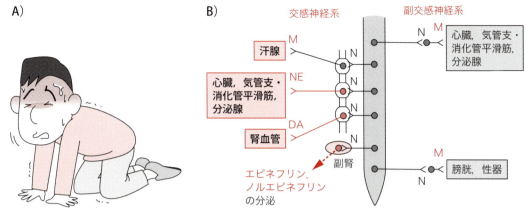

図　自律神経の支配と顔色不良，冷汗の出現する病態生理
A）カテコラミン・リリースによる皮膚の冷感や顔面蒼白，冷汗．B）自律神経の支配と顔色不良，冷汗の出現する病態生理．M：muscarinic receptor（ムスカリン受容体），N：nicotinic receptor（ニコチン受容体），NE：norepinephrine（ノルエピネフリン）ニューロン，DA：dopamine（ドパミン）ニューロン

1. バイタルサインと全身状態の解釈法

　徳田安春先生，宮城征四郎先生（群星沖縄臨床研修センター）は，**患者の病態把握にバイタルサインの生理学的解釈が必須であると述べている**[2, 3]．筆者も全く同感である．特にERや病棟のフロントラインで働く研修医諸君にとって，バイタルサインと全身状態の解釈法を会得しておくことは有意義である．

　体内で血管ないし臓器が詰まる，捻れる，裂ける，破れるなどの強い内因性侵襲が起きると，過剰な自律神経反応が惹起されると先に述べた．このときに反応する自律神経こそが交感神経であり，その神経終末からはカテコラミンが放出される（これをカテコラミン・リリースと呼ぶ）．全身の諸臓器のなかで，交感神経系が優位に支配するのが"汗腺"と"血管"である．つまり交感神経が賦活化されると，血管を収縮させるとともに，汗腺を刺激して発汗を引き起こす．この場合，皮膚血管も収縮しているため，皮膚は冷たくなり，そこに汗が出るために冷汗となる．冷汗とは，冷たい汗が出るのではなく，出た汗が冷やされてしまうために起きる．この病態生理を理解しておくと，嘔気，嘔吐の患者を前にしたときに，焦らず病態を推理しながら診療にあたることができる（図）．

2. 症例提示

　具体的なイメージをもちやすいよう，症例を提示したい（なお，ここにあげた症例は全国津々浦々中小病院であればどこでも一度は経験すると思われる）．

1 嘔気からの吐血

> **症例1**
> 60歳，男性．
> 主訴：嘔気

現病歴：糖尿病，高血圧，脂質異常症で近医に通院中．また20本/日を40年間の愛煙家．ある夏の朝，会社に行く途中の電車内で急に嘔気を催し，最寄りの駅で下車．何度か嘔吐し続けた後，血性のものを嘔吐したため通りがかりの通行人が救急車を要請し，救急病院へ搬送された．

救急隊接触時のバイタルサイン：意識清明だが**顔色不良**，**額には冷汗あり**，**手足を触るとしっとり冷たい**．

血圧 167/65 mmHg，**脈拍 90回/分**，体温 36.5℃，**呼吸数 24回/分**，SpO₂ 94％（室内気）

搬送先の病院での対応：搬送先のERには吐血という前情報が入った．担当した研修医は，主訴が嘔吐，吐血のため消化器科医にコールし，緊急内視鏡の準備を要請した．

→この流れ，正しいですか？

1）病態を見極める方法

　誰しも吐血が主訴であれば，消化器科医への連絡，緊急内視鏡の準備…などを連想してしまいがちだ．しかし**病歴にもっと注目してほしい**．この患者の主訴は本当に"吐血"だろうか？答えは"No"である．この場合病歴をよく聴取すると"嘔気"が（本来の）主訴であり，何度か嘔吐した結果として"吐血"したのである．患者の病歴をきちんと聴取せず，目の前で起こっている事象のみをとらえようとすると，このような間違いを起こす．

　このような場合は，バイタルサインや全身状態の外観が重要だ．バイタルサインを生理学的に解釈してみよう．**血圧は収縮期が160 mmHgを超えており，脈圧（＝収縮期血圧と拡張期血圧の差）は102 mmHgと開大している**．収縮期血圧を2で除した値よりも脈圧の方が高値であれば，脈圧の開大ありと表現する．すなわち，脈圧の開大は，交感神経の活性化を示唆し，交感神経の神経終末からカテコラミンが放出される（＝カテコラミン・リリース）病態が考えられる．そうすれば，顔面蒼白，末梢の冷感といった所見がみられる理由も自ずとわかるだろう．

　そこでこの患者背景に思いを馳せてみよう．既往には高血圧，脂質異常症，糖尿病などの生活習慣病があり，かつ喫煙歴も濃厚だ．このような患者に急性の経過で嘔吐を呈し，かつカテコラミン・リリースが惹起される病態として急性冠症候群を想起するのは難しくはない．え，"胸痛"はないのに？ という声が聞こえてきそうだ．**糖尿病患者においては，しばしば無痛性心筋梗塞をきたすことがあるため，胸痛を訴えないからといって心筋梗塞は除外できない**．そう，バイタルサインは嘘をつかないのである．

　さて，本症例の吐血の原因疾患は，何度も嘔吐したことによるMallory-Weiss症候群が疑われた．少なくとも吐血の量は多くなく，ショックバイタルを呈するほどの出血量ではなかった．当初"嘔吐後の吐血"という情報のため，消化器科医がコールされたが，指導医の対応でER到着後すみやかにECGが施行された．その結果，Ⅱ，Ⅲ，aVF誘導でST上昇を認め，下壁梗塞の診断で循環器内科医がコールされた．緊急冠動脈造影にて右冠動脈の起始部に95％の狭窄を認め，無事にPCIが施行され，患者は合併症なく退院となった．

2）研修医に求められる初期対応

　まずは患者の病歴をきちんと聴取できるようになろう．そのためには，時間軸で病歴をチャートできるように訓練を積む．筆者が常に心掛けている病歴聴取は，"いつまで普通で（普段と変わりなくて），いつから状態がおかしかったのでしょうか"と聞くことだ．本人が答えられるような全身状態であれば聴くが，答えられないほど全身状態が悪ければ，付き添いの家族や友人に聴く．そうすることで，発症の時期（onset）が明らかになることを経験している．

自分自身で対応する自信がなければ，ためらわず，すばやく周囲にいる上級医に相談しよう．困っている君たちをほったらかしにする上級医はいないだろう．SOSを発信し，いろいろな人をよい意味で巻き込むとよい．決して，自分一人で抱え込んではいけない．

2 嘔吐からの吐血

> **症例2**
> 45歳，男性．
> 主訴：嘔吐
> 現病歴：もともとアルコール多飲歴あり，近医に通院していた．直近の採血で血小板低下を認め，腹部エコーで脂肪肝と脾腫を指摘された．上部内視鏡では食道静脈瘤が認められ，アルコール性肝硬変の診断で断酒を指示されていたにもかかわらず，受診日の朝から缶ビールや焼酎を飲んでいた．ほどなく気分不快を訴えトイレへ行ったところ，ゲーゲー嘔吐し始め，そのうちコップ1杯ほどの吐血を認めたため救急車を要請して来院した．
> 救急隊接触時のバイタルサイン：意識傾眠，血圧 180/76 mmHg，脈拍 100回/分，体温 36.3℃，呼吸数 24回/分，SpO₂ 96％（室内気）
> 搬送先の病院での対応：担当した研修医は"嘔吐後の吐血"という情報を確認し，消化器科医にコールした．コールを受けた消化器科医は，静脈瘤破裂による吐血と考え，意識レベルの低下は肝性脳症が原因と考えた．彼の頭のなかには，造影CT→緊急内視鏡のストーリーが描かれていた．

→この流れ，正しいでしょうか？

1) 病態を見極める方法

消化器科医であれば嘔吐，吐血という臨床情報を聞けば，消化管出血を連想するものだ．ましてや，肝硬変という背景疾患があれば，余計にそう思ってしまうのも無理はない．

しかしながらここにもピットフォールは存在する．**いつのときも，患者の病歴，全身状態，バイタルサインの評価を優先しなくてはならない．**今回も病歴をひもといてみよう．確かにアルコール多飲をしていた矢先の気分不快，それに引き続く嘔吐，吐血であり消化管疾患を想定しがちである．

ただし，バイタルサインに眼を向けよう．吐血であれば，血圧は下がり，代償性頻脈が認められることが多い．むろん出血の急性期であれば交感神経終末からカテコラミンが放出されるので，多少血圧は上がるが，収縮期血圧が180 mmHg以上は高すぎである．**また，意識障害も随伴しており，嘔吐＋意識障害＋血圧上昇というキーワードから頭蓋内の緊急疾患を想起したい**[4]．

付き添いの患者の家族に病歴を確認したところ，トイレで頭痛を訴えていたことが新たに聴取された．

指導医は頭部CTをオーダー．脳底槽が高吸収を呈しており，SAH（くも膜下出血）の診断となった．患者は直ちに脳神経外科医への手にわたり，集中治療室へ入室となった．ERで内視鏡検査が行われることはなかった．

2) 研修医に求められる初期対応

嘔吐後の吐血→静脈瘤破裂と短絡的に考えてしまいがちであるが，バイタルサインの詳細な分析により，患者に負担を強いる内視鏡検査を回避できた．このように，患者の全身状態を考慮した病歴，バイタルサインの解釈，的を射た身体診察が重要である．

嘔吐，吐血＝消化管疾患と短絡的に考えるのではなく，嘔吐を惹起する背景疾患は何か？に常に思いを馳せてほしい．

3 倦怠感，微熱，下痢を伴った嘔気

症例3

24歳，女性．

主訴：嘔気

現病歴：来院数日前から倦怠感と微熱があった．来院当日の朝から言いようのない倦怠感と嘔気を自覚し，昼から少量の下痢もあった（ただしトイレには1，2回程度しか行かず，水っぽくもなかった）．心配した両親に連れられ夜間救急外来を受診した．歩くのもやっとなくらい倦怠感が強く，診察室に呼ばれるまで待合室のベッドで寝ていた．

既往歴：特になし．

トリアージ時のバイタルサイン：全身状態はややsick（だるそう）
　　　血圧 90/60 mmHg，脈拍 100回/分，体温 37.4℃，呼吸数 24回/分，SpO₂ 96％（室内気）

初期研修医の対応：だるそうではあったが，倦怠感と数日前からの微熱，下痢は急性胃腸炎を示唆する所見と考えた．やや頻脈であったが，下痢による血管内脱水と考え，輸液1本行った（等張液を1L輸液した）後に帰宅の方針とした．なお血液検査は行われなかった．

その後患者はどうなったか：急性胃腸炎の診断で，整腸薬と鎮痙薬を処方された患者は，帰宅の途についた．自宅に帰り，自室のベッドで寝た．両親は患者の顔色が悪いことに気づいていたため，心配になり，明け方患者の部屋を訪れると患者の意識レベルが低下していることに気づき，急いで救急車を要請した．

→何が起きたのか？

1）病態を見極める方法

　数日前からの倦怠感，微熱，下痢から担当研修医は急性胃腸炎を想起した．ここで，"下痢"というキーワードに注意が必要である．本稿は"嘔気"がメインテーマなので少し本題からはずれるが重要なのであえて記載する．"急性胃腸炎"でみられる典型的な下痢とは，冬場牡蠣にあたってしまったときを連想するとよい．水様の下痢でトイレに何度も行き，その都度シャーシャー出る排便，あれこそが"下痢"である．ついでに臍周囲に間欠的な腹痛や嘔気を伴えばさらに可能性は上昇する．これこそが腸炎のゲシュタルトだ．

　その意味では，本症例の"下痢"は典型的な下痢の病歴に合致しない．このことに気づけば，"急性胃腸炎"なんていうゴミ箱的診断はしなかったかもしれない．

　さらにバイタルサインに眼を向けよう．**血圧は低く，頻脈を認める**．これはバイタルの逆転と呼び，出血や血管内脱水などの生命に危険が及んでいる事態を示している．呼吸数はどうだろう．呼吸数の正常値は 16 ± 2 回/分で覚えるように筆者は研修医に指導しているが，＞22回/分は明らかに多い（敗血症の診断で用いるquick SOFA scoreでも呼吸数≧22回/分を採用している）[5]．呼吸数が多く，かつバイタルサインの逆転を伴う病態は，背景に何らかのアシドーシスを合併していると考えるとよい．アシドーシスを代償するために一回換気量を増やして呼吸は深く速くなる．アシドーシスの原因疾患には，乳酸アシドーシス，糖尿病性ケトアシドーシス（diabetic ketoacidosis：DKA），アルコール性ケトアシドーシス（alcoholic ketoacidosis：AKA）などが知られている．本症例はDKAであった．急変時の血糖は800 mg/dLを超えていた．大量輸液，インスリン治療などの集学的治療が功を奏して，患者は一命をとりとめた．

2）研修医に求められる初期対応

自分一人の判断で急性胃腸炎というゴミ箱的診断をしてはいけない．

急性胃腸炎や便秘症というのは，救急外来で安易につけてはいけない診断名のベスト2である（もっといえば便秘とは症候であり，病名ではない）．急性胃腸炎と診断するからには，急性胃腸炎のゲシュタルトをすべて備えていなければ，それと診断してはならないのだ．

また，嘔気に付随する自覚症状（これを筆者はプラスアルファの症状と呼んでいる）に注意せよ．**倦怠感や易疲労感は，要注意だ**．これこそ，**全身のホメオスタシスが不安定化する前兆（予兆）サインとしてあまりに有名である**．経験豊かな臨床医ほど，倦怠感と嘔気を強く訴える患者には，詳細な病歴と身体診察が必要とされることを実感している．

同じような病歴で来院する疾患群として，"ウイルス性心筋炎"と"肝炎"を覚えておくとよい．どちらも，若年者に多く，はじめはなんともいえない疲労感と微熱などの訴えで受診するが，前者においては上気道症状もないのに，"風邪ですね"とゴミ箱的診断で患者を帰宅させると，数時間後に心肺停止（CPA）で搬送されてくる．**患者の全身状態が病的で，バイタルサインの変動を認めた場合は，いつもより丁寧な病歴聴取と身体診察を行い，検査の閾値を下げることが重要**と考える．

おわりに

かくも，"嘔気"とは難しい症候である．しかしここで示した3例のように，きちんと病歴やバイタルサインを解釈することで病態の本質に迫りながら，本人の全身状態を俯瞰する術（すべ）を身につければ，落とし穴にはまる回数は格段に減る．そのためには，**賢く症例を経験することが大切だ**．数をたくさん診ればよいかというと，決してそんなことはなく，少ない症例数でもかまわないので，**1例1例自分が経験した症例を大切にストックし，判断（臨床推論）を誤った場合には，きちんと振り返りを行う基本的な姿勢を**，初期研修医時代に身につけてほしい．

恥ずかしい話だが，筆者も，虫垂炎ではないと思って帰した患者が，翌日虫垂炎で再診となったケースなど痛く悲しい思いをしたことがある．でも，**二度と同じ轍を踏まないという強い意識をもって，病歴を振り返り，入院した患者に会いに行き，自分に足りなかった病歴や身体所見をとりにいった**ものだ．そうやって地道に経験を積んでいくしか，臨床力が向上する方法はない．最後に，筆者の初期研修時代の内科指導医である須藤博先生（大船中央病院）から教えていただいたWilliam Oslerのクリニカル・パールを，やる気に満ちあふれた若手医師の皆さんに贈り，稿を終えたい．

The value of experience is not in seeing much, but in seeing wisely.

From Sir, William Osler

Advanced Lecture

1 ぜひ知っておきたいクリニカル・パール①

内科レジデントの鉄則[6]には，研修医が，多忙な病棟や救急でパニックっているときでもすらすらと鑑別がいえるように，嘔気・嘔吐を呈する疾患をネモニクス（mnemonics，覚えやすい語呂合わせ）で覚える方法が記載されている．ぜひ一読をお勧めする．

嘔気は英語でNausea（ナウゼア）であるため，その頭文字をとって以下のように覚えるとよい．

- N：Neuro（神経疾患：頭蓋内圧亢進，脳血管障害）
- A：Abdominal（腹部疾患：腸閉塞，胆嚢炎，膵炎など）
- V（U）：Vestibular（前庭神経刺激：前庭神経炎，Meniere病）
- S：Somatopsychiatric（精神疾患／心身症）
- S：Sympathetic（交感神経系の亢進）
- E：Electrolyte（電解質異常：高カルシウム血症，低ナトリウム血症）
- E：Endocrinologic disorder（内分泌疾患：甲状腺機能亢進，副腎不全，DKA）
- A：Addiction（薬物中毒）

2 ぜひ知っておきたいクリニカル・パール②

岩田充永先生（藤田医科大学救急総合内科）に教えていただいた，重篤な嘔気・嘔吐疾患を見抜くコツを紹介する．

頻回の嘔気・嘔吐をきたす病気として，解剖学的軸として以下の4つから鑑別診断を展開するとよい（今回提示した症例はすべて含まれている）．

① 頭：小脳疾患，頭蓋内圧亢進（SAH，髄膜炎）
② 胸：急性冠症候群，大動脈解離
③ 腹：腸閉塞，捻転
④ アシドーシス：乳酸，DKA，AKA，尿毒症

これら以外にも，救急で役に立つクリニカル・パールが，藤田医科大学救急総合内科のホームページに"ERでの教訓"（https://fujitagimer.jimdo.com/岩田充永-erの教訓/）としてたくさん紹介されている．興味のある読者は参照されたい．

文献・参考文献

1) 佐仲雅樹：嘔気，嘔吐．JIM, 24：586-590, 2014
   →佐仲先生は消化器内科医でありながら，Generalistであり小生の尊敬する内科医の一人．急変する前の予兆として，冷汗，嘔気，顔面蒼白などを重視，全身状態の外観が重要であることを示された価値ある論文．
2) 「バイタルサインでここまでわかる！―OKとNG―」（徳田安春／著），カイ書林，2010
   →言わずと知れたバイタル先生，徳田先生の特集．この本を読めば，きっとバイタルサインが好きになるはず．
3) 「Dr宮城の教育回診実況中継 ホンモノの診察技法と疾患を劇的に絞り込む思考プロセス」（重森保人／著，徳田安春／編，宮城征四郎／監），羊土社，2006
   →徳田先生の師匠である，宮城征四郎先生の回診時にあがったクリニカル・パールが惜しげもなく披露されている．一読の価値あり．
4) Ikeda M, et al：Using vital signs to diagnose impaired consciousness：cross sectional observational study. BMJ, 325：800, 2002

→池田正行先生(高松少年鑑別所)が2002年にBMJに発表された．収縮期血圧が高い意識障害患者は，意識障害の原因は頭蓋内(＝脳)にあると示した．一読の価値あり．
5) Singer M, et al：The Third International Consensus Definitions for Sepsis and Septic Shock（Sepsis-3）. JAMA, 315：801-810, 2016
　　→quickSOFA scoreが高ければ死亡率が高くなる．呼吸数の評価が重要であることを認識させられる．
6)「内科レジデントの鉄則 第3版」(聖路加国際病院内科チーフレジデント/編)，医学書院，2018
　　→初期研修医に必須の知識・技術がつめこまれており，一読の価値あり．

プロフィール

中野弘康（Hiroyasu Nakano）
川崎市立多摩病院総合診療センター/消化器・肝臓内科
2008年東邦大学医学部卒．大船中央病院で初期研修．2017年4月より現在の施設に異動し，消化器をサブスペシャリティとしながら，内科医として，広く深く患者を診るように心掛けています．消化器は手技がメインの科として捉えられがちですが，研修中は手技を楽しむ一方で，患者のベッドサイドに通い詰めて診断のスキルを磨いてほしいと思います．バイタルサインや全身状態の評価にはじまり，丁寧な病歴聴取，身体診察の実践は内科医の基本です．お互い頑張りましょう．

第1章 病棟で求められる消化器症状への初期対応

4. 消化管出血

細江直樹

Point

- 消化管出血の原因を見極めるのには，詳細な病歴聴取を行い，症状を正確に把握することである
- 消化管出血の対応でまず考えることは，バイタルサインを含めた全身状態を適切に把握することである
- まずはバイタルサインを安定化する

はじめに

　一言で「消化管出血」といっても，「食道，胃，十二指腸，小腸（十二指腸以外の），大腸」と消化管は長い管腔臓器であることから，症状，経過，治療はさまざまである．今回，症例を提示しながら，消化管出血に対応するために必要な知識，および，診断，治療の流れにつき解説する．

症例

患者：55歳，男性
主訴：吐血
現病歴：アルコール性肝硬変で通院中，肝細胞癌を指摘され，ラジオ波焼灼術目的で入院中であった．病棟内で吐血を認め，意識消失した．
身体所見：身長175 cm，体重65.0 kg，血圧50/－mmHg（触診にて），脈拍150回/分，整，体温36.0℃，意識昏睡，眼瞼結膜に貧血を認める，眼球結膜黄染なし，頸部リンパ節腫脹なし，甲状腺腫なし，口腔内凝血塊あり，肺野清，心音純，前胸部にくも状血管腫を認める，腹部では右鎖骨中線上で肝を3横指触知，肝辺縁鈍，グル音正常，圧痛なし，腫瘤触知せず，下腿浮腫あり．
検査所見：
　末梢血：WBC $5.6 \times 10^3/\mu L$，Hb 5.3 mg/dL，Ht 36.6 %，MCV 65fL，Plt $72 \times 10^3/\mu L$
　凝固：PT 60 %
　生化学：TP 5.2 g/dL，ALB 2.6 g/dL，TB 2.0 mg/dL，DB 1.2 mg/dL，IB 0.8 mg/dL，BUN 43.6 mg/dL，Cr 1.0 mg/dL，Na 139.2 mEq/L，K 4.9 mEq/L，Cl 101 mEq/L，AST 60 IU/L，ALT 41 IU/L，LDH 255 IU/L，γ-GTP 450 IU/L，ChE 90IU/L

表1 症状から推測できる出血部位

症状	吐血,もしくは吐血＋下血	下血（タール便）	血便
出血部位の予想	上部消化管出血	上部消化管出血 もしくは小腸出血	下部消化管出血（小腸出血も含む），もしくは大量の上部消化管出血

表2 吐血・下血をきたす疾患

- 食道癌
- Mallory-Weiss症候群
- 逆流性食道炎
- 食道，胃，十二指腸びらん
- 急性胃粘膜病変（AGML）
- 毛細血管拡張症，血管異形成
- 胃，十二指腸潰瘍
- 食道・胃静脈瘤
- 胃癌
- 十二指腸腫瘍，十二指腸癌
- Crohn病
- IgA血管炎

AGML：acute gastric mucosal lesion

感染症：HBs-Ag（−），HBc-Ab（−），HCV-Ab（−）
緊急上部内視鏡検査：red color sign（→）を伴う食道静脈瘤を認める（図）．

1. 原因をどう見極めるか？

　消化管出血に遭遇した場合の診断の流れを症例をとりあげて説明する．消化管出血の原因を見極めるのに重要なのは，詳細な病歴聴取を行い，症状を正確に把握することである．吐血，下血，血便など消化管出血を疑う症状がいつから，どの程度あったのかを，患者もしくは家族から聴取する．表1に症状から推測できる出血部位をまとめた．本症例の場合は，明らかな吐血が認められ，上部消化管からの出血を第一に考えるが（表1，ここがポイント①参照），看護記録から，排便状況，例えば下血（タール便）がなかったか，なども把握しておく．上部消化管出血を疑う症状である吐血・下血をきたす疾患を表2にまとめた．表2にあげた疾患を念頭におきながら，情報を収集する．例えば，上部消化管の粘膜障害を惹起するNSAIDs（non-steroidal anti-inflammatory drugs）の使用歴がなかったか，また，さまざまな上部消化管疾患の原因となる**飲酒歴，喫煙歴**などの聴取も重要である．

　悪性疾患（食道癌，胃癌）では，体重減少，嚥下障害，食欲低下などの症状を伴う場合がある．本症例の場合，アルコール性肝硬変がベースにあり，肝硬変に伴う門脈圧亢進，食道，胃静脈瘤からの出血を疑う．実際に身体所見ではくも状血管腫，肝縁鈍と肝疾患を疑わせる所見を認めている．さらに，血液検査ではHb 5.3 mg/dLと貧血，肝硬変を疑う血小板減少を認め，**上部消化管出血を疑うBUN/Cr比の上昇**を認めている（ここがポイント②参照）．

●ここがポイント①

吐血（hematemesis）とは，胃にたまった血液を逆行性に口から嘔吐することで，通常はTreitz靭帯よりも口側に出血源が存在する．すなわち食道，胃，十二指腸からの出血を意味する．

下血（melena）とは，黒色のタール状の便をいい，通常は上部消化管の出血が消化管肛門側に蠕動に伴って流れていき，腸管内で変化を受けて，黒色のタール状となって肛門より排泄されていることが多い．したがって，上部消化管出血を疑う症状である．血便（hematochezia）は，血液と認識できるものが含まれる便で，下部消化管よりの出血を疑う症状である．ただし，上部消化管からの出血であっても，その量が多ければ赤身を帯びた便（血便）を呈する．逆に，下部消化管出血であっても，便秘などがあり排出が遅れると黒っぽい便になることもある．また，便潜血反応で反応する程度の出血は潜血という．

●ここがポイント②

上部消化管出血におけるBUN/Cr比の上昇について

上部消化管出血を起こすと，BUN/Cr比が上昇する．上部消化管出血により腸管内で血液が分解され，アンモニアが生成される．そのアンモニアが血中に入り尿素サイクルにより尿素となるためBUNは上昇するといわれている．

※BUN/Cr比
両者の比は正常では10前後である．この比が10以上であれば消化管出血・タンパク異化亢進・脱水などの腎外性の原因を考える必要がある[1]．

Advanced Lecture

■ 黒色便について

出血部位が上部（食道，胃，十二指腸）であれば酸化ヘモグロビンが胃酸，消化液，腸内細菌の作用を受け塩酸ヘマチンまたはヘマトポルフィリンに変じ黒褐色となることが多く，黒色便（タール便）と呼ばれる．タール便を呈するようになるには，少なくとも60 mL以上の出血が急速に起こることが必要であるとされている．十二指腸や空腸からの出血では通常塩酸の作用を受けにくく，黒色便となって排出されるまでには腸管内停留があったことが疑われる．この場合の便の黒色の原因はプロトポルフィリンとジュウテロポルフィリン（deuteroporphyrin）によるものと考えられている．

2. 対症療法はどうするか？

消化管出血の対応でまず考えることは，バイタルサインを含めた全身状態を適切に把握し，バイタルを安定化させることである．**血圧，脈拍，呼吸数，酸素飽和度**の把握はもちろんであるが，**ショックの5P**とよばれる，①蒼白（pallor），②虚脱（prostration），③冷汗（perspiration），④脈拍触知困難（pulselessness），⑤呼吸困難・呼吸促迫（pulmonary deficiency）の5つの徴候があり，血圧が正常であっても，これらの臨床症状があれば，迅速に対応すべきである．また表3

表3　ショックスコア

	0	1	2	3
収縮期血圧 （BP，mmHg）	100≦BP	80≦BP＜100	60≦BP＜80	BP＜60
脈拍数 （PR，／分）	PR≦100	100＜PR≦120	120＜PR≦140	140＜PR
base excess （BE，mEq/L）	−5≦BE≦＋5	±5＜BE≦±10	±10＜BE≦±15	±15＜BE
尿量 （U，mL/時）	50≦U	25≦U＜50	0＜U＜25	U＝0
意識状態	清明	興奮〜軽度の 応答遅延	著明な応答遅延	昏睡

文献2より引用
5点以上：ショック
11点以上：重症ショック

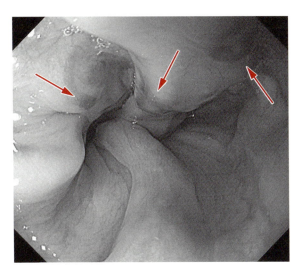

図　症例の上部内視鏡検査
→はred color sign（Color Atlas①参照）

にショックスコアを提示する．本症例の場合収縮期血圧50/−mmHg（3点），脈拍数150回/分（3点），意識昏睡（3点）と尿量，base excess（塩基過剰）の情報はないものの，少なくともショック状態であると判定できるため，抗ショック療法を開始する．吐血が認められたことから出血性ショックと考えられ，細胞外液の投与，輸血を行う．低アルブミン血症も伴うため，アルブミン製剤の投与も合わせて行ってもよい．

バイタルサインの安定後，CT検査，内視鏡検査などを検討する．本症例の場合はバイタルサインの安定後，上部消化管内視鏡検査を緊急で行った．図に内視鏡所見を示すが，食道静脈瘤を認め，出血箇所は同定できなかったが，出血の恐れのある部位（red color signを伴う部位）を認めたため，内視鏡的食道静脈瘤結紮術を行った．

3. どこまで自分で対応する？ いつ上級医にコンサルトする？

　消化管出血の場合，症状がなく便潜血，軽度の貧血のみの場合は後日，上級医に報告でよいであろう．有症状の場合は，バイタルが安定し，多量の出血を示唆する所見（数日以内にHbが2.0 mg/dL以上低下）がなければ，必要な検査をオーダーし，その日のうちに上級医に報告でよいであろう．バイタルサイン（血圧，脈拍，酵素飽和度など），意識状態に異常が認められる場合は上級医に報告する．本症例の場合はショック状態であり，ラインキープ，補液を行いながら，すぐに上級医に報告し，指示を仰ぐ必要がある．

4. もっと学びたい人のために

　上部消化管出血患者において，治療が必要かどうかをアセスメントするためのさまざまなスコアが開発されている．有名なスコアとして"Glasgow-Blatchford Score"[3]がある．このスコアは，Hb，BUN，収縮期血圧，脈拍数100回/分以上，黒色便の有無，意識消失の有無，肝疾患の有無，心疾患の有無から構成され，治療が必要な患者を選別する有用なスコアであるといわれている．また，われわれは上部消化管出血患者において，内視鏡治療が必要な患者を選別するためのスコア"simple score"[4]を報告した．simple scoreは，プロトンポンプ阻害薬の使用，shock index（脈拍/収縮期血圧）≧1，血清BUN/血清クレアチニン値≧30の3つの構成要素からなる非常に簡便なスコアで，われわれの検討ではGlasgow-Blatchford Scoreよりも正確に内視鏡治療が必要な患者を選別できた．

文献・参考文献

1) 「異常値の出るメカニズム（第6版）」（河合 忠，他/編），医学書院，2013
2) Ogawa R & Fujita T：A scoring for a quantitative evaluation of shock. Jpn J Surg, 12：122-125, 1982
3) Blatchford O, et al：A risk score to predict need for treatment for upper-gastrointestinal haemorrhage. Lancet, 356：1318-1321, 2000
4) Horibe M, et al：A simple scoring system to assess the need for an endoscopic intervention in suspected upper gastrointestinal bleeding：A prospective cohort study. Dig Liver Dis, 48：1180-1186, 2016

プロフィール

細江直樹（Naoki Hosoe）
慶應義塾大学医学部内視鏡センター
専門：消化器内視鏡，内視鏡治療，小腸内視鏡
内視鏡診断の分野でもAI（artificial intelligence）を用いた自動診断システムの開発がさかんです．10年後には，内視鏡診断も含め大きく医療が変わっていることが予想されますが，AIに負けないように本書で臨床の勘どころを身につけてもらえると嬉しいです．

第1章 病棟で求められる消化器症状への初期対応

5. 黄疸

大屋 敏秀

Point

- 黄疸は，眼球結膜の黄染，褐色尿のほかに，随伴症状・症候として軽度の倦怠感，食思不振，ほかの目的の血液検査で発見される
- 入院中の黄疸出現の原因は，薬剤性肝障害の頻度が高い
- 腹痛・発熱を伴う黄疸の出現は胆道系の急性炎症を疑う
- ステロイド投与や化学療法に伴い，ウイルス感染の陽性化に注意が必要である
- 若年者では，呼吸器感染症（EB，CMV）に伴う肝障害も認める
- 健康食品，漢方などの摂取も原因となるので病歴聴取は厳密に行う

はじめに

　黄疸は，血液中のビリルビンが増加し，皮膚や粘膜に沈着した結果，黄染する症候である．黄疸の存在は，ビリルビン代謝過程の異常を意味しており，原疾患として，肝・胆道疾患の存在，溶血性血液疾患の存在を示唆している．原疾患によって，緊急の治療・処置を必要とすることもあり，黄疸の原因疾患の検討をすみやかに行わなければならない．迅速な診断のためには，生理的なビリルビンの代謝過程を十分に理解しておくことが必須である．

1. ビリルビンの代謝

1 ビリルビンの起源

　ビリルビンは，ヘム（フェロプロトポルフィリンIX）の代謝産物であり，1日に250〜300 mg産生される．ビリルビン産生量の約70〜80％は，老化した赤血球中のヘモグロビンの分解に由来する．残りは，骨髄中で成熟前に破壊された赤芽球や，体組織中のミオグロビンやシトクロムといったヘムタンパクの分解に由来する．ビリルビンの合成は，主に脾臓と肝臓の細網内皮細胞で行われる．

2 ビリルビンの移送と肝臓からの排泄

　合成されたビリルビンは疎水性であるため，血中を輸送されるために，アルブミンと可逆的な

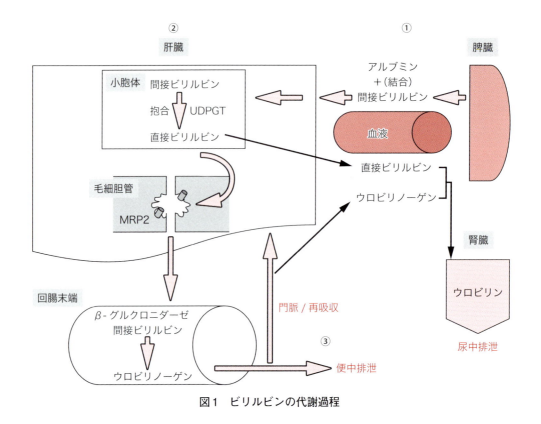

図1　ビリルビンの代謝過程

非共有結合を行う（図1①）．この間接ビリルビン（非抱合型ビリルビン）は肝臓に運ばれ，肝細胞内に取り込まれる．肝細胞内に取り込まれた間接ビリルビンは，細胞質内のタンパクであるリガンディン，グルタチオン-S-トランスフェラーゼBと結合し，小胞体に至り，ウリジン二リン酸グルクロニルトランスフェラーゼ（uridine diphosphate glucuronyl transferase：UDPGT）に触媒され，グルクロン酸抱合を受けることで，可溶性の直接ビリルビン（抱合型ビリルビン）となる．直接ビリルビンは，小胞体から毛細胆管側膜まで拡散し，毛細胆管膜タンパクである多剤耐性関連タンパク（MRP2）が関与するATP依存性輸送メカニズムにより能動的に毛細胆管腔に移送される（図1②）．

3 ビリルビンの腸管内での動態

胆汁中に分泌された直接ビリルビンは，十二指腸に排泄される．小腸内では，何ら変化を受けることなく，また，吸収されないで通過する．回腸末端から大腸に至ると腸内細菌が有するβ-グルクロニダーゼによって脱抱合を受け，間接ビリルビンに変化し，還元されて，ウロビリノーゲンとなる．これらの代謝産物の80〜90％は，ウロビリノーゲンまたは酸化されてウロビリンに変化して便中に排泄される．残りの10〜20％のウロビリノーゲンは，受動的に吸収されて門脈中に入り，肝臓で再排泄される．わずかな量のウロビリノーゲンは，肝臓で再吸収されず，大循環に入り腎糸球体で濾過され尿中に排泄される（図1③）．

2. 黄疸の発見

　黄疸（jaundice, icterus）は，ビリルビン（bilirubin）の沈着によって起こる組織の黄色変化のことであり，組織へのビリルビン沈着は，血中ビリルビン値が上昇した病態で生じる．黄疸の存在は，弾性線維に富んだ組織で，血清ビリルビンと親和性の高い，強膜の観察によって発見される．この黄色変化は，眼球結膜，ついで舌の裏側に観察される．

●ここがポイント
眼球結膜・舌の裏側に黄染を認める場合，血清ビリルビン値が，3.0 mg/dL以上であることを示している．

　もう1つの黄疸発見に有用な指標は，尿所見である．直接ビリルビン（抱合型ビリルビン）が腎臓から排泄されることにより，尿の色調は暗褐色を呈する．

●ここがピットフォール
ビリルビン尿は，血清中の直接ビリルビン値の上昇によってもたらされるので，原疾患として肝・胆道系の閉塞性疾患の存在を示している[1,2]．

3. 黄疸の系統的診断

1 黄疸の発生経路の推測

　黄疸の原因である血清中の高ビリルビン血症は，ビリルビンの合成と代謝・排泄の不均衡によってもたらされる．つまり，
① ビリルビンの過剰産生
② ビリルビンの取り込み・抱合・排泄の障害
③ 障害された肝細胞や胆道からのビリルビンの逆流
という病態から生じる．高ビリルビン血症の原因を検索するうえで最初に判定することは，高ビリルビン血症が，間接ビリルビンあるいは直接ビリルビン，いずれの上昇によって出現しているかである．間接ビリルビンの上昇（優位）は，ビリルビンの過剰産生，取り込みもしくは抱合の過程での障害の結果生じる．直接ビリルビンの上昇（優位）は，ビリルビンの胆管排泄の減少や胆管系の閉塞による胆汁の逆流に起因する．ついで，ほかの肝機能障害を同時に伴っているか否かを判定する（図2）[3]．

2 間接ビリルビン値上昇を認める疾患

　肝機能障害を伴わない間接ビリルビン値の上昇の原因は，ビリルビンの産生過剰，もしくは，肝臓でのビリルビン取り込み・抱合過程の障害である．前者では，溶血性疾患や無効造血の存在が示唆され，後者では，薬剤性あるいは体質性黄疸（遺伝性疾患）の一部の疾患が考えられる[4]．

1）溶血性疾患・無効造血

　過剰なビリルビンの産生の原因となる溶血性疾患には，先天性の疾患として，球状赤血球症，鎌状赤血球症，サラセミア，ピルビン酸キナーゼ欠損などの赤血球酵素欠損による溶血などが考えられる．後天的な溶血性疾患には，溶血性尿毒症症候群，発作性夜間ヘモグロビン尿症などが

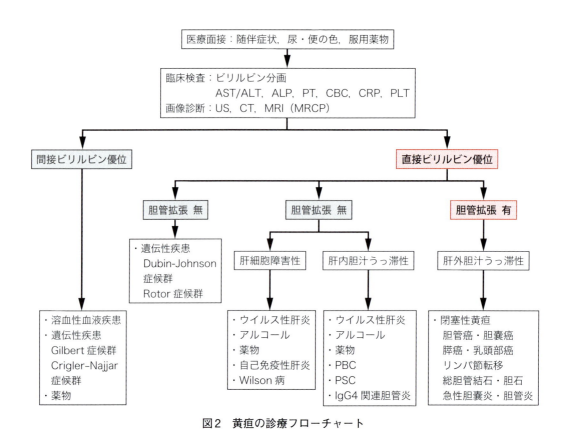

図2 黄疸の診療フローチャート

含まれる．無効造血は，ビタミンB_{12}，葉酸，鉄の欠乏などによって誘発される．

●専門医のクリニカルパール

慢性的な溶血が存在する例では，胆嚢や総胆管に結石（色素石）を高頻度に生じる．このため，溶血による間接ビリルビンの上昇と結石による閉塞機転に伴う直接ビリルビンの上昇が混在し，検査データが修飾されることがあるので注意を要する．

2）肝臓での取り込み・抱合の障害

リファンピシン（rifampicin）やプロベネシド（probenecid）などの薬剤の服用により，ビリルビンの肝臓での取り込みが遅延し，間接ビリルビンの上昇の原因となることがある．ビリルビンの抱合障害は，3つの遺伝的疾患で起こる．すなわち，Crigler-Najjar症候群Ⅰ型，Ⅱ型，およびGilbert症候群である．Crigler-Najjar症候群Ⅰ型は，新生児にみられる稀な疾患で，高度の黄疸と核黄疸による神経障害により小児期までに死に至る．原因は，UDPGT活性の完全な欠損である．Crigler-Najjar症候群Ⅱ型は，UDPGT遺伝子の変異のため酵素活性が低下することにより生じる．成人例も多い．Gilbert症候群は，頻度の高い疾患で，UDPGT活性の低下が認められるが，黄疸のレベルは，ほとんどの場合ビリルビン値が6 mg/dL以下で推移する．

●専門医のクリニカルパール
血清ビリルビン値を低下させる目的で使用されるフェノバルビタール（フェノバール®）は，UDPGT活性を高めることで効果を現す．

❸ 直接ビリルビン値上昇を認める疾患

直接ビリルビン値単独での上昇を認める場合，Dubin-Johnson症候群とRotor症候群の2つの遺伝的疾患を考える．これらの疾患は，無症候性黄疸が10歳代で出現することが多いが，臨床的には経過は良好である．

直接ビリルビン値の上昇と同時に肝機能検査の異常を認める場合，原因を検索するうえで，肝細胞性の障害と肝内胆汁うっ滞および肝外胆汁うっ滞に分けて検討する．

1）肝細胞性黄疸

肝細胞性障害に由来する黄疸の原因は，ウイルス性肝炎，薬物，アルコール，さまざまな原因による終末期肝硬変，自己免疫性肝炎，Wilson病などがあげられる．臨床検査上，AST，ALT（肝逸脱酵素）の上昇が，ALP，γ-GTP，LAP（胆道系酵素）に比べて著明である．原因疾患の特定には，IgM HAV抗体，IgM HBc抗体，HCV RNA検査，Epstein-Barr（EB）ウイルス，サイトメガロウイルスの抗体検査を行う．Wilson病では，セルロプラスミンの測定，自己免疫性肝炎では抗核抗体，免疫グロブリンの測定が最初の検査である．

●ここがポイント
- コリンエステラーゼ（ChE），コレステロール値の低下，TTT（チモール混濁試験），ZTT（膠質反応）の上昇，血小板数の減少など肝予備能の低下を同時に認める場合，慢性的な疾患の増悪をみている可能性がある．
- 高齢者，循環器疾患を有する症例では，虚血性肝炎・ショック肝と呼ばれる病態（AST，ALT，LDHの上昇はあるがビリルビン値はあまり上昇しない）に遭遇する．循環不全に基づく低酸素状態が原因とされる．

また，肝機能改善の目的で服用される健康食品で，薬剤性肝障害を引き起こす症例を経験する．ウコン，ヤーコンなどによる肝障害を経験しており薬剤はもとより，食品が原因となりうることを忘れてはならない．

EBウイルスやサイトメガロウイルスによるウイルス性肝炎では，比較的突然の発症が多く，発熱，リンパ節腫脹を伴うことが多い．薬剤性では，薬剤の種類，服用の時期などの聴取以外に，予測は不能である．機序はアレルギー反応であるため，同種同効薬であってもジェネリック薬品はそれぞれが原因となる可能性がある．アルコール摂取量や摂取期間の聴取も必須項目である．

2）胆汁うっ滞性黄疸

胆汁の排泄障害による肝機能異常および黄疸は，肝内性か肝外性のうっ滞かを判別する必要がある．肝外性のうっ滞を証明し，閉塞性黄疸と診断するには，肝内および肝外の胆管拡張の有無を明らかにすることが重要であり，最も迅速・簡便な方法は，腹部エコーである[5]．ついで，胆汁うっ滞をもたらす胆管閉塞の部位・原因の検索を行う．腹部CT，MRI（magnetic resonance image），MRCP（magnetic resonance cholangiopancreatography：磁気共鳴胆道膵管造影），EUS（endoscopic ultrasonography：超音波内視鏡）による形態的な把握を行う．MRCPやEUSは，非侵襲的な検査であり，早期に胆管，膵管の病態を把握する際に有用である．ERCP（endo-

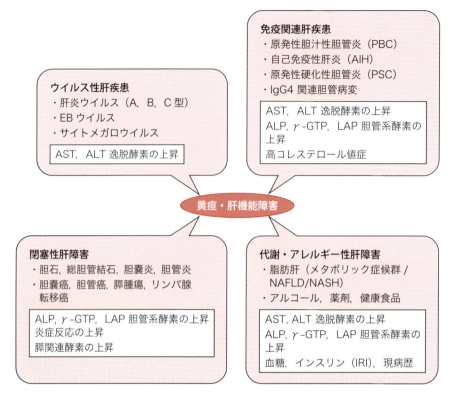

図3　肝機能障害を原因からみたときの4つの方向性と検査値の特徴

scopic retrograde cholangiopancreatography：内視鏡的逆行性胆管膵管造影）は，本来，診断目的の検査手技であるが，減黄を目的としたドレナージ，総胆管結石除去やステント留置といった治療目的で行う場合が多くなった[6]．ERCPの困難な症例においては，経皮経肝的なアプローチも可能であり，柔軟に方法を選択すべきである．

画像検査と同時に，血清学的に抗核抗体，免疫グロブリン（IgG，IgA，IgM，IgG4など），抗ミトコンドリア抗体などの肝内胆汁うっ滞を示す疾患も対象に診断を進める．原発性胆汁性胆管炎（primary biliary cholangitis：PBC）は，中年女性に多い自己免疫性疾患であり，小葉間胆管の進行性破壊を認める．高頻度に抗ミトコンドリア抗体の上昇を認める．原発性硬化性胆管炎（primary sclerosing cholangitis：PSC）は，胆管の閉塞と線維化が特徴である．病変は肝内の胆管で生じ肝外胆管にも波及する．PSCと鑑別を要する疾患として，IgG4関連胆管病変の存在が注目されている．全身的な形質細胞の増殖をもとに，唾液腺炎，自己免疫性膵炎を発症するとともに，胆管の狭窄を伴うことが多い．ステロイドの投与により寛解することが特徴的である[7]．

実際の臨床の場で黄疸に遭遇し，原因疾患の診断を行う場合，**随伴症状，検査結果を参考にしながら大きく診断の方向性をもつことが重要である**．それぞれの疾患が有する特異的な検査所見に注目しながら黄疸の成因から4つのグループに分けて診断を進めることを推奨している[8]（図3）．

4. 緊急性のある黄疸の診断と治療

　黄疸は，緊急の場で遭遇する頻度の高い徴候であり，特に，劇症肝炎および閉塞性黄疸の症例は，迅速に適切な治療・処置が行われないと，致死的となる．

1 劇症肝炎

　肝炎ウイルス感染，自己免疫性肝炎，薬剤性肝障害などが原因となり，重篤な肝炎を生じ，短期間のうちに肝不全の病態に陥る．病理組織学的には，広汎な肝壊死と肝再生不全を背景とする．臨床症状として肝性昏睡Ⅱ度以上の徴候，精神症状・意識障害，出血傾向の出現に留意する．原疾患の診断と並行して，プロトロンビン時間，総ビリルビン値，直接／間接ビリルビン値比に注目して肝不全の進行を判定する．急性肝不全から離脱するため，副腎皮質ステロイド，血漿交換／血液濾過透析，生体部分肝移植などを含め集学的な治療が必要である．

2 閉塞性黄疸

　胆汁の流出経路である胆管で閉塞が生じると二次的に肝機能障害や黄疸の出現が観察される．胆管系は十二指腸と連絡しており逆行性感染を生じやすく，また，肝臓を介して大循環に通じており，いったん閉塞と感染が共存すると，容易に急性閉塞性化膿性胆管炎（acute obstructive suppurative cholangitis：AOSC）となり，菌血症，DICを併発して重篤な病態となる．胆管炎の存在は，Charcot 3徴（黄疸，発熱，腹痛）が特徴的症状とされ，加えて，ショック，意識障害を伴うと，Reynoldsの5徴と呼ばれ，AOSC状態を示唆している．

　閉塞性黄疸の解除の判断基準は，急性胆管炎・胆嚢炎の診療ガイドライン[9]にそって重症度判定を行い，重症および中等症に判定される症例では，緊急手術もしくは，すみやかなドレナージが必要である．

おわりに

　黄疸の診断戦略としては，ビリルビンの代謝経路を十分に理解することが，最も重要である．検査上，直接，間接ビリルビンに注目し，代謝経路の異常箇所を予測する．黄疸の原因は多岐にわたるため，鑑別のための検査を行いながら，原因疾患の究明をすみやかに行わないと，的確な治療に結びつかない．緊急を要する病態は，劇症肝炎と急性閉塞性化膿性胆管炎であり，集学的な治療・処置が必要である．

文献・参考文献

1) 「Harrison's Principles of Internal Medicine, 17th ed」（Fauci AS, et al），McGraw-Hill Professional, 2007
2) 滝川康裕，他：症候からのアプローチ　黄疸．「消化器研修ノート」（永井良三／監，白鳥敬子，他／編），pp88-91，診断と治療社，2009
3) 田妻 進，小道大輔：ビリルビン異常値をきたす各疾患の分類と病態．臨牀と研究，83：162-166，2006
4) 田妻 進，小道大輔：ビリルビンの移送と胆汁分泌機構．「別冊 医学のあゆみ 消化器疾患―state of arts Ⅱ．肝・胆・膵」（竹井謙之，川崎誠治／編），pp16-19，2006
5) 田妻 進：黄疸，胆汁うっ滞．「今日の治療指針―私はこう治療している― 2010年版」（山口 徹，他／編），pp471-472，医学書院，2010
6) 大屋敏秀，田妻 進：肝機能異常と胆石・胆嚢炎．診断と治療，98：819-824，2010

7) 兵庫秀幸, 田妻 進：黄疸.「わかりやすい疾患と処方薬の解説 2009」(斎藤 康/監), pp490-491, アークメディア, 2009
8) 大屋敏秀, 田妻 進：黄疸に対する診断戦略.「消化器BOOK 緊急時に迷わない！消化器症状への救急対応」(藤田直孝/編), pp194-202, 羊土社, 2011
9) 「急性胆管炎・胆嚢炎診療ガイドライン2013」(急性胆管炎・胆嚢炎診療ガイドライン改訂出版委員会/編), 医学図書出版, 2013

プロフィール

大屋敏秀（Toshihide Ohya）
労働者健康安全機構中国労災病院消化器内科　副院長
How toなんとかという知識も役に立ちますが，ときどきは腰を落ち着けて系統的なおさらいを勧めます．

第2章 救急外来で腹痛の診療をする際に見逃したくない疾患

1. 急性虫垂炎とその鑑別疾患（胃十二指腸潰瘍・大腸憩室炎・腹膜垂炎）

小澤俊一郎

Point

- 腹痛はまず内臓痛か体性痛かを鑑別する
- 急性虫垂炎は痛みの移動を見逃してはいけない
- 胃十二指腸潰瘍は便の色調についても聴取する
- 下痢の有無を聴取することが感染性腸炎と虫垂炎の鑑別に有用である
- 腹部診察は痛みの診断学における"OPQRST"の医療面接が重要である

はじめに

　日常診療で遭遇する機会の多い炎症を主たる病態とする急性虫垂炎とその鑑別疾患について論じる．腹痛診療は"考える消化器内科診断学"ともいわれる[1]．診断に関連のある症状とそうでない症状を意識した病歴聴取と，病歴から得られた仮説を検証する身体診察が基本である．

　内臓痛は消化管由来の痛みで，腹部正中に感じる間欠痛であることが多く，急性虫垂炎の初期症状が代表例である．

　体性痛は漿膜（胸膜や腹膜）由来の痛みで，持続的である．内臓痛より痛みが激しく，原因臓器の直上で限局して起こることが多い．体動や深呼吸など振動で痛みが増強する特徴があり，患者は静かに横になるのを好む．

　腹部の診察時にはまず**内臓痛か体性痛かを鑑別**することにより鑑別診断を絞ることができる．体性痛と診断し腹膜炎を疑う場合は画像診断も併用し診断へのアプローチを行う．本稿が読者諸氏の腹痛診療に少しでも役立てば幸いである．

1. 急性虫垂炎

1 疾患概念は？

　急性虫垂炎は，その疾患頻度から老若男女問わず，腹痛の鑑別診断で2番目以降にあげてはならないほどのcommon diseaseである．虫垂炎では糞石を含む腸管内容物（図1）やリンパ濾胞が虫垂の根部を塞ぐことで虫垂内部の内圧が上昇し，細菌の繁殖が起こる（図2）．虫垂内圧が高まり穿孔もしくは周囲に炎症が波及すると限局性の腹膜炎を生じる．すなわち炎症の腹膜への波及に伴い疼痛部位が右下腹部へ移動し，内臓痛から体性痛へと変化する．

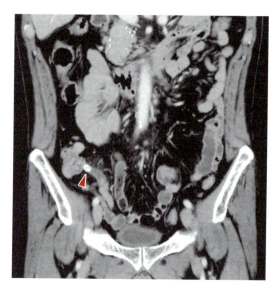

図1　糞石による急性虫垂炎
腹部造影CT．▶は糞石を示す

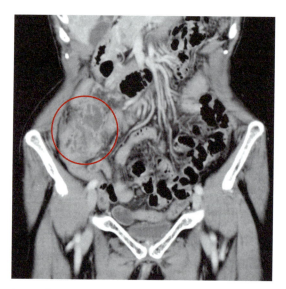

図2　膿瘍形成した急性虫垂炎
腹部造影CT．○は膿瘍を示す

2 どんなときに鑑別にあげるか？

　心窩部や臍領域を中心に不快感や痛みが右下腹部に移動したことが病歴聴取で確認された場合は鑑別にあげるべきである．虫垂炎の保存的加療歴があれば再発の可能性があるためよく病歴聴取すべきである．

3 鑑別の進め方

　典型的な急性虫垂炎の症例では，① 心窩部や臍周囲の痛みが生じ，その数時間後に② 嘔気，嘔吐ないし食欲低下が生じ，さらに数時間後に③ 痛みは右の下腹部に移動する．腹膜炎を起こして

いるため，歩行や寝返りなどの体動で痛みは増悪し，④ 発熱をきたす．重要なのは，①から②の**順番に症状が進行する点**であり，嘔気が腹痛に先行，または嘔気と腹痛が同時に現れた場合は虫垂炎の可能性を低く見積もってよいとされる[2]．

4 これも知っておきたい

右下腹部痛として考慮すべき鑑別診断は，後述する胃十二指腸潰瘍，憩室炎，腹膜垂炎があげられる．サルモネラやエルシニア，カンピロバクターを原因菌とした腸管感染腸炎も鑑別に入れながら聴取する．虫垂炎と診断したら外科へコンサルトする．

●専門医のクリニカルパール
先行する心窩部痛は5〜6時間継続すると胆囊炎などとの鑑別に有用な情報である！

●ここがポイント
感染性腸炎と虫垂炎を鑑別する際に重要なのは下痢の有無であり，虫垂炎では原則的に下痢は生じにくい！

●ここがピットフォール
虫垂が骨盤内に落ち込む位置にある場合は体性痛がわかりにくくなり虫垂炎を見逃すリスクがある！

2. 胃十二指腸潰瘍

1 疾患概念は？

病変は胃幽門部と球部が多い．通常は潰瘍が存在するだけでは症状は呈さないが穿孔，穿通を発症した際に強い腹痛が生じる．穿孔は十二指腸球部前壁の穿孔が最多である．

症状は時間経過により3相に分けられる．発症から2時間までの第1相は，胃酸の腹膜刺激症状による強い痛みが上腹部から突然始まる．胃酸の腹腔内漏出によりしだいに腹部全体に痛みは拡大し腹部は板状硬となる．発症2時間から12時間までの第2相は板状硬を呈する腹痛が遷延する．発症12時間以上の第3相では発熱と脱水が進行する．痛みや腹部症状はやや緩和されるが全身状態は増悪していく．

仰臥位では腹壁が進展され腹膜刺激症状が増悪するため坐位をとっていることも多い．穿通の典型例は幽門部および球部後壁の潰瘍の膵頭部穿通だが，隣接臓器があればどの部位にも起こりうる．強い自発痛の原因となるが，反跳痛と筋性防御は伴わない．

2 どんなときに鑑別にあげるか？

NSAIDsの内服，ステロイド使用，喫煙，ストレスがあれば鑑別にあげる．

3 鑑別の進め方

虫垂炎との鑑別法として痛みが右下腹部に移動せずに心窩部から拡大していく場合は虫垂炎を除外する．急性膵炎との鑑別は痛みの発症が急激であれば消化管穿孔を疑い，徐々に増悪する痛

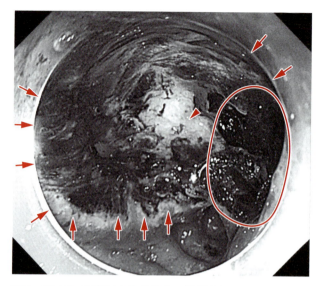

図3　NSAIDs内服による急性十二指腸潰瘍
上部消化管内視鏡．➡は潰瘍の縁，▶は潰瘍部，○は凝血塊．NSAIDs潰瘍は上部消化管内視鏡検査で見つかることが多い（Color Atlas②参照）

みであれば膵炎を疑う．

4 これも知っておきたい

●専門医のクリニカルパール
CTでfree airを認めない消化管穿孔も10％弱存在するため病歴と身体所見から上部消化管穿孔が疑われる場合は迷わず外科にコンサルトをするべきである！

●ここがポイント
出血性潰瘍を呈することが多いため最近の便の色調についてもよく聴取する！

●ここがピットフォール
NSAIDs潰瘍は症状が出現しにくいため服用歴にも注意する！（図3）

3. 大腸憩室炎

1 疾患概念は？

　大腸憩室症の頻度は高く，年齢とともに増加し，80歳以上では60％にみられる[3]．大部分は無症状で経過するが，5％程度で憩室炎を起こす．近年では食事の欧米化や食物繊維摂取量の減少が発症の一因として考えられている．欧米では90％が左側結腸に炎症を生じるが，日本では右側の上行結腸憩室炎が多く，しばしば虫垂炎との鑑別を要する（図4）．

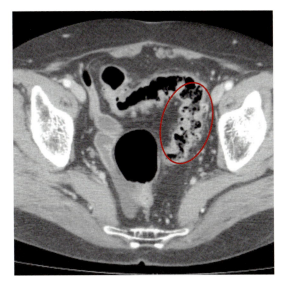

図4　S状結腸憩室炎
腹部造影CT．○はS状結腸憩室炎

2 どんなときに鑑別にあげるか？

憩室炎では腹膜へ炎症が波及しやすいため，体性痛の症状を呈することが多い．

3 鑑別の進め方

虫垂炎と比べ，憩室炎は吐き気や嘔吐を伴うことが少なく，食欲も保たれており，2〜3日前からの局在する腹痛で，下痢はなく，触診すると虫垂炎よりも圧痛部位が広いことから鑑別される．右側憩室炎では，虫垂炎以外の鑑別として婦人科疾患（骨盤内腹膜炎など），尿路結石などの泌尿器科的疾患，腸炎，炎症性腸疾患，大腸癌などがあげられる．CTでの憩室炎の診断の感度は94％，特異度99％と良好かつほかの疾患との鑑別も可能であることから積極的に考慮すべきである[4]．

4 これも知っておきたい

憩室炎の方が虫垂炎より下痢をきたす傾向にある．

●専門医のクリニカルパール

大腸内視鏡歴を確認し大腸憩室症の診断があり，憩室の局在と腹部症状が一致すればより確定診断に近づくことができる！

●ここがポイント

治療は絶食・腸管安静に加え嫌気性菌をターゲットとした抗菌薬投与で通常は軽快するが，発熱が遷延し，腹痛の改善がなければ膿瘍形成を疑い造影CTを施行する．膿瘍の存在が疑われれば，ためらわず外科や放射線科専門医へコンサルトする．IVR（interventional radiology）で経皮的膿瘍ドレナージが選択される場合もある！

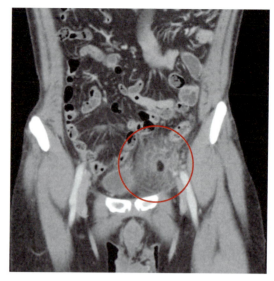

図5 S状結腸近傍の腹膜垂炎
腹部造影CT．○は hyperattenuating ring sign

> ● ここがピットフォール
> 憩室炎は反復する場合があり，抗菌薬の頻用による菌交代現象，偽膜性腸炎の発症に注意が必要であり整腸薬の併用も考慮する！

4. 腹膜垂炎

1 疾患概念は？

　腹膜垂とは結腸ヒモの近位部に認められる数cm程度の嚢状の構造物であり，脂肪組織や血管を含んでいる．全体で腹腔内に100カ所程度あるといわれる．その腹膜垂が捻転により虚血，炎症が生じた病態が原発性腹膜垂炎である．疼痛は急性発症で，左右差をもって持続痛で発症することが多い．腹膜へ炎症が波及するため体性痛となり，明瞭な腹膜刺激徴候を伴う．部位的に左下腹部痛が多い．腹膜垂周囲の憩室炎などによる炎症の波及によるものは続発性腹膜垂炎と定義されている．

2 どんなときに鑑別にあげるか？

　急性発症の腹膜刺激症状を有する腹痛である場合は鑑別にあげる．

3 鑑別の進め方

　病歴聴取にて発症様式（onset）を確認する．しばしば憩室炎との鑑別に難渋するため，疑えばCTを施行する（図5）．CTではS状結腸近傍に卵円形のlow density areaとその周囲の軟部組織のけばだちを認める．これが腹膜膵炎に特徴的な hyperattenuating ring signである．

表　OPQRST

O	Onset	発症日時と様式
P	Palliative/Provoking factors	緩和因子・誘発（増悪）因子
Q	Quality/Quantity	症状の性質・ひどさ
R	Region/Rediation	部位・放散
S	associated Symptoms	随伴症状
T	Time course	時間の推移

4 これも知っておきたい

治療に関しては経過観察，抗炎症薬投与で自然軽快が期待できるため，虫垂炎や憩室炎を除外できれば抗菌薬を投与することなく治療が可能である．

Advanced Lecture

痛みの診断学においては，"OPQRST"に従って系統的に医療面接を行うことで，鑑別診断の展開に必要な臨床情報をスムーズに得ることが可能である（表）．腹痛診療において，筆者は痛みの発症様式（突然か急性か慢性か）と持続時間（持続的か間欠的か）に加え，痛みの性質が内臓痛，体性痛，関連痛のいずれに由来するかを病歴聴取で聞き出すことにしている．

1 間欠痛

間欠痛は別名疝痛（colic pain）を指す．消化管や尿管などの平滑筋を有する管腔臓器に狭窄ないし閉塞などの通過障害が起こったときに，それを解除しようとして律動的に収縮して起こる痛みと定義され，癒着性腸閉塞や尿管結石が代表例としてあげられる．

2 持続痛

持続痛はそれ自体が外科的介入を要するsurgical abdomenであることが多く，血管性（閉塞，捻転，破裂，解離）や腹膜炎，胆石発作，急性膵炎など緊急を要する疾患が包含される[5]．

3 内臓痛と体性痛

内臓痛は消化管由来の痛みで，体性痛は漿膜（胸膜や腹膜）由来の痛みであり，前者は腹部正中に感じる間欠痛であることが多く，急性虫垂炎の初期症状が代表例である．後者は体動や深呼吸など振動で痛みが増強する特徴があり，腹膜炎を疑う症例では必ず確認する．

4 関連痛

関連痛はdermatomeに一致した痛みであり，胆石発作時の右肩甲骨内側の痛みなどがある．

5 痛みの解釈

筆者は覚えやすいように，内臓痛を消化管の痛み，体性痛を腹膜の痛みと理解しており[6]，多忙な外来や救急のセッティングでも重宝する．ソロリソロリと痛みをかばうように歩いて診察室へ入る患者や，ストレッチャーの上で膝を立てて静かに安静を保つ患者は，視診だけで腹膜炎をきたしている可能性が予測できる．このように医療面接や五感を用いた診察で腹痛を病態生理学

的に解釈することで，血液検査や各種画像検査（腹部エコー検査，腹部CT検査）へのスムーズな移行が可能となる．

おわりに

　腹痛をきたす炎症性の下部消化管疾患について概観した．各疾患の大まかな全体像（illness script）を頭に入れ，病歴と身体所見から病態を類推し，適切な検査で確定診断させるプロセスを習得していただきたい．毎日の腹痛診療に自信がもてるはずである．

文献・参考文献

1) 上野文昭：考える消化器内科診療．medicina, 48：1512-1514, 2011
2) 「Cope's Early Diagnosis of Acute Abdomen, 22th ed.」（Silen W），Oxford University Press, 147：76-82, 2010
3) 石川 信，加藤 順：大腸憩室疾患―日本における最近の動向．日本大腸肛門病会誌，61：1010-1014, 2008
4) Wagner JM, et al：Does this patient have appendicitis? JAMA, 276：1589-1594, 1996
5) 須藤 博：Zebra Cards J-（2）．日本内科学会雑誌，97：872-877, 2008
6) 山中克郎：虫垂炎．「診断のゲシュタルトとデギュスタシオン」（岩田健太郎/編），pp97-100, 金芳堂，2013

もっと学びたい人のために

1) 「ブラッシュアップ急性腹症」（窪田忠夫/著），中外医学社，2014
2) 「急性腹症の早期診断―病歴と身体所見による診断技術をみがく―第2版」（Silen W/著，小関一英/監訳），メディカル・サイエンス・インターナショナル，2012

プロフィール

小澤俊一郎（Shun-ichiro Ozawa）
聖マリアンナ医科大学横浜市西部病院消化器内科
消化器内視鏡治療を専門としておりますが，検体検査や画像診断に頼りすぎず，病歴聴取，診察を大切にする診療を心掛けております．

第2章 救急外来で腹痛の診療をする際に見逃したくない疾患

2. 腸閉塞・イレウス

松本健史

●Point●

- 腸管の閉塞があれば腸閉塞，閉塞のない消化管内容物の停滞をイレウスと呼ぶ
- 腸閉塞では血流循環障害を伴わない単純性腸閉塞と血流循環障害を伴う複雑性腸閉塞に分けられる
- イレウスは，麻痺性イレウスと痙攣性イレウスに分けられる
- 表1のような分類もある

症例

48歳女性．
主訴：下腹部痛，嘔吐
既往歴：手術歴なし
家族歴：なし
嗜好歴：飲酒なし　喫煙なし
現病歴：半年前より月経時に増悪する下腹部痛で近医婦人科受診したが，子宮筋腫を認めるほかは異常を指摘されず経過観察となっていた．月経のたびに腹痛症状が徐々に増悪するため精査目的で当院婦人科に紹介受診となったが，特に異常はみられなかった．月経2日目に再度強い下腹部痛と嘔吐症状を認めたため救急外来受診した．腹部X線で小腸にニボー（腸管内にガスと液体がたまり，その境がX線に画然とした鏡面像として水平に映し出されたもの）形成（図1），腹部CTで小腸の著明な拡張（図2A，B）を認めたため当科紹介となり，小腸閉塞の診断で即時入院となった．
入院後経過：イレウス管を挿入し，腸管内の減圧および腸内容物の吸引にてニボーが改善されたことを確認後，イレウス管より造影を行ったところ狭窄および途絶した腸管の所見とその上流の腸管の拡張が認められた（図3）．狭窄前拡張の所見があることより手術適応と考えられ第17病日に腹腔鏡下癒着剥離術＋回盲部切除術＋両付属器切除術＋子宮筋腫核出術が行われた（図4）．
　病理所見では漿膜下組織に異所性の腺管構造を認め，周囲の漿膜下組織を中心に活動性炎症と出血，線維化を認めた（図5）．異所性腺管はホルモン受容体の免疫染色を行い，子宮内膜組織と確認でき，腸管子宮内膜症と診断された．

表1 腸の状態や疾患による分類

腸閉塞	異物や炎症，腫瘍などにより腸管が塞がれた状態
1）非絞扼性	癒着，腫瘍，異所性子宮内膜症など
2）絞扼性	ヘルニア，捻転，腸重積など
イレウス	開腹手術などで腸管が麻痺（拡張）して腸の蠕動運動が障害された状態

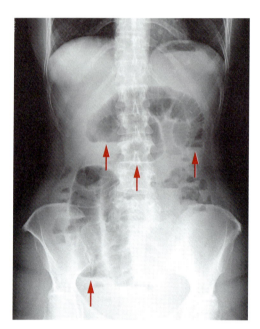

図1　症例の腹部X線
単純X線で小腸にニボー像（鏡面像）が認められる（→）

●ここがポイント

手術歴のない20〜40歳代の若い女性が腸閉塞を生じたら本疾患を考える！

　腸管子宮内膜症は子宮内膜症全体の10％を占める．30〜40歳代の性成熟期の女性に多く，結腸の腸管子宮内膜症では月経周期に一致した下腹部痛や下血などの症状が多いとされる．
　対して小腸病変では，腹痛，腸閉塞，嘔吐，腹部膨満，下血などを呈し，約70％の症例で月経周期に一致している．

Advanced Lecture

　腸管子宮内膜症の原因はSampsonの卵管移植説が最も有力である．月経時に子宮内膜組織が月経血とともに卵管を介して卵巣あるいは骨盤内に散布され，腹膜や骨盤内臓器の漿膜に移植される．移植された子宮内膜組織が月経時に出血をくり返し，血液中に含まれた子宮内膜組織がさらに広がる．

A) 水平断

B) 冠状断

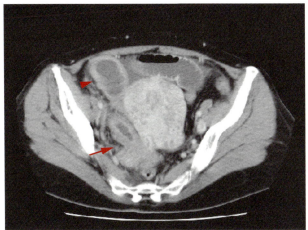
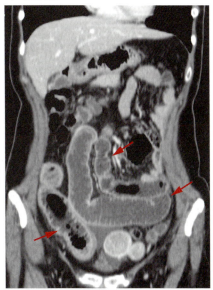

図2 症例:救急外来受診時の腹部CT
小腸の拡張(▶)と腸管壁の肥厚(→)を認める

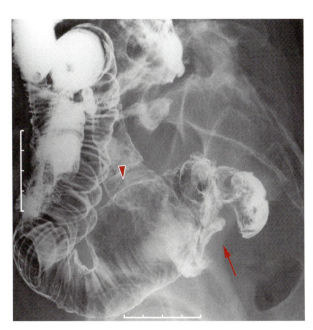

図3 腸管狭窄と拡張
イレウス管による小腸造影.▶:口側腸管の拡張,→:
癒着性変化および腸管狭窄

　内膜組織の固有筋層への浸潤による筋層内の線維化と肥厚化,およびくり返す漿膜面の炎症に
よる瘢痕萎縮で狭窄症状が出現する.

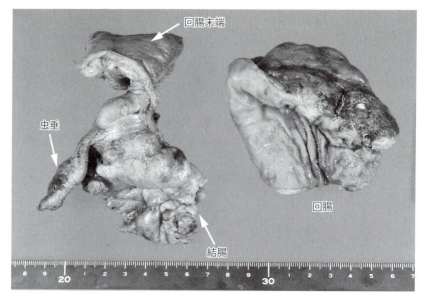

図4　手術検体
　Color Atlas③参照

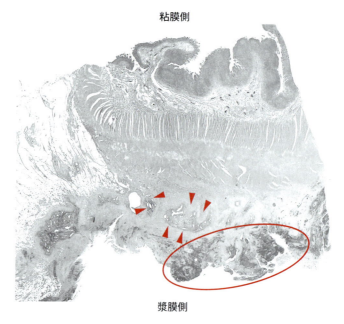

図5　病理所見
　▶：異所性の腺管構造，○：活動性の炎症，出血（Color Atlas④参照）

1. 概要

　海外では閉塞があればbowel obstruction，閉塞のない消化管内容物の停滞をileusとされているのに対して，日本では両者を合わせてイレウスとしてきたため用語の混乱がある[1]．

表2 単純性（閉塞性）腸閉塞の原因

①先天性腸閉塞	先天性腸閉塞症
②異物による腸閉塞	胆石，糞便，胃石，食餌性因子（餅，梅や柿などの種子，こんにゃくなど）
③炎症性疾患による腸閉塞	腸結核，Crohn病，放射性腸炎など
④腫瘍による腸閉塞	大腸癌，小腸腫瘍など
⑤癒着性腸閉塞	癒着による腸管の狭窄，屈曲，閉塞による

　腸閉塞およびイレウスになると，消化物が腸内をスムーズに移動できなくなり，閉塞部位より上部（口側）に多量の消化物がたまる．そのため便やガスが腸内に充満して，腹痛や嘔吐などさまざまな症状が起こる．

　治療の基本は絶食と補液だが，保存療法でも症状が改善しない場合や血行障害のある場合は手術が必要となるものもある．絞扼性の場合，腸管壁の血管が圧迫されて血行障害が起こることで出血や潰瘍，穿孔，腹膜炎などが生じ，死につながるリスクもあるため手術を第一選択肢とした早期の治療が必要になる．治療に至るまでにまず病歴に関して聴取（問診の聴取）が重要であり，症状が現れた時期や腹痛の程度などのほか，腹部の手術歴の有無，がん・ヘルニア・Crohn病などの病気の既往歴の有無，内服薬の有無などについて確認する．また身体所見として，腸蠕動，腹部の膨らみ，腹膜刺激症状，腸雑音などを確認したり，鼠径部を観察したりする[2, 3]．

2. 症状

　腸閉塞の主な症状には，腹部全体の痛み，便秘，嘔吐，腹部膨満，発熱，頻脈などがある．腹痛は軽いものから激痛を伴うものまでさまざまである．

- 絞扼性の場合は**腹部の一部が持続的に痛む**のが特徴で，腹膜に炎症が起きたときにみられる腹膜刺激症状などが現れることがある．また，絞扼性の場合ははじめから（血流障害が生じた瞬間から）強い疼痛が出ること，顔色不良や冷汗が認められやすいことにも注意する．絞扼性が疑われたら遅滞なく外科にコンサルトすべきである
- 非絞扼性の腸閉塞の症状では，病歴聴取で疝痛（波のある痛みで平滑筋の収縮に伴う疼痛）であることが確認できれば，消化管の痛みか，尿路結石による痛みのどちらかである

3. 原因

1 腸閉塞

1）単純性（閉塞性）

　閉塞性腸閉塞（単純性腸閉塞）：腫瘍による閉塞，炎症や瘢痕による狭窄，先天性の奇形，周囲からの圧迫，腸管の捻れ，術後の癒着，異物や食べ物での閉塞，寄生虫による閉塞など腸管が単純につまってしまうものが原因である（表2）．

2）複雑性（絞扼性）

　絞扼性腸閉塞（複雑性腸閉塞）：索状物（紐のようなもの）で腸が締めつけられる，腸が捻れて結ばれる，腸重積，ヘルニア嵌頓など，腸の血流が障害され，腸管が壊死を起こす重篤な状態

表3 複雑性（絞扼性）腸閉塞の原因

① 他臓器による絞扼
② 腸捻転，腸軸捻転
③ ヘルニア陥頓
④ 腸重積症
⑤ 腸結節形成

であることが多い[4,5]（表3）．

2 イレウス

1）麻痺性イレウス
術後，腹膜炎による炎症，薬剤性（抗コリン薬など），偽性腸閉塞などが原因である

2）痙攣性イレウス
胆石や腎結石の疼痛発作，鉛中毒，腸管支配神経障害などが原因である

4. 特徴

1 腸閉塞

1）単純性—手術後の癒着が一番多い

単純性腸閉塞は腸管の閉塞のみで，血行障害はない．最もよくあるきっかけは，腹膜炎や腹部の手術後に起きる癒着（腸と腹腔壁や，腸同士がくっつく）がもとで，腸管が曲がったりふさがったりする．近年は，進行大腸癌による大腸閉塞が増加傾向にある．稀ではあるが，寄生虫や胆石など外からの異物が閉塞の原因となることもある．

症状は，消化管の運動に伴う周期的・間欠的な激しい痛みで，痛みは徐々に強まっていき，腹部が膨張するにつれて，聴診器を当てるとキンキンと響く金属音を伴うようになる．小腸上部での閉塞の方が小腸下部での閉塞より痛みかたがやや強い傾向がある．

2）複雑性—緊急手術が必要に

複雑性腸閉塞は，腸管が癒着したり，索状物（癒着でできる紐）で締めつけられたりねじれたり，腸管に栄養を送る血管がつまったり（腸間膜動脈血栓症）して血行障害を起こしている腸閉塞で，緊急手術が必要である．

血液が腸に十分送られないため，腸が壊死して穴があいたり，敗血症（血液が細菌に感染して全身に損害を与える）や多臓器不全になったりする原因になる．

複雑性腸閉塞の腹痛は急激に始まり増強していくが，腹部の膨満は目立たず，腸管全体が麻痺する．ねじれて締めつけられた部分が硬いこぶのようになり，押すと痛み，触診でわかることがある．壊死が進むと腹部全体に腹膜炎が起こり，危険な状態に陥ってしまう．

3）手術か否か迅速に判断

複雑性では，緊急手術を要する．単純性でも腸管の拡張が強いときや，全身状態への影響があり，手術でなければ改善が見込めない場合，すみやかに手術することが必要である．ただし腸閉塞状態にあることは比較的容易に判断できるが，手術が必要かそうでないのかの判断は必ずしも容易ではない．病歴聴取や全身状態の判断をもとに，いくつかの検査を行い総合的に治療方針を決める．治療時期を逸すると生命の危険があるため，迅速で慎重な判断が要求される．腸管がCT

像上，直径 3 cm 以上拡張している場合には細菌移行（bacterial translocation）の併発を防ぐ，腸管の浮腫を最小限におさえるなどの理由から **24 時間以内のイレウス管留置を原則**としている．保存的治療から手術療法への移行のタイミングとしては多くの施設が 1 週間を基準とし，2 週間の待期期間を認める施設もあるが最近では 5 日程度が妥当とする考え方も出てきている．

2 イレウスと腸閉塞

● 麻痺や痙攣が原因

イレウスは，一部あるいは広範囲に，腸管が麻痺または痙攣を起こし，内容物の流れが止まってしまった状態である．麻痺性イレウスは腹膜炎や，血液中の電解質異常，各種中毒症などがもとで起きる．また，局部的な炎症や結石発作による腸管への刺激などがもとで起きることがある．腸管をコントロールする自律神経の働きの異常が原因になることもある．

痙攣性では疝痛の出現あるいは増強が示唆される．

Column 病歴聴取で腸閉塞，イレウスが疑われたら

血液検査を行って脱水の有無を確認し，同時に腹部の X 線検査を行う．X 線検査では腸管の拡張やニボーの有無を確認する．

X 線検査で疑いが残れば，より正確に診断するため造影 CT 検査を行い，造影 CT 検査では閉塞部位や閉塞の程度，血行障害の有無などを評価する[6]．

造影剤を使った検査ができない場合には単純 CT 検査が行われるが，そのほかに有用な検査としてエコー検査がある．エコー検査では腸管内の貯留物の程度や腹水の有無，腸蠕動の低下・亢進などについて確認できる[7]．全身状態の判断のためには，血液検査によって炎症の強さ，脱水の程度，電解質異常，臓器障害の有無などを判断する．画像診断には単純 X 線写真，エコー検査，CT 検査，小腸造影，注腸検査，内視鏡検査，血管造影，MRI などがある．内視鏡検査も，大腸閉塞では必要なことが多い検査である．診断上，必要な検査を，体に負担の少ない順に行っていく．

5. 治療

イレウスの治療には保存療法と手術がある．

1 保存療法

主に軽度の腸閉塞，イレウスに対して行われる．基本的に絶食，飲水を中止して点滴による水分補給，腸管に貯留した内容をイレウス管で吸引し，腸管内の圧力を下げる．保存的治療では閉塞が解除されれば，腸管の運動に合わせて徐々に飲水，流動食，5 分粥，全粥と食事形態を上げていく．通常入院期間は 1 〜 2 週間程度であるが，疾患により数日〜数週間の入院が必要になることもある．

2 手術

保存療法でも症状が改善しない場合や血行障害のある絞扼性などに対して行われる．最近は腹

腔鏡による手術が導入されつつある．絞扼性で血行障害を伴う場合は，血行を再開させるため腸管のねじれ部分や折れ曲がった部分を修正する．ただし，腸管が壊死してしまった場合には腸管の切除・吻合が行われる．

閉塞性のうち，腫瘍が原因の場合は，消化管内の減圧を行ったうえで可能であれば腫瘍を腸管ごと切除し，その後残った腸管同士をつなぎ合わせる．吻合できない場合は人工肛門をつくる．また，癒着が原因の場合は癒着部分を剥がすが，腸管の損傷が激しい場合は腸管を切除する必要がある．

Column: 腹部に手術歴のある方は食生活に注意

腸閉塞の原因のなかで最も多いのが術後の癒着性腸閉塞である．腹部の手術歴がある人は数％程度が腸閉塞になるリスクがあり，予防および再発予防には，食事をゆっくりよく噛んで食べる，水分をしっかりとる，暴飲暴食しないなどを習慣にして，消化の悪いものや，きのこ類，ごぼうやサツマイモなどの食物繊維の多いもの，あくの強いもの，こんにゃくやわかめなど腸管の癒着を促す可能性のあるものを避けるなどの食事療法を実践する必要がある[8〜11]．

●専門医のクリニカルパール

手術歴のない20〜40歳代の比較的若い女性が腸閉塞をきたしていた場合，腸管子宮内膜症を考える！

●ここがポイント

絞扼性などの血流障害が生じている病態で至急手術を検討するべきものかを判断する必要がある．多くの場合強い腹痛が突然現れた場合には絞扼性を考え，嘔吐が主体で痛みがそれほど強くはない場合には閉塞性や機能性，癒着性を考える！

●ここがピットフォール

・腹痛，嘔吐，便秘，腹部膨満の4症状を認める場合は必ず腸閉塞とイレウスを鑑別に入れ，直ちに複雑性か否かを鑑別する．
・癒着性イレウスの予防には食事が重要である．あくの強い食べ物は渋みで腸が癒着し，こんにゃくやわかめなどは腸に付着して閉塞を生じることがある！

Advanced Lecture

腸閉塞，イレウスの治療にあたってイレウス管を可能な限り小腸の奥まで挿入する，という意見や胃管だけで減圧は十分可能という意見があるが，いずれにしても腸管内の減圧は必要なため緊急手術が必要な症例以外では，夜間当直帯などで遭遇したらイレウス管は入れられなくとも胃管までは入れておこう．

おわりに

　腸閉塞，イレウスは消化器内科でなくてもよく遭遇する疾患である．発生の状況，原因がどのようなものかは鑑別，診断できるようにしておこう．

文献・参考文献

1) 「急性腹症診療ガイドライン2015」（急性腹症診療ガイドライン出版委員会／編），医学書院，2015
2) 山田岳史，他：イレウスの原因，分類，疫学，病態生理．消化器外科，33：1527-1533, 2010
3) 恩田昌彦，他：イレウス全国集計21,899例の概要．日本腹部救急医学会雑誌，20：629-636, 2000
4) 堅野国幸，他：絞扼性イレウス．外科，71：249-252, 2009
5) 曳野 肇，他：絞扼性腸閉塞症の診断におけるCTの有用性．日本臨床外科医学会雑誌，57：2124-2130, 1996
6) 横山 登，熊谷一秀：イレウスの診断 画像検査所見．消化器外科，33：1545-1553, 2010
7) 髙橋賢一，他：超音波検査の有用性と限界．消化器外科，26：1073-1079, 2003
8) 布施暁一，八木義弘：癒着性イレウスに対する保存的治療と手術適応．消化器外科，19：1803-1809, 1996
9) 大久保秀則，他：腹部（消化管）MRI－MRIを用いた消化管疾患診断学の近年の進歩．診断と治療，101：565-570, 2013
10) 髙橋崇真，他：癒着性イレウスに対するクリニカルパス導入の意義．日本消化器外科学会雑誌，43：10-19, 2010
11) 榊原 巧，他：癒着性イレウスに対するイレウス管管理の重要性と手術時期の検討．日本消化器外科学会雑誌，38：1414-1419, 2005

プロフィール

松本健史（Kenshi Matsumoto）
順天堂大学医学部附属順天堂医院消化器内科
年をとってくると自分の専門分野しかやらない（できない）ようになってきます．
どこそこの科に入局してもさらにそのなかで何が専門か，と細分化してしまうので研修医という期間はそれにとらわれないで何でも診られる，やれる貴重な時間です．
ぜひ皆さんは今を大切にして浅くてもかまいませんから，1つでも多くの疾患を経験して知識をつけてください！

第2章 救急外来で腹痛の診療をする際に見逃したくない疾患

3. 腸管虚血

岡村幸重

Point

- 急性腹症のなかでも，腸管虚血は早期に診断・治療がなされないと死亡率は70％を超える疾患であるため見逃してはいけない
- 腸管虚血の早期の特徴は，重度の腹痛であるがその割に身体所見に乏しいことがあるので注意する
- 血液検査では腸管虚血の進行とともに白血球数（WBC）やCPK，LDHの上昇と代謝性アシドーシスを認める傾向にあるので覚えておく
- 診断には，MDCTによる造影剤を急速静注しながら連続撮像するdynamic studyが有効である

はじめに

　救急外来で遭遇する疾患のなかでも腸管虚血は，早期に腹痛の割に著明な腹部圧痛や筋性防御や筋硬直といった汎発性腹膜炎の徴候に乏しいことがあるが，ひとたび腸管壊死をきたすと死亡率も高くなることから，早期に診断し，適切な治療を行うことが重要となる．腸管虚血の原因はさまざまであるが（図1），今回は，腸管虚血の代表される疾患である①急性腸間膜動脈閉塞症，②非閉塞性腸管虚血症（non-occlusive mesenteric ischemia：NOMI），③急性腸間膜静脈血栓症，④虚血性大腸炎を中心に，重要と思われるポイントを経験を踏まえて解説する．

1. 急性腸間膜動脈閉塞症

1 疾患メモ

　高齢の女性に多く，腹痛は一般的に臍周囲の激しい痛みが特徴である．好発部位は上腸間膜動脈（superior mesenteric artery：SMA）の起始部から3〜8 cmの末梢である．**はじめは腹膜刺激所見がないのが特徴である．主な原因は塞栓症や動脈血栓症**，動脈硬化による慢性狭窄病変，易血栓形成状態や急性動脈解離などである．

　塞栓症と血栓症の違いを表1に示す．

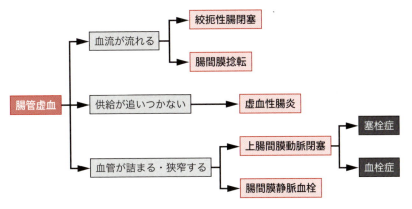

図1　腸管虚血の原因
文献1を参考に作成

表1　上腸間膜動脈閉塞症 血栓症・塞栓症の違い

	血管閉塞による腸管壊死に占める頻度	基礎疾患	SMAの詰まる部位	虚血に至る腸管
塞栓症	約50％	心房細動などの心疾患	起始部から3〜8 cm末梢	局所的
血栓症	約15〜25％	動脈硬化	起始部	広範

文献2より引用

2 診断のポイント

- 腹部の身体所見がなくても，心房細動などの不整脈や心筋梗塞および脳血管疾患の既往がある患者の突然の腹痛には急性腸間膜動脈閉塞症を疑う．
- 検査所見では，早期にはWBCやCRPの軽度上昇のみの場合も多い．
病状の進行や腸管壊死の徴候とともにCPK（クレアチンホスホキナーゼ），LDH（乳酸脱水素酵素）の上昇と代謝性アシドーシスなどのさまざまな所見を認めるようになる．また，腹膜刺激症状の出現は腸管壊死のサインである．
- 急性腸間膜動脈閉塞症に特異的な検査結果やX線検査所見はない．
- 臨床的に急性腸間膜動脈閉塞症が疑われた場合，腹部造影（multi-detector row computed tomography：MDCT）による冠状断や矢状断の画像は非常に有用であり，3D-CTを追加することで血管の立体構築像を評価することができる．
- ドップラーエコーによるスクリーニング検査も行われているが，腸管ガスの影響に左右され上腸間膜動脈起始部の抽出が困難な場合が多く，病態の評価に高い技術を要する点でMDCTにくらべ利便性に劣る．

● ここがポイント
- 腸管虚血の診断において，乳酸値，pH，BE（base excess：塩基過剰），MDCTは有用であり（表2），急性腹症のケースでは，血液ガス分析の検査を推奨する（BEや乳酸値は静脈血のガス分析でも評価可能である）．

表2 腸管虚血の診断による乳酸値，pH，BE，MDCTの有用性

	cut-off値	感度（％）	特異度（％）	陽性尤度比	陰性尤度比
乳酸値		82～90	40～48	2.64～3.04	0.23～0.35
pH	7.35～7.45	38	84	2.49	0.71
BE	－4.0～＋4.0	74	42	1.26	0.62
MDCT		94	95	17.50	0.09

文献3，4を参考に作成

表3 腸管壊死を示唆する所見

臨床所見	腹膜刺激症状，ショック状態
血液検査	アシドーシス，CPK，LDHなどの異常高値
画像所見	腸管気腫症，門脈内ガス，遊離ガス

文献5を参考に作成

・腸管壊死を示唆する所見（表3）の出現時および乳酸値が2.5 mmol/Lを超えると予後不良の徴候であり，外科医と早急に連携をとることが必須となる．

2. 非閉塞性腸管虚血症（NOMI）

1 疾患メモ

　急性腸間膜虚血性病変のなかで，NOMIの占める割合は約20％とされているが，本邦における正確な頻度は不明である．
　NOMIは，器質的な血管閉塞は存在せず，主幹動脈が開存しているにもかかわらず，腸管の虚血をきたし腸管壊死にも至る予後不良な疾患である．**うっ血性心不全，敗血症やショック，脱水，維持透析，周術期の循環血液量低下**などが誘因となる場合が多く，低灌流状態が一定期間持続すると末梢辺縁動脈の交感神経が反応して血管攣縮を引き起こし腸管虚血が生じる[6]．好発部位は上腸間膜動脈領域であり，腸管壊死が非連続的かつ分節状に広範囲に分布するのが特徴である．

2 診断のポイント

・NOMIは循環不全状態（心拍出量減少例や心原性ショックなど）での腹痛時に疑う．
・NOMIの患者背景として，何かの基礎疾患を有している例がほとんどである．
・急性腹症ではあるが，早期では腹膜刺激症状を認めないケースが多い．
・血液生化学的検査所見では，WBCやヘマトクリット値（Ht），CRP，LDHの上昇がみられ，血液ガス分析検査所見では，ほぼ例外なく代謝性アシドーシスの所見を呈する．
・NOMIの診断には，MDCTによるdynamic studyが有効であるが，選択的上腸間膜動脈造影検査も治療に応用できるため，現在でもゴールド・スタンダードの検査法である．典型的な所見としては，上腸間膜動脈本幹は造影されるが腸管壁辺縁動脈にavascular area（無血管野領域）を認めることである．
・内服薬では，ジギタリス製剤や血管収縮薬，利尿薬を服用している患者ではNOMIを起こしや

表4 NOMIを惹起する代表的疾患

- 急性循環不全（心筋梗塞，心不全，低心拍出量症候群など）
- ジギタリス製剤
- α遮断薬
- 血液透析
- 高齢者
- 敗血症
- SIRS（systemic inflammatory response syndrome）
- 呼吸不全
- 多臓器不全
- 脱水症
- 低酸素血症
- 再灌流障害

文献7より引用

すく注意が必要であり，術後に交感神経作動薬を投与された患者や透析による血圧低下なども危険因子である．

●ここがポイント

- ショックによる低灌流や大量のカテコラミンを使用している循環不全状態での腹痛時，明らかな原因の説明しえない進行性の乳酸アシドーシスをきたしているケースではNOMIを疑う．
- NOMIは，まだ認知度の低い疾患でもあり，愁訴や身体所見が定型的でないため救急外来などでの臨床の現場ではしばしば看過され，見逃される症例も稀ではない．それゆえ，NOMIを惹起する代表的疾患群を**表4**に提示する．

3. 急性腸間膜静脈血栓症

1 疾患メモ

　急性腸間膜静脈血栓症は，急性腹症において比較的稀な疾患であり特異的な臨床所見に乏しく早期診断が困難な場合が多い．動脈閉塞に比べ症状は軽微で緩徐である．症状は，突然発症するものから，数週間かけて発症するタイプまでさまざまである．静脈血栓症自体の頻度としては急性腸間膜虚血の約6〜9％を占め，その多くが上腸間膜静脈に発生する．

　腸管から肝臓に向けて流れる腸間膜静脈に何らかの原因で血栓が詰まり，うっ血により腸管が壊死したり，肝機能障害や門脈圧亢進が起こる疾患である．

2 診断のポイント

- 血液検査所見では静脈還流が途絶しているため，初期には通常の腸管壊死で認められるCPK，LDHの高値やアシドーシスを示さない場合が多く特徴的な病状が出にくいため診断は難しいが，何らかの**凝固亢進状態**（D-ダイマーの上昇など）や**肝硬変・門脈圧亢進症**を疑う所見を認めた場合には，急性腸間膜静脈血栓症の存在を想起することが大切である．
- MDCTによるdynamic studyが急性腸間膜静脈血栓症の診断に有効であり，静脈相で直接血栓の有無を評価することが可能である．

●ここがポイント

- 腸間膜静脈血栓症では何らかの凝固亢進状態（プロテインC・S欠乏症，AT-Ⅲ欠乏症，真性多血症，妊娠，経口避妊薬内服中，悪性腫瘍，抗リン脂質抗体症候群，腹部感染症や開腹術後など）や門脈圧亢進症といった背景疾患を有するケースが多く，診断の手掛かりとなる．
- 発症様式としてはAbduら[8]の分類が普及しており，①腹痛，下血，腹膜刺激症状を伴う急性型，②発熱，軽度の腹痛などを認め，数週間か数カ月の経過をたどる亜急性型，③臨床症状を呈さず側副血行路の発達を認める慢性型，に分類される．救急外来で遭遇するのは①②のケースとなるが，急性型のなかでも，腸管壊死や汎発性腹膜炎を伴った場合には，外科的な腸管切除術が選択される．

4. 虚血性大腸炎

1 疾患メモ

虚血性大腸炎は，**主幹動脈に明らかな閉塞を認めない可逆性の循環障害により，粘膜に区域性の変性や壊死，潰瘍をきたす疾患**である[9]．大腸に壊死が起こることがあるが，通常，粘膜および粘膜下層に限局され，外科的手術を要する全層性の壊死が起こることは稀である．好発部位は，下行結腸からS状結腸にかけての左側結腸であり，そこを支配している下間膜動脈は，末梢の吻合枝つまり血管間の交通が少なく融通がきかないため，血流障害に陥りやすいと考えられている．病型の分類としては，一過性型・狭窄型・壊死型に分類される．実臨床で遭遇する本症の大部分は一過性型で予後が非常に良好であり，1〜2日間の腸管の安静により症状は改善する．発症に関与する因子として，血管側因子（高血圧症・動脈硬化性疾患・虚血性心疾患・不整脈など）と腸管側因子（便秘・浣腸・下剤の服用など）がある．虚血性大腸炎の3大症状は，腹痛，下血，下痢である．血便は大腸粘膜のびらんや潰瘍が原因で起こるが，鮮血便を認めても**ショックを起こすほど多量に出血することは稀**である．

2 診断のポイント

- 虚血性大腸炎の診断において，身体所見では発熱はほとんどなく左下腹部に軽い圧痛を認めることが多いが，血液検査所見ではWBCやCRPの軽度上昇は認めるものの本症に特有な所見ではない．
- 以前は，注腸造影にて母指圧痕像などの特徴的な所見が診断の決め手になっていたが，最近では，造影CT（左側結腸に浮腫性壁肥厚像）や大腸内視鏡検査（結腸紐に一致して，3条の帯状の縦走潰瘍が典型的）にて診断が可能となっている（図2）．
- **突然の強い腹痛（主に左下腹部痛）を自覚，それに続いて下痢が出現し徐々に血性下痢になってくるという特徴的な臨床症状**にて本症を疑い，造影CTや緊急内視鏡検査にて診断するのが，現在の実臨床での一般的な診断の流れである．

●ここがポイント

- 臨床経過としては，硬い便が出て，その後下痢便となり，徐々に血便へと変化するのが本症の特徴であり，腹痛，下痢，血便という順序が病歴聴取上は重要となる．

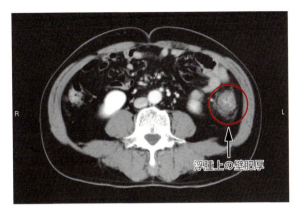

図2　虚血性大腸炎の腹部造影CT

- 虚血性大腸炎は，一般的に心疾患や糖尿病といった基礎疾患を有する高齢者に多いとされてきたが，近年，基礎疾患を有さない若年者における発症も少なくない．
- 若年者性虚血性大腸炎の臨床特徴は，男女比1：2〜3と女性に多く，病型はほとんどが一過性型であり症状は高齢者では定型的症状を呈することが少ないのに対し，若年者では腹痛，下痢，血便と定型的症状を呈する頻度が高い．
- 若年者の発症要因としては便秘などの腸管側の因子の関与が大きくまた，経口避妊薬の関与も指摘されている[10]．

Advanced Lecture

■ 腹腔動脈起始部圧迫症候群について

　原因不明の腹痛を経験することは臨床の場で多々あることと思う．

　腹痛を訴える患者さんのなかで，内視鏡検査や腹部画像検査で異常なしと診断され，患者さんには疲れやストレスなど，精神的なものが原因でしょうと説明するケースはないだろうか？ 病歴聴取で「体位によって食後の腹痛が変化する」といった愁訴であれば，腹腔動脈起始部圧迫症候群を疑ってみよう．

1）病態

　腹腔動脈が横隔膜正中弓状靭帯によって圧迫されることで血流障害が生じ，腹痛などの内臓虚血症状を引き起こす疾患である．軽度のものを含めれば，解剖学的な腹腔動脈の圧迫変形は全人口の40％に存在するともいわれているが，実際には上腸間膜動脈からの側副血行路の発達によって臓器虚血症状を認めない場合が多い．したがって腹腔動脈の圧迫による血行障害と腹腔動脈起始部圧迫症候群は同義ではない．

2）診断のポイント

- 典型的な症状は体位によって変化する食後の腹痛である．
- 嘔気・嘔吐・下痢・体重減少といった症状が約60％で認められる．
- 画像診断では側面・斜位での血管造影で腹腔動脈が圧迫され，特に深呼吸時に狭窄が高度となれば有意な所見である．

・ただし，腹腔動脈の狭窄自体は特異的な所見ではないため，注意が必要である．

おわりに

　この本を読んでいる研修医の皆さんは，消化器疾患を中心に臨床の現場で活躍していることと思う．学生時代にOSCEで習得した身体診察スキルを救急外来でどのくらい活用できているだろうか？　患者さんが，腹痛を訴えたときに身体診察を省略して，ルーチンで採血やCTのオーダーを出していないだろうか？　血液検査や画像検査は客観的な結果をわれわれに提示してくれるが，身体診察は，非侵襲的でかつ経済的でもあり簡単にいつでもどこでもできるという点においてはほかの検査に大きなアドバンテージをもっている．身体所見を見逃さずに早期診断・治療につなげられるかどうかは，日々の丁寧な診察の積み重ね以外にはない．私が若い先生によく言うことは，「異常所見を見つけたいならば，正常の所見をたくさん診てください」と…．
　正常所見を多く診ることで異常所見がより見つけやすくなるというのが私の持論である．
　腹痛の訴えのある患者さんはもちろん救急外来を受診した患者さんに対しては，病歴聴取や腹部所見を丁寧にとることを忘れないでほしい．その後，血液検査や画像検査で答え合わせをする習慣が身につけば，将来のカリスマ・ドクターになれるだろう．

文献・参考文献

1) 「急性腹症診療ガイドライン2015」（急性腹症診療ガイドライン出版委員会/編），医学書院，2015
2) Oldenburg WA, et al：Acute mesenteric ischemia：a clinical review. Arch Intern Med, 164：1054-1062, 2004
3) Cudnik MT, et al：The diagnosis of acute mesenteric ischemia：A systematic review and meta-analysis. Acad Emerg Med, 20：1087-1100, 2013
4) Evennett NJ, et al：Systematic review and pooled estimates for the diagnostic accuracy of serological markers for intestinal ischemia. World J Surg, 33：1374-1383, 2009
5) 谷掛雅人：苦手克服/腸管虚血の診断と治療：上腸間膜動脈閉塞症の診断と治療．「JCRミッドサマーセミナー抄録集」（早川克己/監），pp191-198，日本放射線科専門医会・医会，2004
6) Howard TJ, et al：Nonocclusive mesenteric ischemia remains a diagnostic dilemma. Am J Surg, 171：405-408, 1996
7) 松本賢治，他：特集：NOMI（non-occlusive mesenteric ischemia）をいかに診断し，治療するか　最近のトピックスと今後の展望．日本腹部救急医学会雑誌，31：1001-1004, 2011
8) Abdu RA, et al：Mesenteric venous thrombosis--1911 to 1984. Surgery, 101：383-388, 1987
9) Marston A：Ischaemic colitis--clinical aspects. Bibl Gastroenterol, 9：137-142, 1970
10) Kristjansson H, et al：Ischemic colitis in young adults. Laeknabladid, 83：374-381, 1997

プロフィール

岡村幸重（Yukishige Okamura）
佐野厚生総合病院　副院長 消化器内科主任部長
研修センター長も兼任しています．当院は初期研修において，7年連続完全フルマッチを継続しています．内科専攻医も募集中です．
随時，当院への見学をお待ちしております．熱烈歓迎です！（詳細は当院のホームページを参照）

第2章 救急外来で腹痛の診療をする際に見逃したくない疾患

4. 感染性腸炎

清水誠治

● Point ●

- 腹痛が強い感染性腸炎ではエルシニア腸炎と腸管出血性大腸菌感染症が重要である
- 疾患や病変部位を絞り込むうえで病歴聴取とともに腹部エコーやCT検査が有用である
- エルシニア腸炎では終末回腸，腸管出血性大腸菌感染症では右側結腸の壁肥厚がみられる
- 確定診断には細菌学的な証明が必要であるが，内視鏡検査が診断に役立つことも多い

はじめに

　腹痛は消化管を含むさまざまな臓器の疾患でみられるが，腸炎を疑うのは症状や画像所見から腸管に病変が存在する場合である[1]．腸炎の主な症状は腹痛，下痢，血便，嘔吐，発熱である．腸管病変の存在は，腹部単純X線のガス像，あるいは腹部エコーやCT検査で腸管の壁肥厚がみられることで認識できる．さらに感染性腸炎の診断においては摂食歴，海外渡航歴などの病歴情報が重要である．病原体によって病変の部位や性状が異なり，それらが症状に反映される（表1）．腹痛をきたす感染性腸炎は多いが，救急外来を受診するような強い腹痛をきたす疾患は限られる．
　本稿では特に腹痛が強く重症化しやすいエルシニア腸炎と腸管出血性大腸菌感染症について解説する．

症例1

　20歳代男性．1週間前から右下腹部痛が出現していたが，下痢はみられていなかった．徐々に腹痛が増強したため受診した．診察では右下腹部に強い圧痛を認めたが反跳痛はみられなかった．血液検査では白血球数6,000/μL，CRP 3.5 mg/dLであった．腹部エコーで終末回腸の壁肥厚と腸間膜リンパ節の腫大がみられた（図1A，B）．終末回腸の病変であることからCrohn病が否定できず，2日後に下部消化管内視鏡を実施した．上行結腸，盲腸，回盲弁上にはアフタが多発し（図2A），回盲弁は浮腫性狭窄を呈していた（図2B）．終末回腸には半球状小隆起が多発し敷石様を呈していたが（図2C），隆起頂部にはびらんがみられ，また色素撒布で隆起間には絨毛が観察された（図2D）．便培養は陰性であったが，生検組織培養で*Yersinia enterocolitica*（血清型O3群）が検出され，エルシニア腸炎と診断した．ニューキノロン系抗菌薬の投与後に症状は改善した．感染源は不明であった．

表1 感染性腸炎の感染経路と症状

病原体	季節	感染経路	潜伏期間	腹痛	下痢	血便	嘔吐	発熱
カンピロバクター	夏季	鶏肉, 牛レバー	2〜7日	(+)	(++)	(−)〜(++)	(±)	(++)
非チフス性サルモネラ	夏季	卵, 牛肉, 乳製品	12〜24時間	(+)〜(+++)	(++)	(−)〜(+)	(++)	(++)
腸炎ビブリオ	夏季	魚介類	4〜24時間	(+)〜(++)	(++)	(−)	(±)〜(+)	(±)〜(+)
腸管出血性大腸菌	夏季	牛肉・牛レバー	3〜5日	(+)〜(+++)	(++)	(−)〜(++)	(±)	(−)〜(+)
黄色ブドウ球菌	夏季	おにぎり, 弁当	1〜6時間	(+)	(+)	(−)	(+)〜(++)	(+)
エルシニア	通年	豚肉, 水	3〜7日	(+)〜(++)	(−)〜(+)	(−)〜(+)	(±)〜(+)	(+)
エロモナス	夏季	水, 魚介類	8〜18時間	(+)	(+)〜(++)	(−)〜(±)	(−)〜(±)	(−)〜(+)
ウェルシュ菌	通年	調理後時間の経った食肉・魚介類	6〜18時間	(+)	(+)	(−)	(−)〜(±)	(−)〜(±)
セレウス菌	通年	穀類, 複合調理食品	30分〜15時間	(−)〜(+)	(±)〜(+)	(−)	(±)〜(+)	(−)〜(±)
コレラ	通年	魚介類, 水	1〜5日	(−)〜(±)	(++)	(−)	(+)〜(++)	(−)〜(±)
細菌性赤痢	通年	食品, 水	1〜5日	(+)	(++)	(+)	(−)〜(±)	(+)〜(++)
腸チフス・パラチフス	通年	食品, 水	10〜14日	(±)〜(+)	(−)〜(+)	(−)〜(+)	(−)〜(±)	(++)
結核菌	通年	主に飛沫感染	?	(−)〜(+)	(−)〜(+)	(−)〜(±)	(−)〜(±)	(−)〜(+)
赤痢アメーバ	通年	性感染, 糞便, 水	数日〜数年	(−)〜(±)	(−)〜(+)	(−)〜(+)	(−)	(−)〜(±)
アニサキス	冬	イカ, アジ, サバなど	数時間〜数日	(+)〜(++)	(−)〜(±)	(−)	(±)〜(+)	(−)
旋尾線虫typeX幼虫	春〜夏	ホタルイカ	数時間〜2日	(+)〜(++)	(±)	(−)	(±)〜(+)	(−)
ジアルジア	通年	水	2〜8週	(−)〜(+)	(+)〜(++)	(−)	(−)〜(±)	(−)〜(+)
ノロウイルス	冬〜春	生牡蠣, 糞便, 吐物	1〜2日	(+)	(±)〜(+)	(−)	(+)〜(++)	(±)〜(+)
ロタウイルス	冬〜春	糞便	2日	(+)	(++)	(−)	(±)〜(+)	(+)
サイトメガロウイルス	通年	回帰感染	?	(−)〜(+)	(−)〜(+)	(−)〜(+)	(−)〜(±)	(−)〜(+)

は症状の強いもの

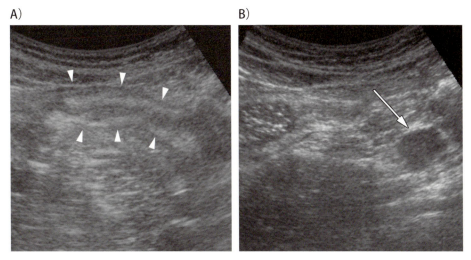

図1 症例1の腹部エコー（エルシニア腸炎）
A）終末回腸の壁肥厚（▷），B）腸間膜リンパ節腫大（⇨）．文献2より改変して転載

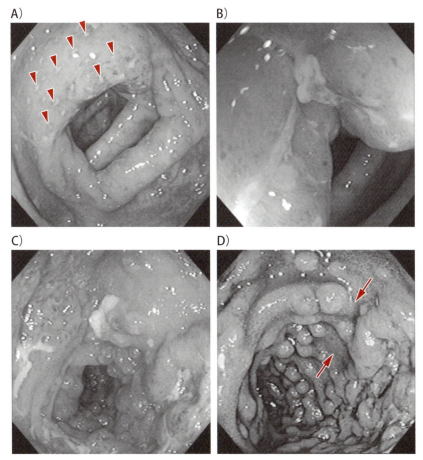

図2 症例1の内視鏡像（エルシニア腸炎）
A）回盲部．▶はアフタを示す．B）回盲弁，全体に浮腫性狭窄が見られる．C）終末回腸，全体に半球状小隆起が見られる．D）色素内視鏡像（終末回腸）．→は絨毛を示す．A〜Cは文献3，Dは文献4より改変して転載（Color Atlas⑤参照）

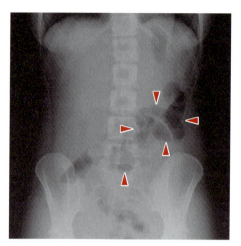

図3 症例2の腹部単純X線像（腸管出血性大腸菌感染症）
▶は小腸ガスによるニボー形成を示す

症例2

　20歳代女性．2日前から腹痛，下痢が出現していた．当初，下痢は1日数行の軟便であったが，頻回の血性水様下痢になり，腹痛も増強したため受診した．海外渡航や生もの摂食はなかった．診察では右下腹部に強い圧痛を認めたが反跳痛はなく，腸蠕動音が軽度亢進していた．尿検査は異常なく，血液検査でも白血球数6,000/μL，CRPは0.81 mg/dLであった．腹部単純X線で小腸ガス像，ニボー形成を認めた（図3）．腹部エコーで右側腹部に高度の結腸壁肥厚がみられ（図4A），CT検査でも上行結腸から盲腸に高度な壁肥厚（○）と造影剤による粘膜の造影効果（▶）がみられた（図4B）．前処置なしで大腸内視鏡を行ったところ，S状結腸から下行結腸に浮腫と発赤斑が（図5A），上行結腸（図5B）から盲腸（図5C）にかけては腸管の伸展が不良で全周性の強い発赤とびらんがみられた．便培養でベロ毒素（VT1・2）産生性大腸菌O157が検出され，腸管出血性大腸菌感染症と診断した．ホスホマイシン内服を開始し症状は改善した．本例でも感染源は不明であった．

1. 疾患概念は？

1 エルシニア腸炎

　エルシニア腸炎の起因菌はYersinia属菌のY. enterocolitica，Y. pseudotuberculosisである．これらはグラム陰性通性嫌気性桿菌で，発育至適温度は28〜30℃でほかの腸内細菌よりも低く，冷蔵庫内温度である4℃でも増殖可能であり好冷菌とも呼ばれている．組織侵入性の病原体で，特にリンパ組織に親和性を有しており，主に回盲部に病変を形成する．経口感染した菌は小腸内で増殖し腸管リンパ組織に侵入後，腸間膜リンパ節に至り，さらに血流を介して全身に散布される．Y. enterocoliticaは豚肉摂取やイヌ，ネコなどのペットから直接的，あるいは飲食物を介して経口的に感染する．一方，Y. pseudotuberculosisは野ネズミなどの野生動物の糞便で汚染された土壌や水を介して感染する．いずれも感染力は弱く，ヒトからヒトへの二次感染は稀である．

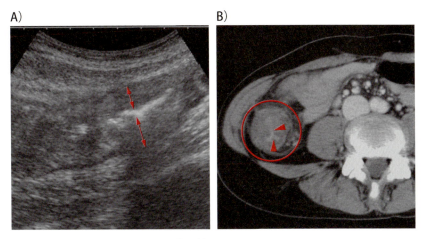

図4 症例2（腸管出血性大腸菌感染症）
A）腹部エコー（上行結腸）．⬌は腸壁肥厚．B）造影CT像（上行結腸）．○は壁肥厚，▶は造影剤による粘膜の造影効果．文献5（清水誠治：病原性大腸菌感染症．「カラー版 消化器病学 －基礎と臨床－」（浅香正博，他／編），pp895-898，西村書店，2013）より改変して転載

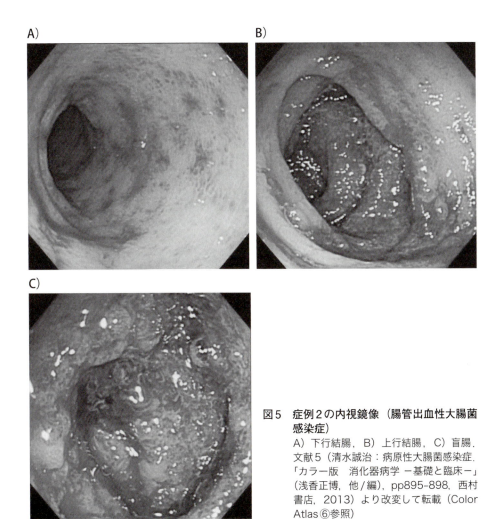

図5 症例2の内視鏡像（腸管出血性大腸菌感染症）
A）下行結腸，B）上行結腸，C）盲腸．文献5（清水誠治：病原性大腸菌感染症．「カラー版 消化器病学 －基礎と臨床－」（浅香正博，他／編），pp895-898，西村書店，2013）より改変して転載（Color Atlas⑥参照）

どちらの菌も潜伏期間は1〜14日で多くが3〜7日である．エルシニア感染症の臨床病型には回盲部炎症型，胃腸炎型，結節性紅斑型，関節炎型，敗血症型などがあるが，提示した**症例1**のような回盲部炎症型が最も多い．一般に*Y. enterocolitica*より*Y. pseudotuberculosis*の感染で症状がより重篤で多彩とされている．

2 腸管出血性大腸菌感染症

大腸菌は大腸菌属に属するグラム陰性無芽胞性の通性嫌気性桿菌であるが，そのなかで下痢などの症状を起こすものを下痢原性大腸菌と呼ぶ．血清型の1つであるO抗原は細胞表面リポ多糖抗原でO1〜O173に分類される．病態別には5群に分類され，そのうちでベロ毒素（Vero toxin：VT）を産生し，粘膜の出血，浮腫，びらんをきたし血性下痢を起こすものを腸管出血性大腸菌（enterohemorrhagic *E. coli*：EHEC）と呼ぶ．VTにはVT1，VT2の2種類のサブタイプが存在し，VT1は志賀赤痢菌が産生する志賀毒素と同一である．EHECはウシが腸内に保菌していることが多く，生または加熱不十分な牛肉や牛レバー，それらと接触した食品が感染源となる．菌は胃酸や乾燥に強く，ごく少数の菌量で感染が成立するため，二次感染の危険性が高く集団発生，ヒト−ヒト感染も多い．潜伏期間は1〜14日で多くが3〜5日である．血清型ではO157（約70％）とO26（約20％）のほか，O111，O121などもみられる．EHEC感染症では溶血性尿毒症症候群，血栓性血小板減少性紫斑病，脳症などの合併症が知られており，重症化する前に診断をつけることが重要である．本症に対する抗菌薬投与に関しては，有効，無効から有害まで評価はさまざまで，一定の結論が得られていない．

2. どんなときに鑑別にあげるか？

エルシニア腸炎，EHEC感染症ではいずれも**強い右下腹部痛**がみられるため，**最初に虫垂炎**が疑われることが多い．腹部エコーやCT検査で終末回腸の壁肥厚や腸間膜リンパ節腫大が描出された場合（**症例1参照**）にエルシニア腸炎の可能性を考えるが，この部位に好発するほかの疾患（Crohn病，腸チフス，パラチフス，カンピロバクター腸炎，腸炎ビブリオ，悪性リンパ腫など）との鑑別が必要である．下痢は必発でなく，血性下痢は稀である．また発熱を伴うことが多いが高熱は稀である．感冒様症状，皮膚・関節など全身症状を伴うこともある．

腹部エコーやCT検査で右側結腸を中心とした高度な壁肥厚がみられる場合（**症例2参照**）にEHEC感染症を考える必要がある．特に20 mmを越える壁肥厚がみられる場合には可能性が高いとされている．症状経過は微熱，倦怠感などの感冒様症状に続いて，悪心・嘔吐，下痢，腹痛などの消化器症状がみられ，約半数で血性下痢がみられる．発熱がみられても38℃以上の高熱は稀である．ほかに血性下痢をきたす疾患としてカンピロバクター腸炎，右側結腸の壁肥厚をきたす疾患としてサルモネラ腸炎や大腸憩室炎が鑑別にあがる．

図5に鑑別についてまとめた．

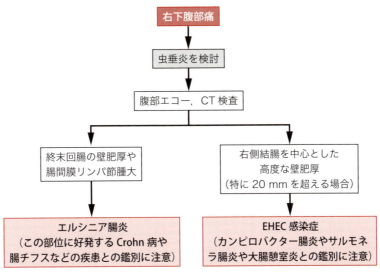

図5　鑑別の流れ

3. 鑑別の進め方

1 エルシニア腸炎の確定診断

エルシニア腸炎の確定診断には菌の検出が重要であるが，通常の培養条件では分離が困難である．**低温で長時間の培養が必要**であり，エルシニア感染を疑っていることを検査室に伝えることが大切である．下痢便中には菌量が多く，選択培地での直接分離が可能な場合が多い．菌量が少ない場合はリン酸緩衝液を用いた低温増菌法（4℃，21日間）が有用である．下痢がない場合は便培養による検出率が低く，検体の提出自体が困難である．その際には，内視鏡下に採取した生検組織の培養が有用である．

2 EHEC感染症の確定診断

EHEC感染症の確定診断には**糞便から菌を培養**し，**分離菌がVT産生性であることを証明する**必要がある．糞便からの菌の検出は下痢発症後5日を越えると低率になる．便検体の採取が困難な場合には，内視鏡下に採取した腸液を用いる．市販の迅速検査キットで糞便からのO157抗原検出，培養液上清からのVT検出が可能である．

3 エルシニア腸炎，EHEC感染症の内視鏡所見

エルシニア腸炎，EHEC感染症はいずれも内視鏡所見（病変部位，分布様式，病変形態，表2）が特徴的であり，**内視鏡が診断に役立つことが多い**[4, 5]．エルシニア腸炎の病変は腸管リンパ装置の分布と一致し，右側結腸および回盲弁から口側20 cm程度までの終末回腸が好発部位である．終末回腸では，孤立リンパ小節の炎症によるアフタや小半球状隆起，パイエル板の腫大がみられ，ときに敷石像様の所見を呈し，炎症が高度であれば浮腫性狭窄をきたす．右側結腸の病変は主にアフタであり，遠位側大腸には通常病変がみられない．生検組織では高度なリンパ球浸潤やリンパ濾胞の増生がみられるが，同時に好中球や好酸球の浸潤もみられる点に注目する．リンパ腫やCrohn病との鑑別が問題となることもある．

EHEC感染症の病変は全大腸にわたるが，病変は右側大腸で高度であり，肛門側にいくにした

表2　特徴的な内視鏡所見

エルシニア腸炎
終末回腸
・孤立リンパ小節の炎症によるアフタや小半球状隆起，パイエル板の腫大
・敷石像様
・炎症が高度であれば浮腫性狭窄をきたす
右側結腸
・病変は主にアフタ
EHEC感染症
・高度の発赤・びらん・浮腫と滲み出すような出血
・病変は連続性でなく健常粘膜の介在もみられ，終末回腸には病変がみられない

がい軽度になる．内視鏡所見では高度の発赤・びらん・浮腫と滲み出すような出血が特徴的である．病変は連続性でなく健常粘膜の介在もみられ，終末回腸には病変がみられない．

4. これも知っておきたい

1 血清抗体価の測定

菌の培養陰性例では血清抗体価の測定が診断に役立つことがある．エルシニア腸炎では単回の測定で抗体価が160倍以上，ペア血清で4倍以上の上昇がみられる場合を有意と判断するが，陽性率は高くない．抗体価は40日前後にピークがみられる．保険適用はなく本邦で抗体価を測定できるのは *Y. enterocolitica* のみであり，*Y. pseudotuberculosis* の抗体価は測定できない．またEHECでは血清型O157のリン脂質に対する血清IgM抗体の測定が可能であり，発症後数日で上昇し約1カ月間陽性になるとされており，便培養陰性例では原因菌推定に有用である．

2 その他の感染性腸炎

今回取り上げた2種類の感染性腸炎のほかに，サルモネラ腸炎と腸炎ビブリオ感染症で強い腹痛がみられることがある．鑑別においては摂食歴が重要であるが，病変部位の違いも参考となる．腸炎ビブリオ感染症では病変は小腸でみられ大腸にはほとんどみられない．そのため腹痛が右下腹部に限局することはなく腹部全体あるいは心窩部の痛みを訴えることが多い．サルモネラ腸炎は小腸・大腸の両方に病変を形成するが好発部位は回盲部であり右下腹部痛がみられる．血性下痢をきたすことは稀であり，内視鏡所見では浮腫が強く，下部直腸に病変がみられない（rectal sparing）ことが特徴的である．

おわりに

エルシニア腸炎とEHEC感染症を中心に解説したが，感染性をはじめとする腸炎（炎症性腸疾患）はきわめて多彩であり，診断にあたっては各疾患についての知識が要求される．今後，この領域に関心をもって知識を深めていただけることを期待する．

文献・参考文献

1) 清水誠治,他:腸炎の診断プロセス.消化器内視鏡,29:12-19, 2017
2) 清水誠治:B 細菌感染症 1 食中毒 d)エルシニア腸炎.「感染性腸炎 A to Z(第2版)」(大川清孝,清水誠治/編,中村志郎,他/編集協力),p52,医学書院,2012
3) 清水誠治,他:炎症性腸疾患と鑑別困難な感染性腸炎の診断と経過—Crohn病との鑑別を中心に.胃と腸,41:951-958, 2006
4) 清水誠治,他:特集 日常遭遇する大腸炎の鑑別−内視鏡を中心に エルシニア腸炎.INTESTINE,18:379-384, 2014
5) 清水誠治:病原性大腸菌感染症.「カラー版 消化器病学 −基礎と臨床−」(浅香正博,他/編),pp895-898,西村書店,2013

もっと学びたい人のために

1)「感染性腸炎 A to Z(第2版)」(大川清孝,清水誠治/編,中村志郎,他/編集協力),医学書院,2012

プロフィール

清水誠治(Seiji Shimizu)
大阪鉄道病院消化器内科/統括副院長
専門:炎症性腸疾患の診断と治療

第2章 救急外来で腹痛の診療をする際に見逃したくない疾患

5. 胆管炎・胆嚢炎・急性膵炎

土田幸平,岩崎茉莉

> **Point**
> ・胆管炎・胆嚢炎・急性膵炎の病態を理解する
> ・胆管炎・胆嚢炎・急性膵炎の身体症状と検査所見の特徴を把握する
> ・肝胆道系酵素の上昇と腹痛をきたす疾患のなかから胆管炎・胆嚢炎・急性膵炎の鑑別ができる

はじめに

胆管炎・胆嚢炎・急性膵炎は発熱・腹痛をきたす疾患であり,救急外来で遭遇することも多い.これらの疾患は初期に診断し,適切な治療を行わないと重症化しやすいため,その疾患概念や鑑別について理解しておく必要がある.また,これらの疾患の診断基準には画像所見が含まれているため,各疾患の基本的な画像所見を知っておくことも重要である.

1. 胆管炎

1 疾患概念は?

胆管炎は結石や悪性腫瘍による胆管の閉塞もしくは狭窄による胆汁うっ滞に細菌感染を合併した病態である.症状としては発熱,腹痛,黄疸(Charcotの3徴)と,重症化するとショックと意識障害を呈することもある(Reynoldsの5徴).しかしながら,**これらの徴候を認めない胆管炎も一定数存在するため,注意を要する**[1].高齢者や意識障害を有する肝胆道感染症では,肝叩打痛の有無の確認が診断に有用となることがある[2].血液検査では肝胆道系酵素やビリルビン,WBC,CRPの上昇を伴う.感染の起因菌としては大腸菌などのグラム陰性桿菌が多い.早期に診断し,適切な治療を行わないと重症化しやすく,閉塞性化膿性胆管炎では容易に敗血症・DIC(disseminated intravascular coagulation:播種性血管内凝固症候群)を合併する.現在,全身の炎症性所見,胆汁うっ滞所見,胆管病変の画像所見からなる診断基準が用いられている(表1).

2 知っておきたい画像検査

1) 腹部エコー

胆管炎に特徴的なエコー所見は胆管の拡張所見(図1)である.エコーでは肝外胆管の評価は

表1 急性胆管炎診断基準

A. 全身の炎症所見
A-1. 発熱（悪寒戦慄を伴うこともある） A-2. 血液検査：炎症反応所見
B. 胆汁うっ滞所見
B-1. 黄疸 B-2. 血液検査：肝機能検査異常
C. 胆管病変の画像所見
C-1. 胆管拡張 C-2. 胆管炎の成因：胆管狭窄，胆管結石，ステント，など
確診：Aのいずれか＋Bのいずれか＋Cのいずれかを認めるもの 疑診：Aのいずれか＋BもしくはCのいずれかを認めるもの

文献5より引用

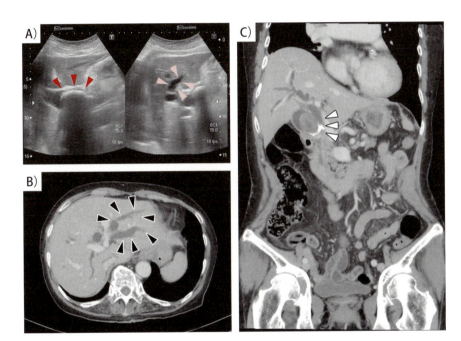

図1　Mirrizi症候群による急性胆管炎
A）胆嚢内にacoustic shadowを伴う大きな結石（▶）と肝内胆管の拡張所見（▶）を認める．B, C）CTにて著明な肝内胆管の拡張（▶）と胆石による総胆管の圧排像（▷）を認める

難しいことが多いため，肝内胆管の評価を中心に行う．肝内胆管は門脈と併走しており，カラードプラで門脈との鑑別をしながら**4 mm以上の拡張があれば胆管閉塞を疑う**．

2）腹部CT検査

腹部エコーで胆管拡張を指摘された場合，閉塞・狭窄の原因を精査するために腹部CTが有用となる．腹部CTの短軸方向と長軸方向の画像を組合わせて評価を行うことが望ましい（**図1C**）．肝外胆管の拡張には個人差があり明確な定義はないが，**8 mm以上では胆管拡張を疑う**．胆管内の高吸収域像を呈する**結石の存在**や造影CTで胆管壁の造影効果を伴う**胆管壁肥厚**を認める場合は胆管拡張が軽度でも胆管炎を示唆する所見となる．

3）MRCP

　MRCP（magnetic resonance cholangiopancreatography：磁気共鳴胆道膵管撮影）は胆管の狭窄や閉塞，胆管内の結石の有無を非侵襲的に評価することができる検査である．胆管を直接造影するのと同様の情報を得ることができるため，胆管の閉塞や狭窄の部位の診断に優れている．結石については陰性像として描出されるが，**大きさが5 mm以下の結石では診断能が下がること**に注意する[3]．

3 どんなときに鑑別にあげるか？

　発熱，腹痛，黄疸を認める場合，胆管炎を念頭においた鑑別診断が必要となる．しかしながら，高齢者や糖尿病患者では胆管炎に典型的な症状を訴えないケースも多く，血液検査に加え積極的な画像診断が鑑別に有用となる．また，胆管炎はその病態から胆囊炎や膵炎と重なり合って症状を発現していることがあることも知っておかなければならない．

4 鑑別の進め方

　胆管炎を疑う場合は血液検査にて**炎症の有無**，**肝胆道系酵素の上昇**，**ビリルビンの上昇**を確認する．このとき，**アミラーゼを測定し急性膵炎を鑑別しておくことが重要**となる．また，胆汁うっ滞型の急性肝炎では胆管炎と同様に肝胆道系酵素の上昇と黄疸を認める．胆管炎との鑑別には**肝内胆管の拡張の有無**が重要なポイントとなるため，エコーにて肝内胆管拡張の有無を的確に判断する必要がある．

　胆囊結石の既往をもつ症例では，落石による胆管結石の可能性を考えなければならない．一般的に，胆囊結石の落石を原因とする胆管炎では肝内胆管拡張や黄疸が軽微であることが多く，エコーで肝内胆管拡張が明らかでない場合も，CT／MRCPなどの検査を追加し胆管結石の有無を確認することが望ましい．胆囊管に嵌頓した結石が総胆管を圧排し，閉塞性黄疸を呈するMirizzi症候群や十二指腸主乳頭部への結石の嵌頓では，胆管炎と胆囊炎，さらには急性膵炎を複合した病態を呈するため，慎重に診断を進める必要がある．

2. 胆囊炎

1 疾患概念は？

　胆囊炎は**胆囊内の胆汁うっ滞に細菌感染を合併した病態**である．胆囊炎の原因として胆囊結石が90〜95％と大部分を占めるが，血行障害や中心静脈栄養，長期臥床，術後なども原因となる．また，胆囊頸部や胆囊管の悪性腫瘍が胆囊炎の原因となることも忘れてはならない．

　典型的な症状としては発熱に加えて右季肋部の圧痛や，**Murphy's sign**（右季肋下部を圧迫することで深吸気時に痛みのために呼吸が止まる徴候）を認める．胆囊炎におけるMurphy's signの特異度は79〜96％と高く，胆囊炎を疑った場合は必須の所見となる．血液検査所見では胆囊炎初期に炎症が胆囊内に留まっている場合はWBC，CRPの上昇を認めるのみのことが多い．現在，胆囊炎には局所の臨床徴候，全身の炎症所見，急性胆囊炎の特徴的画像検査所見からなる診断基準が用いられている（表2）．

表2 急性胆嚢炎診断基準

A. 局所の炎症所見：
①Murphy's sign，②右上腹部の腫瘤・自発痛・圧痛
B. 全身の炎症所見：
①発熱，②CRP値の上昇，③白血球の上昇
C. 画像所見：
急性胆嚢炎の特徴的画像所見
確診：Aのいずれか＋Bのいずれか＋Cのいずれかを認めるもの 疑診：Aのいずれか＋Bのいずれかを認めるもの

文献6より引用

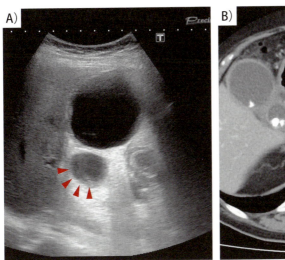
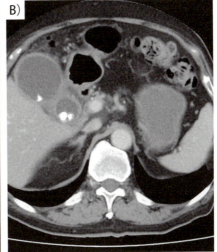

図2 急性胆嚢炎の画像所見
A）腹部エコー（US）：胆嚢の緊満と胆嚢壁の肥厚，胆嚢内のデブリを認める（▶）．
B）CT検査：胆嚢腫大と胆嚢内に石灰化を伴う結石を認める．また，胆嚢壁の肥厚に加えて胆嚢周囲への炎症の波及を認めている

2 知っておきたい画像検査

1）腹部エコー

　急性胆嚢炎での腹部エコーの診断能は，感度50〜88％，特異度80〜88％と高い[7]．また，ベッドサイドで非侵襲的に行えるため胆嚢炎を疑う症例では積極的に選択すべき検査である．エコーで胆嚢腫大や胆嚢壁肥厚所見を認める場合は胆嚢炎を疑う（図2A）．胆嚢腫大は長径8 cm以上，短径4 cm以上を目安に診断する．胆嚢壁肥厚所見は壁肥厚が3 mmを超え，胆嚢壁が3層構造に観察される．さらに，胆嚢内部に胆石を疑う音響陰影（acoustic shadow）を伴う強い高エコーや胆泥を認めることが多い．またsonographic Murphy's sign（胆嚢を描出しながらエコープローブで圧迫すると疼痛を認める徴候）は特異度が高く診断に有用な所見である．

2）腹部CT検査

　局所合併症が疑われる場合や，診断が困難な場合は腹部dynamic CT検査を行うことが望ましい．重症度の高い急性壊疽性胆嚢炎のCT所見としては，**胆嚢内腔や壁内のガス像，胆嚢壁の造影不良，胆嚢周囲膿瘍**を認めた場合で，これらの所見は重症度判定にも有用である．また，軽症

例では胆嚢腫大のみで壁肥厚を認めない例もあり診断に苦慮することがあるが，dynamic CT動脈相では胆嚢周囲の肝実質に早期濃染を捉えることができ，診断の一助となる[8]．なお胆嚢結石のCT診断においては，カルシウム成分が含まれるビリルビンカルシウム結石では高吸収域として診断可能だが，**純コレステロール結石はCTでの指摘は困難である**ことを覚えておかなければならない．

3）MRCP

腹部エコーでは胆嚢内結石の描出は良好であるものの，胆嚢頸部結石や胆嚢管結石は見逃されることが多く，腹部エコーで結石を認めない胆嚢炎では，腫瘍の存在も含めたその原因検索としてMRCP検査を考慮する．

3 どんなときに鑑別にあげるか

入院を要する腹痛患者のなかで急性胆嚢炎は3〜10％と頻度が高く[9〜11]，**上腹部痛や右季肋部痛を訴える症例**では胆嚢炎を念頭におき鑑別を行う必要がある．悪心嘔吐などの消化器症状を訴えることが多く，通常発熱を伴うが高熱の頻度は30％程度と全例で認めるわけではない．結石を有する例では総胆管への落石による胆管炎やMirrizi症候群のように両者が併存することもあり注意を要する．

4 鑑別の進め方

通常の急性胆嚢炎では肝胆道系酵素やビリルビンの高度な上昇は認めないため，そのような状況では急性胆管炎やその併発，Mirrizi症候群を考える．ただし，重症の急性胆嚢炎による高度な炎症の波及での肝機能障害をきたしている場合もあるため注意する．

また，びまん性肥厚を呈する疾患として胆嚢炎以外に急性肝炎や胆嚢腺筋腫症，門脈圧亢進症などがあげられる．これらの疾患との鑑別にはエコーにて**胆嚢内腔の炎症に伴う沈殿物の有無や胆嚢周囲の腹水の有無，膿瘍の有無といった胆嚢外への炎症の波及を確認**することが重要である．虚血性心疾患や心筋炎でも似たような心窩部痛を認めるため心電図やエコーでの確認が必要である．

急性胆嚢炎と同じように右上腹部痛と発熱をきたす疾患として，クラミジアや淋菌などが原因で骨盤腹膜炎から上行感染し腹膜炎をきたすFitz-Hugh-Curtis症候群なども鑑別にあげる．また，無石性胆嚢炎では胆嚢癌や胆嚢管癌の存在を常に念頭におき診断を進める必要があることを覚えておかなければならない．

3. 急性膵炎

1 疾患概念は？

急性膵炎は膵臓やその周囲の急性炎症であり，間質性浮腫性膵炎と壊死性膵炎に大別される．大多数は突然発症し上腹部痛，背部痛をきたす．また，姿勢によって痛みの程度が異なり，急性膵炎患者では背中を丸くしていることが少なくない．**細菌感染を伴う壊死性膵炎では死亡率が高く，診断とともに重症度判定を行うことが重要**となる．慢性膵炎の急性増悪も急性膵炎として取り扱う．アルコールと胆石が2大成因であり[12]，非禁酒例や胆石の未治療例では再発も多いため，**病歴聴取で飲酒歴や胆石の既往の確認も重要**である．血液検査ではWBC，CRPの上昇，血中ま

表3　急性膵炎の診断基準

> 1. 上腹部に急性腹痛発作と圧痛がある．
> 2. 血中または尿中に膵酵素の上昇がある．
> 3. エコー，CTまたはMRIで膵に急性膵炎に伴う異常所見がある．
>
> 上記3項目中2項目を満たし，ほかの膵疾患および急性腹症を除外したものを急性膵炎と診断する．ただし，慢性膵炎の急性増悪は急性膵炎に含める．

注）膵酵素は膵特異性の高いもの（膵アミラーゼ，リパーゼなど）を測定することが望ましい．
文献12より

たは尿中の膵酵素（アミラーゼ，リパーゼなど）上昇を伴う．現在，急性膵炎は症状，膵酵素異常，各画像所見からなる診断基準が用いられている（表3）．

2 知っておきたい画像検査

1）腹部X線

急性腹症のスクリーニングとしてX線は短時間で施行でき有用である．特異的な所見ではないが急性膵炎では腸閉塞像や，炎症の波及により腸管の内腔の狭小化とその口側の拡張によって起こるcolon cut-off sign（拡張した大腸の急激な途絶），またはsentinel loop sign（左上腹部の小腸拡張像）を認めることがある．

2）腹部エコー

急性膵炎におけるエコー所見としては，膵周囲の浸出液貯留所見や膵腫大，膵実質エコー輝度の低下を認める．膵実質の低エコーがモザイク状に観察される場合は壊死性膵炎が考えられ，早急に造影CTにて重症度評価を行う必要がある．肥満型の体型や腸管内のガス像貯留により膵臓の描出が困難な場合もあるため，観察困難時はほかのモダリティを用いて検査を進める．

3）腹部CT検査

造影CTによって重症度評価を的確に行うことができ，また，炎症の経時的変化も追うことができるため急性膵炎を疑った場合には施行することが望ましい．CT所見としては膵腫大，膵周囲〜後腹膜腔，結腸間膜や小腸間膜の脂肪織濃度上昇，膵周囲の液体貯留などを認める．壊死性膵炎では膵虚血や膵壊死を反映して膵実質の造影不良を呈する．

3 どんなときに鑑別にあげるか

急性膵炎では突然発症する上腹部痛が多い．痛みは非常に強いことが多く，嘔吐や食欲不振，腸蠕動音の減弱もみられる．また，大量飲酒歴や胆石症・脂質異常症の既往をもつ腹痛・背部痛を訴える患者では，急性膵炎を念頭においた診療が必要となる．

4 鑑別の進め方

症状から急性膵炎を疑った際には血液，尿検査の膵逸脱酵素も同時にオーダーする．慢性腎不全を伴う例では，血中膵アミラーゼが高値に出ることがあるため，同時に尿中の膵アミラーゼやリパーゼの確認も必要である．また，胆石性膵炎では胆管炎を併発していることも多く，膵酵素上昇に加えて肝胆道系酵素の上昇もみられる．ほかには，虚血性心疾患や大動脈解離などの循環器疾患との鑑別も必要である．なお，非代償期の慢性膵炎を背景に急性膵炎が発症した場合は，膵酵素上昇が明らかでないこともあるため，画像検査などから総合的に判断する．

おわりに

　胆管炎・胆囊炎・急性膵炎は救急外来でも必ず一度は遭遇する疾患である．これらの疾患は重症化しやすいことに加え鑑別が難しく，専門医であっても悩むケースが多々ある．迷った場合は上級医への適切なコンサルトも1つの診療技術として活用しよう．

文献，参考文献

1) Boey JH & Way LW：Acute cholangitis. Ann Surg, 191：264-270, 1980
2) Ueda T & Ishida E：Indirect Fist Percussion of the Liver Is a More Sensitive Technique for Detecting Hepatobiliary Infections than Murphy's Sign. Curr Gerontol Geriatr Res, 2015：431638, 2015
3) Jendresen MB, et al：Preoperative routine magnetic resonance cholangiopancreatography before laparoscopic cholecystectomy：a prospective study. Eur J Surg, 168：690-694, 2002
4) 「急性胆管炎・胆囊炎診療ガイドライン2013［第2版］」（急性胆管炎・胆囊炎診療ガイドライン改訂出版委員会/編），医学図書出版，2013
5) Kiriyama S, et al：New diagnostic criteria and severity assessment of acute cholangitis in revised Tokyo guidelines. J Hepatobiliary Pancreat Sci, 19：548-556, 2012
6) Yokoe M, et al：New diagnostic criteria and severity assessment of acute cholecystitis in revised Tokyo Guidelines. J Hepatobiliary Pancreat Sci, 19：578-585, 2012
7) Shea JA, et al：Revised estimates of diagnostic test sensitivity and specificity in suspected biliary tract disease. Arch Intern Med, 154：2573-2581, 1994
8) Kim YK, et al：CT findings of mild forms or early manifestations of acute cholecystitis. Clin Imaging, 33：274-280, 2009
9) Eskelinen M, et al：Diagnostic approaches in acute cholecystitis；a prospective study of 1333 patients with acute abdominal pain. Theor Surg, 8：15-20, 1993
10) Brewer BJ, et al：Abdominal pain. An analysis of 1,000 consecutive cases in a University Hospital emergency room. Am J Surg, 131：219-223, 1976
11) Telfer S, et al：Acute abdominal pain in patients over 50 years age. Scand J Gastroenterol Suppl, 144：47-50, 1988
12) 下瀬川 徹，他：急性膵炎，重症急性膵炎の全国調査．厚生労働科学研究費補助金難治性疾患等克服研究事業（難治性疾患克服研究事業）難治性膵疾患に関する調査研究 平成23年度～25年度総合研究報告書：61-74, 2014

プロフィール

土田幸平（Kouhei Tsuchida）
獨協医科大学消化器内科
消化器内視鏡診断と治療を中心とした胆膵疾患の診療に従事しています．ERCPや超音波内視鏡を用いた診断と治療は日々進歩しており，当科でも積極的に行っています．もし興味があれば，ぜひ見学に来てください．

岩崎茉莉（Mari Iwasaki）
獨協医科大学消化器内科

第2章 救急外来で腹痛の診療をする際に見逃したくない疾患

6. 循環器疾患と呼吸器疾患（腹部大動脈瘤・虚血性心疾患・肺炎・胸膜炎）

土岐真朗，矢島知治，久松理一

Point

- 腹痛の原因は消化器疾患だけじゃない！
- 4 killer disease を見落とさない！
- 関連痛を忘れてはいけない！

はじめに

「腹痛」は日常診療や救急診療で多く遭遇する症候で，その鑑別診断は多岐にわたり，鑑別に苦慮することも多々ある．さらに，消化器疾患が原因ではない症例も存在し，なかには，4 killer disease（表1）も含まれているため，十分注意を払う．まずは，緊急性の高い，心臓血管系，呼吸器系の疾患を念頭におき，否定したら腹部疾患やそのほかの疾患を考える．腹痛の原因疾患として，胸膜炎や肺炎などの呼吸器疾患もあり，原因が**内臓痛**，**体性痛**，**関連痛**なのかについても考えながら診療する．本稿では，腹痛の原因となる循環器疾患，呼吸器疾患について述べる．

1. 循環器疾患

まず，筆者が経験したゾッとした症例を紹介する．

症例1

54歳の男性で，主訴は心窩部痛．チーズを食べた際，つかえるような痛みが前胸部に出現しほどなく心窩部に移動．心窩部痛は持続性で波がなく，飲水の前後でも変化がなく，背部痛を伴っていた．以前に胆嚢結石症，総胆管結石症の治療歴があり，症状が似ていたため手持ちの鎮痛鎮痙薬（ブスコパン®）を内服したが効果なし．疼痛持続のため身の置きどころがなく一睡もできないまま朝を迎え，自ら運転して来院し消化器内科外来を受診．
皆さんはこの症例をどう考えるだろうか？　この患者さんの疾患は，大動脈解離だった（図1）．

■ 循環器系（心臓血管系）の腹痛

1) 急性大動脈解離

大動脈解離とは，「大動脈壁が中膜のレベルで2層に剥離し，動脈走行に沿ってある長さをもち

表1 4 killer disease

循環器系疾患	呼吸器疾患
心筋梗塞	肺塞栓症
大動脈解離	緊張性気胸

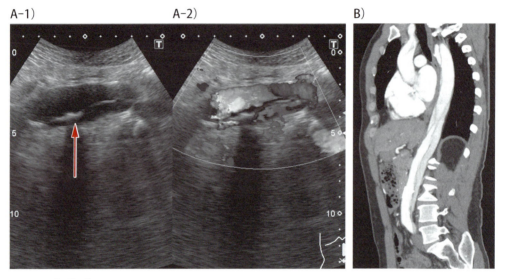

図1 大動脈解離 Stanford type B, De Bakey Ⅲ b
A）腹部エコー．腹部大動脈内に解離した内膜と考えられる線状エコーを認める（A-1，➡）．また，真腔，偽腔ともに血流信号を認める（A-2）．B）造影CT．胸部下行大動脈，腹部大動脈に偽腔が認められる（偽腔開存型）．
本症例では，上行大動脈に解離がなく，解離が下行大動脈から腹部大動脈に及んでいるため，Stanford type B, De Bakey Ⅲ bと診断した（Color Atlas⑦参照）

2腔になった状態」である．主症状は疼痛であり，「激烈な，引き裂かれるような」痛みを訴える．病歴聴取は，大動脈解離の診断に至るためには最も重要であり，自覚症状として，**突然発症，非常に強い，引き裂かれるような，移動する，胸背部痛あるいは心窩部痛**を聴取できれば診断に至る可能性が高い．何時何分に発症したとわかる痛みや移動する激烈な痛みは大動脈解離の可能性を念頭において診療を進める．激しい痛みを訴えるわりに，腹部所見が乏しく，訴えと所見に解離を認める場合は，血管系を考える必要がある．本症例では，確かに強い痛みであったが，自家用車を運転して，歩いて外来を受診され，重症感は感じとれなかった．しかし，前胸部から心窩部に痛みの部位が移動していたことから本疾患を考え，腹部エコー（図1A）を行い，大動脈解離の診断に至った症例である．このような症例も存在することを念頭におく．夜間救急の場合，すぐに造影CT検査ができない場合も多く，**腹部エコーは非常に有用な検査**となる．

2）虚血性心疾患（心筋梗塞，狭心症）

心筋梗塞，特に**下壁梗塞**では胸痛ではなく，**心窩部痛**をきたすことがある．通常は30分以上持続する痛みであることが多く，迷走神経の受容体は下壁に多いため，迷走神経反射を合併し**嘔気，嘔吐**なども出現することに注意を払う．狭心症も同様に心窩部に放散する痛みを訴える症例も存在し，症状は2〜20分程度で改善する．このような症例に遭遇したら，まずは何はともあれ**12誘導心電図**を確認する．

表2　胸腔由来の腹痛（これだけは確認！）

	循環器系疾患	呼吸器系疾患
詰まる	急性心筋梗塞，狭心症	肺塞栓症
破れる	大動脈解離	（緊張性）気胸
組織の炎症	心外膜炎，心筋炎	肺炎（下葉），胸膜炎（図2）

3）心外膜炎，心筋炎

心筋炎や心外膜炎も心不全徴候の前に，上気道症状や，心窩部痛を含め消化器症状が先行することが多い．急速な心不全徴候が数時間で進行する劇症型は致死的であるため，これらの症状がある場合は心外膜炎，心筋炎を念頭におく必要がある．

2. 呼吸器疾患

筆者が診断に苦慮した症例を紹介する．

> **症例2**
> 45歳の女性で，3日ほど前から"胃が痛い"ということで外来を受診．腹部所見は乏しく，これといってほかに症状はなく37.5℃の微熱程度で，念のため血液検査を施行．なんと結果は，白血球16,800／μL，CRP13.2 mg/dLと炎症反応高値．肝胆道系酵素，膵酵素の上昇はなく，腹部エコーでも明らかな異常所見がなかったため，もう一度診察．そうすると，"左側の背部痛も少しある"との訴えがあり，聴診すると胸膜摩擦音が聴取された．つまり，呼吸苦や咳嗽もないものの，胸膜炎，肺炎であった．消化器の外来でもやはり全身疾患を考えて診療にあたらないといけないことを実感した症例であった．

■ 呼吸器系の腹痛

心臓血管系疾患同様，呼吸器系疾患でも以下の3点に注意しながら鑑別を行う．それは，"詰まる"，"破れる"，"組織の炎症"である．"詰まる"は，肺塞栓，"破れる"は気胸，特に**緊張性気胸**に要注意．そして"組織の炎症"は胸膜炎や肺炎である．病変部が背側にある場合は支配領域の肋間神経が腹部に達するため，ときに腹部の強い痛みとして自覚することがある．心窩部痛であれば，その周囲の臓器をイメージすると呼吸器系の疾患も見落とさない（表2）．

3. 痛みのメカニズム

急性の疼痛はその発症部位で考えたとき，体性痛，内臓痛，**関連痛**の3つに分類される．このうち，関連痛は，原因部位から離れた場所に感じる痛みで，原因臓器の求心性の痛み刺激が，同じ脊髄後根神経節にある皮膚神経も刺激してしまい，その皮膚が痛いと感じる，あるいは，筋肉が収縮して痛みを感じる現象である．この現象が痛みの原因となることを忘れてはいけない．

また，痛みの発症様式（onset）は，sudden, acute, sub-acute（突然，急性，緩徐）に分類できる．sudden onset（突然発症）では，臓器が裂けた，あるいは詰まっていることが想定され

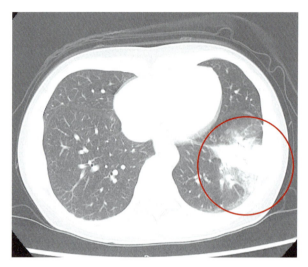

図2 胸膜炎，肺炎の胸部単純CT
左肺下葉に60 mm弱の気管支透亮像を伴う浸潤影と周囲にスリガラス影（○）を認める

表3 病歴聴取のOPQRST

Onset	発症日時と様式
Palliative/Provoking factors	緩和因子・誘発（増悪）因子
Quality/Quantity	症状の質・ひどさ
Region/Radiation	部位・放散
associated Symptoms	随伴症状
Time course	時間の推移

るため，心臓血管系疾患や呼吸器系疾患を考える必要がある．なんといっても病歴聴取が大事で，痛みの性状を問うにはOPQRSTが使われることがあり，参考にしてもらいたい（表3）．

さらに，高齢者では，心血管疾患の頻度が多いことに加え，患者の受診の遅れや病歴聴取が困難などで，診断の遅れが生じる可能性があり，基本的な心構えとして，見落としてはいけない器質的疾患は存在するものとして診療にあたるべきである．

おわりに

腹痛の原因となる循環器系，呼吸器系疾患，緊急性の高い4 killer disease，痛みのメカニズムについての関連痛を中心に解説した．とにかく，腹痛の原因は消化器疾患だけではないことをいつも念頭において病歴聴取をしっかりとることを切に願っている．

文献・参考文献

1）田口慎介：心臓血管系の腹痛 心臓でも腹痛‼ レジデントノート，11：846-850，2009
2）辻 英明：胸部由来の腹痛．「レジデントノート別冊 救急・ERノート8 あの手この手で攻める！腹痛の診断戦略」（林

寛之/編)，pp136-141，羊土社，2013
3) 岸本暢将：痛みの鑑別～内臓系疾患？筋骨格系疾患？レジデントノート，14：2445-2449，2012
4) 見坂恒明：総合診療のプラクティス 患者の声に耳を傾ける 第4回 突然発症の痛みは診断が絞れ，かつ緊急を要する．medicina，51：2199-2201，2014

プロフィール

土岐真朗（Masao Toki）
杏林大学医学部 第三内科 消化器内科
1999年杏林大学医学部卒業．専門分野は胆膵領域疾患の診断や内視鏡治療で，診断に苦慮する症例も多く経験し，日々診断学を学ぶ．モットーは"医師は医師である限り永遠に学びが必要"．

矢島知治（Tomoharu Yajima）
杏林大学医学部 医学教育学

久松理一（Tadakazu Hisamatsu）
杏林大学医学部 第三内科 消化器内科
慶應義塾大学医学部を1991年卒業し，2015年より杏林大学医学部第三内科（消化器内科）教授として就任．専門分野は炎症性腸疾患で，教育にも熱意をもって取り組んでいる．

第2章 救急外来で腹痛の診療をする際に見逃したくない疾患

7. 女性特有の疾患（異所性妊娠・卵巣腫瘍茎捻転・卵巣出血・Fitz-Hugh-Curtis）

坂井邦裕

Point

- まず妊娠を除外する
- 月経歴，既往歴，妊娠に関する病歴聴取が重要である
- 異所性妊娠や卵巣腫瘍茎捻転は緊急手術が考慮されるので早めに専門医へ相談する

はじめに

本稿では女性特有の急性腹症で救急外来を受診することの多い，異所性妊娠，卵巣腫瘍茎捻転，卵巣出血，骨盤内炎症性疾患（pelvic inflammatory disease：PID）の4つの疾患について述べる．鑑別のポイントは①妊娠の有無，②細菌感染（炎症）の有無，③骨盤内腫瘍やDouglas窩貯留液の有無である（図1）[1]．

1. 腹痛を有する女性の診察で重要なこと

1 "病歴聴取"で得られる情報は多い

① 年齢：閉経後であれば異所性妊娠は否定される．初経前では卵巣（腫瘍）茎捻転が多い．稀に処女膜閉鎖による腟留血腫（月経モリミナ）がある．
② 月経周期：月経が遅れている場合には妊娠を疑う．妊娠の初期には予定月経の時期に少量の性器出血を認めることがあり，これを月経と勘違いすることも多い．最終月経の量や性状がいつも通りであったかどうかの確認も必要．
③ 既往歴・既往症状：異所性妊娠での生殖補助医療やPIDの既往，茎捻転での先行する下腹痛の既往，卵巣出血のきっかけとなる直前の性交渉の有無など．

2 "妊娠反応検査（迅速尿中hCG検査）"は必須

妊娠を疑った場合には妊娠反応検査を行うが，月経が遅れていなくても行うことが望ましい．通常予定月経の頃（妊娠4週0日）には陽性となる．CT検査など被曝量が多い検査の前には必ず妊娠反応が陰性であることを確認する．

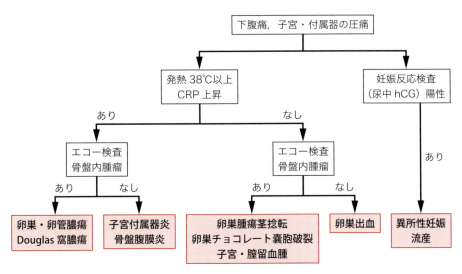

図1　女性特有の急性腹症鑑別診断のためのフローチャート
文献1より改変して転載

● **ここがピットフォール**

「妊娠の可能性がありますか」という質問に対しては根拠なく，「ない」と返答されることが多い．したがって性交渉の経験の有無を確認し，あれば妊娠反応検査を行う．性交渉が原因で腹痛や発熱をきたすことがあること，画像検査や処方の制限が必要となるので，など検査の必要性を説明する．

● **ここがポイント**

月経周期は個人差があるので最終月経の初日を0週0日とする妊娠週数は必ずしも正確ではない．より正確な週数は受精した日を2週0日とすればよい．妊娠反応検査が陽性なら病歴聴取での性交渉歴から受精日を推測する．

3 "経腹エコー" は侵襲なく自分でできる診断ツール

婦人科疾患以外の虫垂炎，胆石などの鑑別にも用いられる．まず**矢状断（縦断面像）で膀胱直下に高輝度線状に見える腟のラインを確認**した後，その頭側延長線上にある子宮を同定する（図2A）．この状態からプローブを90°回転して水平断（横断像）にすると，子宮の両側にやや低輝度な円形の結節として卵巣が同定される（図2B）．正常の子宮の大きさは鶏卵大（6〜7 cm），正常卵巣は拇指頭大（3×2 cm程度）である．より正確な観察のためには**膀胱をできるだけ充満させて行うことが重要である**．妊娠反応検査が必要なときは排尿の前にエコーを行うか，膀胱にカテーテルを留置した場合には一時的にクランプしてもよい．腹壁の脂肪が厚いと評価が難しく，内診台での経腟エコーが必要となる．

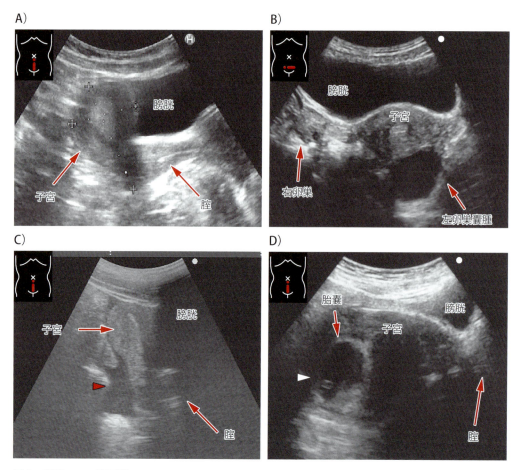

図2 経腹エコー断層像
A）正常（非妊娠）矢状断：肥厚した子宮内膜（黄体期）が高輝度に描出されている．B）左卵巣囊腫（非妊娠）水平断：腫大した左卵巣囊腫が子宮背側に変位している．C）卵管妊娠6週 矢状断：子宮内に胎囊なし，Douglas窩に少量の液貯留（▶，EFS）．D）正常妊娠7週 矢状断：子宮内に白いリング状の胎囊と中に高輝度円形の卵黄囊を認める（▷）

2. 女性特有の急性腹症の疾患概念と鑑別診断

1 異所性妊娠

1）疾患概念

　異所性妊娠における着床部位の95％以上は卵管である[2]．卵管妊娠は妊娠6〜8週になると胎囊の増大ないしは卵管の破裂，卵管流産からの出血による腹膜刺激症状などで腹痛が出現するので，病歴聴取での週数の推定も参考になる．卵管流産に比べ卵管破裂は腹痛が強く，出血量も急激に多くなりショック症状を呈しやすい．

2）鑑別診断

　妊娠反応が陽性で，妊娠6週以降でも子宮内に一定の厚みをもった胎囊様エコー（図2D）を同定できなければ異所性妊娠を疑う．さらにエコーで子宮周囲にecho free space（EFS）（図2C）や卵巣近傍に血腫を示す不正な腫瘤エコー像がみられる場合には腹腔内出血が疑われ，緊急手術が必要である．経腟エコーでは腫瘤像のなかに胎囊や児心拍が同定できることがあるが，**救急外**

来での経腹エコーでは子宮内に胎嚢がないこと，EFSや腫瘤エコーが同定できれば十分である．

3）これも知っておきたい

増加傾向にある生殖補助医療（assisted reproductive technology：ART）での妊娠では自然妊娠の2〜3倍高率に異所性妊娠が発生する．また内外同時妊娠の発生率が自然妊娠（30,000妊娠に1例）の場合に比べ約300倍（100妊娠に1例）となる[3]．**ARTでの妊娠では子宮内妊娠を確認しても腹痛やEFSがあれば異所性妊娠の合併を考慮し**，上級医・専門医にコンサルトすべきである．

2 卵巣腫瘍茎捻転

1）疾患概念

卵巣および卵管が，支持靱帯である卵巣固有靱帯と骨盤漏斗靱帯（卵巣動静脈）を軸として回転するもので，初経前から閉経後まですべての年齢で発症する．ほとんどは良性腫瘍で，最も多いものは成熟嚢胞奇形腫（皮様嚢腫）である．突然の腹痛で発症するが，先行して軽度の下腹痛と軽快（捻転と解除）をくり返していることがある．約70％に嘔気，嘔吐などの消化器症状を伴う．捻転により静脈血流が遮断され，動脈血が流入するため卵巣がうっ血し，腫瘍増大による皮膜，周囲腹膜の緊張を生じ，腫瘤に一致した疼痛，圧痛，腹膜刺激症状を呈する．

2）鑑別診断

エコーやCT検査での血管の渦巻き状所見（whirlpool sign）[4]が確定診断といわれているが描出は難しい．CT検査では腫瘍の子宮方向への突出，嚢胞壁の肥厚，造影効果の消失などが間接所見であるが，確定診断は困難である．5 cm以上の嚢腫に圧痛があり，エコーでの線状エコー（毛髪），音響陰影（歯牙），CTでの脂肪，石灰化で皮様嚢腫を疑えば捻転として対応する．発症早期では捻転解除により正常卵巣部分を温存することが可能となるので，疑わしい場合にはなるべく早期に解除（手術）することが望ましい．

3）これも知っておきたい

発症早期ではうっ血を認めても捻転解除により正常卵巣部分を温存することが可能となることから，疑わしい場合には診断を兼ねて早急に腹腔鏡手術をすることが望ましい．**ペンタゾシン（ソセゴン®，ペンタジン®）投与にても鎮痛効果が得られない痛みを伴う場合**には上級医・専門医にコンサルトすべきである．

3 卵巣出血

1）疾患概念

腹腔内出血をきたす急性腹症では異所性妊娠に次いで多い．異所性妊娠に類似した突発的な痛みで圧痛・筋性防御などの腹膜刺激症状のほかに悪心・嘔吐などの消化器症状も呈する．多くは排卵に伴う出血が黄体内に貯留した出血性黄体嚢胞の破裂によるものである．発症時期は排卵期の15日目ごろから予定月経直前まで（黄体期）で，**性交がきっかけとなることが多い**．

2）鑑別診断

エコーでは異所性妊娠と同様にDouglas窩のEFSや付属器周囲の血腫像を認めるが，妊娠反応が陰性であることで鑑別する．卵巣出血による腹腔内出血量は約8割が500 mL以下で，入院したうえでほとんどは保存的に管理することが可能である．

3）これも知っておきたい

腹腔内の出血量の評価は緊急性の判断や手術の際の回収式自己血輸血（600 mL以上が保険適

用）の準備を行ううえで重要である．外傷患者の迅速簡易エコーである FAST（focused assessment with sonography for trauma）のなかで Morrison 窩の出血貯留＋Douglas 窩の出血貯留深度 5 cm で約 400 mL，さらに両側傍結腸側腔に及べば 800 mL と推定する方法がある[5]．**推定出血量が 500 mL 以上または血色素量 8 g/dL 未満で，かつ循環動態が不安定な場合**は緊急手術を考慮し上級医・専門医にコンサルトする[6]．

4 PID

1）疾患概念

腟からの上行感染で発症する骨盤内の炎症で，性的活動の高い年齢層に多い．子宮付属器（卵巣・卵管）炎，骨盤腹膜炎と付属器炎の進展型である卵巣・卵管膿瘍，Douglas 窩膿瘍が含まれる．起炎菌はクラミジア，淋菌と大腸菌，Bacteroides，Peptostreptococcus などが多い．

2）鑑別診断

症状は下腹痛のほかに発熱，帯下増加などである．CDC（米国疾病予防管理センター）のガイドラインではPIDの必須診断基準として，子宮頸部の可動痛または子宮，付属器の圧痛があげられており[7]，直腸診で 12 時方向に触れる鳩卵大の子宮頸部に可動痛があるか確認する．炎症は進展すればエコー，CT，MRI 検査で卵管の腫大や膿瘍形成が認められる．起炎菌の同定と治癒判定のためには頸管分泌物の培養，クラミジア，淋菌の核酸増幅法検査が必要である．抗生物質による保存療法を行うが，難治性の場合には手術，ドレナージが必要となる．

3）これも知っておきたい

クラミジア，淋菌がさらに上腹部に病巣が波及すると肝周囲炎をきたし，その後肝臓周囲に癒着が形成される（Fitz-Hugh-Curtis 症候群：FHC）．FHC では季肋部〜側腹部の自発痛や圧痛，体動や深呼吸時の痛み，Murphy 徴候が特徴的な所見である．さらに胆嚢炎，胆石，膵炎などが除外され，急性骨盤腹膜炎症状の先行ないしは合併，発熱や炎症反応の上昇などがみられれば強く疑うことができる．

CT 検査では動脈早期相で肝被膜濃染を認め，後期相で認められないことが特徴である（図 3）．感染早期の肝被膜の血流増加を反映しており[8]，診断により早期に治療が開始できる利点はあるが，若年女性が対象のため被曝量を考慮して動脈相を撮影するかどうか判断する．**クラミジア，淋菌感染では卵管の通過障害を生じ不妊や卵管妊娠のリスクが高くなるため，早期の診断とパートナーも含めた治療開始，および治療効果判定が重要**である．PID や FHC が疑われた場合には専門医へ相談すべきである．

おわりに

婦人科疾患は生殖臓器に発生するため，妊孕性への配慮が必要であり，最終的には専門医の診療が必要である．そのなかで緊急性のある疾患の見極めが重要である．

文献・参考文献

1) 一般社団法人日本性感染症学会：性感染症 診断・治療 ガイドライン 2016．日性感染症会誌，27 (1)，suppl：p34，2016
2) 谷垣伸治，他：産婦人科救急の超音波検査．超音波医学，38：413-420, 2011

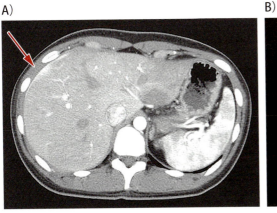
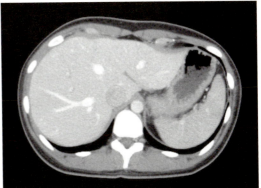
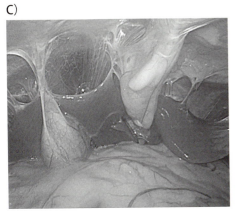

図3 Fitz-Hugh-Curtis症候群の所見
A）造影CT（動脈早期相）：肝被膜濃染（→）．B）造影CT（後期相）：肝被膜濃染像が認められなくなっている．C）腹腔鏡での肝周囲の癒着（CはColor Atlas⑧参照）

3) Clayton HB, et al：Ectopic Pregnancy Risk With Assistede Reproductive Technology Procedures. Obstet Gynecol, 107：595-604, 2006
4) Vijayaraghavan SB：Sonographic whirlpool sign in ovarian torsion. J Ultrasound Med, 23：1643-1649, 2004
5) 松本廣嗣, 他：腹部外傷の超音波診断 – 脾臓外傷．臨床外科, 38：325-333, 1983
6) 梁 栄治：婦人科救急医療のABCシリーズ 卵巣出血, 出血性黄体嚢胞．産と婦, 97：365-370, 2002
7) CDC：Sexually transmitted disease treatment guidelines, 2015. MMWR, 64（3）：78-82, 2015
8) 瀬戸口太郎, 他：肝被膜濃染を呈したFitz-Hugh-Curtis Syndromeの一例．福岡醫學雑誌, 94：48-50, 2003

プロフィール

坂井邦裕（Kunihiro Sakai）

福岡県済生会福岡総合病院産婦人科

妊娠年齢の上昇による生殖補助医療の増加, 超高齢社会による悪性腫瘍の増加など産婦人科医の役割は増えています．次世代に生命を引き継ぐお手伝いのできるやりがいのある診療科であり, 研修医にはその魅力を伝えたいといつも思っています．

第2章　救急外来で腹痛の診療をする際に見逃したくない疾患

8. なさそうで遭遇するかもしれない家族性地中海熱

後藤田卓志

Point

- 腹痛をきたす疾患はさまざまで，稀な疾患でも知っておくと役に立つ（選択肢を多く）
- 病歴聴取から得られる情報を診療にうまく役立てる（患者が教えてくれる）
- 常に別の疾患である可能性を否定しない（病名を決め打ちしない）
- 症候に疑問をもった場合は何度でも病歴聴取をくり返す（現場に戻る）

はじめに

家族性地中海熱（familial mediterranean fever：FMF）[1]は，地中海沿岸地方を起源とする民族に多くみられる常染色体劣性遺伝病で，わが国では1976年にはじめて症例報告がされ[2]，その後多数の症例が報告されているが[3]，現在の患者数は約300人と稀な疾患（指定難病266）である．

症例

30歳代，男性
主訴：腹痛
現病歴：2日前から腹痛が出現しており，職場で我慢できなくなり救急搬送
既往歴・家族歴：なし
現症：身長 161.6 cm，体重 47.0 kg
　　　意識清明
　　　体温 36.7℃，血圧 104/60 mmHg，脈拍 67回/分，SpO$_2$ 97％（室内気）
　　　眼瞼結膜蒼白なし，眼球結膜黄染なし
　　　腸雑音 やや亢進
　　　腹部平坦・軟，臍周囲圧痛あり，反跳痛なし
血液検査：WBC 8,400/μL（Neutro 87.5％），Hb 14.8 g/dL，**CRP 24.7 mg/dL**
　　　　　その他の異常値なし

●ここがピットフォール
白血球数の割にCRPが異常に高いことに疑問をもつ！

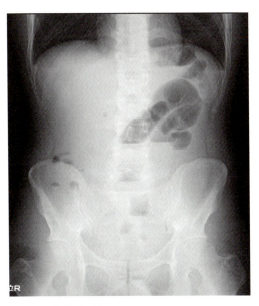

図1 腹部単純X線
近位小腸ガス像とニボー像．なお写真の右下，骨盤内にもニボー像がみられる

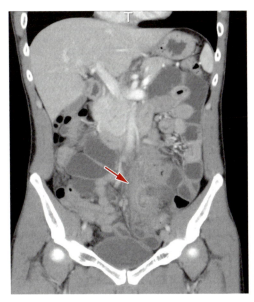

図2 腹部造影CT（冠状断）
腸管拡張と腸液貯留，腸管の一部がループ状に描出（➡）されており閉塞機転が疑われる

検査画像：腹部単純X線（図1），腹部造影CT（図2）
入院後経過：腹痛と炎症反応上昇から腸炎と診断して，禁食・補液およびレボフロキサシン（LVFX）500 mg/日の服用にて症状と炎症反応が改善するも，第7病日に症状および画像所見が増悪したためイレウスチューブを留置した．その後のイレウスチューブ造影にて小腸の狭窄を認めた（図3）．Crohn病による小腸狭窄を疑い外科的対応が検討された．しかし，粘血便や下痢などを伴う長期の経過がないことから再度病歴聴取を行うことにした．

●ここがポイント
症候に疑問をもったら再度の病歴聴取を！ 患者が教えてくれることは多い！ はじめの診断に固執しないで！

再度の病歴聴取から得られた情報：2年前から腹痛が出現しており，そのたびに近医で抗生物質と整腸薬が処方され症状は改善していた．直近の3カ月は月に1回，**周期的に症状が出現**していた．経過中に下痢や粘血便などはなかった．食事による症状出現も自覚していなかった．

●ここがポイント
同じ症状が周期的に出現している！ **VINDICATE!!! ＋ P**（表1）に立ち返って考えよう！

稀な疾患ではあるが周期的な腹痛と白血球数と乖離したCRPの上昇から家族性地中海熱を疑い**コルヒチン**服用により小腸狭窄が解除されイレウスチューブ抜去が可能となった．その後の遺伝子検査で***MEFV*遺伝子** exon3（codon 369/408）に変異を認めた．

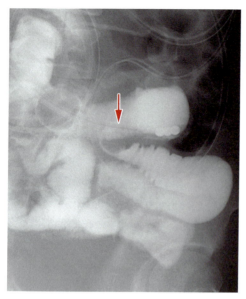

図3 イレウスチューブからの小腸造影
空腸の狭窄所見．→が狭窄箇所

表1　VINDICATE!!!+P

・Vascular	血管系
・Infection Inflammatory	感染症 炎症性
・Neoplasm	良性・悪性新生物
・Degenerative Deficiency	変性疾患 欠乏性
・Intoxication	薬物・毒物中毒
・Congenital	先天性
・Autoimmune Allergic	自己免疫・膠原病 アレルギー
・Trauma	外傷
・Endocrine	内分泌系
・I (!) nheritance	遺伝性
・I (!) diopathic	特発性
・I (!) atrogenic	医原性
・Psychogenic Pregnancy	精神・心因性 妊娠

1. 疾患概念

　家族性地中海熱（FMF）は*MEFV*遺伝子[4]が責任遺伝子で変異によりパイリン（pyrin）[5]の発現低下あるいは機能障害を生じて発症する**自己炎症性疾患**[6]である．発作性の発熱や随伴症状として漿膜炎による激しい疼痛を特徴とする．特徴的な症状が乏しいため，本邦では診断されずに経過していることも多い可能性がある．

2. どんなときに鑑別にあげるか？

　症候学的に臨床経過に矛盾がみられるときに，稀な疾患ではあるが頭の片隅に思い出してほしい疾患である．特に**不完全型FMF**では多彩な症状として現れてくる可能性がある．今まで難治性の炎症性腸疾患（IBD）や腸炎として治療されていた症例が本疾患である可能性もある[7]．

3. 鑑別の進め方

　今回の症例では初診時には，感染性腸炎≧S状結腸憩室炎＞＞腸管膜動静脈閉塞症＞＞＞非閉塞性腸間膜梗塞などが鑑別としてあげられた．その後，悪性腫瘍やCrohn病の可能性もあげられた．下痢・粘血便がないこと，白血球数とCRPの乖離，熱型に一致しないCRP高値，2年前から症状をくり返していたことからCrohn病による小腸狭窄が最後に残った．一方で，再度の病歴聴取で周期的な症状の出現という大切な事実が明らかになった．

　FMFは漿膜の炎症が主体であり，ときに腹膜刺激徴候を伴う激しい腹痛をきたすが，病態の類似性から，Crohn病などのIBDとして治療されていた症例がこれまでに報告されている[8]．

表2　家族性地中海熱の臨床的診断基準（Tel-Hashomer criteria）

Major criteria
1-4. 典型的発作 　1. 腹膜炎（非限局性） 　2. 胸膜炎（片側性），または心膜炎 　3. 単関節炎（股関節，膝関節，足関節） 　4. 発熱のみ 5. 不完全な腹痛発作
Minor criteria
1-2. 不完全な発作は，下記の部位の1つ以上を含む 　1. 胸部 　2. 関節 3. 労作後の下肢痛 4. コルヒチンの良好な反応性

FMFの診断にはMajor criteriaの1項目以上，または，Minor criteriaの2項目以上が必要．典型的発作は同じ型の発作が38℃以上の発熱を伴って12時間〜3日間で3回以上繰り返される場合をいう．不完全な発作とは，以下の1〜2項目において典型的発作とは異なる．①発熱が38℃未満，②発作期間が6時間〜1週間，③腹痛発作のときに腹膜炎所見がない，④限局的な腹膜炎，⑤上記の関節以外に関節炎を認める．
文献11から引用

　FMFによる疼痛の病態は漿膜炎であり，小腸漿膜側の炎症や腹膜炎による浸出液の増加が引き起こす二次性腸管癒着に伴う狭窄が考えられる[9, 10]．

　FMFの診断にはTel-Hashomer criteria（表2）[11]が用いられている．臨床症状や発熱の程度，周期性により完全型と不完全型に区分されている．38℃以上の発熱を12時間から3日間で3回以上くり返す，CRPの著明な上昇，発作間歇期に消失，漿膜炎症状の1項目以上を認め，exon10の変異を認めた場合に**完全型FMF**と診断する．今回の症例のように，38℃以上の発熱がみられない**不完全型FMF**は*MEFV*遺伝子変異検査が診断の補助となる．しかし，遺伝子変異検査には時間がかかるため診断的治療を兼ねてコルヒチン投与も選択肢である．

4. これも知っておきたい

　FMFの平均発症年齢は，海外では小児期が一般的であるが，本邦では20歳以降が4割近くを占め，成人発症が多い特徴がある．症状は発熱（95.5％），腹痛（62.7％），胸痛（35.8％），関節炎（31.3％），皮疹（7.5％）などがあり，海外症例と比較すると腹痛の頻度が少ない[12]．

　FMFの治療の中心はコルヒチンである[13]．90％以上の症例で奏効する1 mg/日〔コルヒチン錠（0.5 mg）を1回1錠　1日2回あるいは1回1錠（1日3錠）1日3回処方〕が至適投与量であるが，改善がみられない場合は2.5 mg/日まで増量してみる．コルヒチン無効例にはインフリキシマブの奏効例が報告されている[14]．

　発熱発作の反復のためQOLは著しく阻害され精神的負担も大きいが，生命予後が良好である．診断が遅れ，消化管や腎臓などの臓器にアミロイドの沈着が著明になると予後不良になる．近年，コルヒチンによる発作予防によって世界的にアミロイドーシス進展例は著減している．

文献・参考文献

1) Ben-Chetrit E & Touitou I：Familial mediterranean Fever in the world. Arthritis Rheum, 61：1447-1453, 2009
2) Hayashi A, et al：Letter：Periodic fever suppressed by reserpine. Lancet, 1：592, 1976
3) Tsuchiya-Suzuki A, et al：Clinical and genetic features of familial Mediterranean fever in Japan. J Rheumatol, 36：1671-1676, 2009
4) The International FMF Consortium：Ancient missense mutations in a new member of the RoRet gene family are likely to cause familial Mediterranean fever. Cell, 90：797-807, 1997
5) Berdeli A, et al：Comprehensive analysis of a large-scale screen for MEFV gene mutations：do they truly provide a "heterozygote advantage" in Turkey? Genet Test Mol Biomarkers, 15：475-482, 2011
6) Centola M, et al：The gene for familial Mediterranean fever, MEFV, is expressed in early leukocyte development and is regulated in response to inflammatory mediators. Blood, 95：3223-3231, 2000
7) Villani AC, et al：Genetic variation in the familial Mediterranean fever gene (MEFV) and risk for Crohn's disease and ulcerative colitis. PLoS One, 4：e7154, 2009
8) Arasawa S, et al：Mediterranean mimicker. Lancet, 380：2052, 2012
9) Ciftci AO, et al：Adhesive small bowel obstruction caused by familial Mediterranean fever：the incidence and outcome. J Pediatr Surg, 30：577-579, 1995
10) Kaşifoğlu T, et al：Frequency of abdominal surgery in patients with familial Mediterranean fever. Intern Med, 48：523-526, 2009
11) Livneh A, et al：Criteria for the diagnosis of familial Mediterranean fever. Arthritis Rheum, 40：1879-1885, 1997
12) Migita K, et al：Familial Mediterranean fever is no longer a rare disease in Japan. Arthritis Res Ther, 18：175, 2016
13) Ben-Chetrit E & Levy M：Familial Mediterranean fever. Lancet, 351：659-664, 1998
14) Nakamura A, et al：Successful treatment with infliximab and low-dose methotrexate in a Japanese patient with familial Mediterranean fever. Intern Med, 46：1247-1249, 2007

プロフィール

後藤田卓志（Takuji Gotoda）

日本大学医学部内科学系消化器肝臓内科学分野

永らく内視鏡を用いた胃癌の診断と治療を生業にしてきた．しかし，卒業して20年が経過して内科医の醍醐味は症候学であることに気がついた．手技だけでは職人になってしまうという危機感から，本書の編集にあたった矢島知治先生に弟子入りして問診の大切さ，病態と症候を一致させる努力を学び直している．同時に臨床推論の楽しさ奥深さを日々実感している．

9. 糖尿病ケトアシドーシス

高橋利実, 藤城 緑

Point

- 糖尿病ケトアシドーシス (DKA) は腹痛, 悪心を伴うことがあり, 急性腹症と誤診されることもある[1]
- DKAでは, 速く深く規則正しい「Kussmaul呼吸」がみられる
- DKAの背景に感染症などが隠れていることがあるため, 注意しなくてはならない[1]
- DKAで発症する糖尿病もあるため, 急性腹症を診る際には糖尿病の既往がなくてもDKAを鑑別する必要がある

はじめに

糖尿病ケトアシドーシス (Diabetic Ketoacidosis：DKA) は, インスリン作用不足が原因で起こる高血糖緊急症である. 口渇, 多飲, 多尿といった症状のほか, 悪心, 嘔吐, 腹痛などの消化器症状[1]や呼吸困難感[2]がみられることもある. 急速に病状が進行し, 重症化すると意識障害をきたし生命にかかわることもあるため, 適切な初期対応が必要である.

> **症例**
> 44歳男性. 1型糖尿病で持続皮下インスリン注入療法を行っている. 朝より腹痛, 嘔気, 嘔吐を認め救急搬送となる. 来院時, 意識清明, 血圧120/68 mmHg, 脈拍105回/分, 呼吸回数26回/分. 診察では腹部に圧痛は認めず, 上腹部の違和感のみであった. 血液検査で血糖677 mg/dLと高値を認め, 血液ガス分析でpH 7.389, PaO_2 86.2 Torr, $PaCO_2$ 26.2 Torr, HCO_3 15.5 mEq/Lと, アシドーシスには至っていないもののAnion GAPは19.5 mEq/Lと上昇しており, DKAに準じて治療を開始した. 救急外来では血中, 尿中ケトン体は検査を施行しておらず, 翌日の尿検査では尿中ケトン体は陽性であった.

1. 疾患概念は？

DKAは, インスリンの極端な欠乏と拮抗ホルモンの増加により, 高血糖 (≧250 mg/dL) に加えて, 脂肪細胞からの遊離脂肪酸の放出が著しく増加した結果, 肝臓でのケトン体合成が高まり, ケトアシドーシス (血中β-ヒドロキシ酪酸の増加, 血中pH＜7.3, HCO_3濃度＜18 mEq/

L）となった状態である．1型糖尿病の初発症状やインスリン自己中断，感染症合併時などに起こり，2型糖尿病では清涼飲料水の多飲などが誘因となる[1,3]．DKAでは口渇，多尿，嘔気，嘔吐，腹痛などの症状がみられる[1]．嘔吐は電解質異常や脱水を起こし，脱水による皮膚のツルゴールの低下[4]，循環血漿量の低下による血圧低下や頻脈がみられる[3,4]．

DKAの病態の根幹はインスリン作用不足と脱水であり[5]，治療はインスリンの補充と脱水の補正となる[3]．なお，DKAにおけるHCO₃塩の投与やリンの補充が，生命予後や病態の改善に寄与するというデータはなく，アシドーシスの補正は原則行わない[1]．

2. どんなときに鑑別にあがるか？

腹痛，嘔吐などの消化器症状はDKAの46〜50％以上にみられるとされている[5,6]．これらの症状をみたら，安易に胃腸炎と決めつけずにDKAも鑑別する必要がある．**糖尿病の既往がある場合にはもちろん，DKAで発症する糖尿病もあるため，忘れずに鑑別しなくてはならない．**そのほかに脳梗塞や心筋梗塞なども嘔気や心窩部痛といった症状が前面に出ることもあるため，鑑別を要する．

DKAで腹痛が起きる機序については解明されてはいないが，より高度なアシドーシスを呈した場合に腹痛を認めることが多いとされている[5,7]．

3. 鑑別の進め方

DKAの特徴的な症状の1つに「Kussmaul呼吸」がある[8]．「Kussmaul呼吸」とは代謝性アシドーシスを代償するために起こる「速く深く規則正しい呼吸」である．「Kussmaul呼吸」は代謝性アシドーシスに特徴的な所見であり，「速く深く規則正しい呼吸」をすることで一回換気量を増加させ，$PaCO_2$を低下させる．「Kussmaul呼吸」を見たらすぐに代謝性アシドーシスを疑い，血液ガス分析や血糖測定を行わねばならない．

●ここがポイント

「速く深く規則正しい呼吸」＝「Kussmaul呼吸」は，代謝性アシドーシスを診断するための重要な所見である．

脳血管疾患や心筋梗塞との鑑別には，まずは血圧，脈拍などの身体徴候の確認や，体のふらつきや歩行障害などの症状の有無をみる必要がある．

また，高齢者や糖尿病の患者では，訴えがはっきりしないことがある．痛みが食欲低下や気分不快などの訴えで表現されることもあるため，病歴聴取と診察でより多くの情報を集め，適切な診断に結びつけるようにしたい．

4. これも知っておきたい

DKAの誘因として最も多いのが感染症といわれている[4]．そのほかに膵炎，心筋梗塞，脳血管

疾患，インスリン治療中断，薬剤やアルコールなども原因としてあげられている[4]．DKAの診療では，隠れているかもしれない背景疾患の検索も重要である．

● **ここがピットフォール**
DKAを診断して終わりではない．背後に隠れている疾患を見逃してはならない．

Advanced Lecture

DKAの治療では生理食塩水を中心とした十分な補液と電解質（ナトリウム，カリウム）の補充，インスリンの適切な投与が必要である[1, 5]．治療開始後も1〜2時間ごとに血糖や電解質の測定を行い，インスリンや電解質の補正を行わなくてはならない[1]．診断，治療が遅れることで循環動態が変化し，血圧低下，意識障害などをきたし，重篤な状態となることもあるため，DKAの診断が行われた時点で専門医へのコンサルトを行い，適切な治療を行うことが望まれる．

おわりに

消化器症状を主訴とする消化器疾患ではない疾患も実はとても多い．いつもみている消化器疾患との違いをすばやく察知して，診断へと結びつけることが重要である．

文献・参考文献

1) 20．糖尿病における急性代謝失調・シックデイ（感染症を含む）．「糖尿病診療ガイドライン2016（日本糖尿病学会／編），449-472，南江堂，2016
2) 鈴木 亮：「主訴＋先行症状の病歴」が診断の手がかりとなる病態①〜緊急性の高い病態．レジデントノート，15：3273-3282，2014
3) 眞田淳平，他：内分泌・代謝疾患の救急〜初期治療のポイント〜 Ⅷ．高血糖緊急症．日本内科学会雑誌，105：690-697，2016
4) American Diabetes Association；Hyperglycemic Crises in Diabetes. Diabetes Care, 27：94-102, 2004
5) Kitabchi AE, et al：Hyperglycemic crises in adult patients with diabetes. Diabetes Care, 32：1335-1343, 2009
6) Kitabchi AE, et al：Clinical features and diagnosis of diabetic ketoacidosis and hyperglycemic state in adults. UpToDate, 2014
7) Campbell IW, et al：Abdominal pain in diabetic metabolic decompensation. Clinical significance. JAMA, 233：166-168, 1975
8) 小尾口邦彦：糖尿病性急性代謝失調．治療，96：1088-1093，2014

プロフィール

高橋利実(Toshimi Takahashi)
日本大学医学部内科学系消化器肝臓内科学分野
医師となって何年もたちましたが,いまだに救急診療の際には緊張します.現在は血液検査や画像検査が当たり前のように行える恵まれた環境にいるため,つい検査結果を重視してしまいますが,矢島知治先生の講義を聞くようになってから,改めて病歴聴取や診察の重要性を感じました.忙しいときほど診断までを急いでしまいますが,しっかりとした病歴聴取と基本に沿った丁寧な診察こそが,適切な診断への近道だと思い,日々診療を行っています.

藤城 緑(Midori Fujishiro)
日本大学医学部内科学系糖尿病代謝内科学分野

第3章 診療の質を左右する基本事項

1. 病歴聴取：現病歴を中心に

矢島知治

●Point●
- 現病歴聴取は主訴の確認から始まる
- 現病歴のなかには主訴がいつどのように始まり，その後どう推移したかが必ず記載されていなければならない

はじめに

　診断は，病歴聴取，診察，検査という順番で進めていくというのが臨床の大原則である．患者さんが『どうして病院に来たのか？』ということを皮切りに患者さんとの会話で情報収集し，診断を絞り込んでいくのが病歴聴取という作業である．病歴聴取をしっかりとると，診察をする際に必要な項目のとり漏らしが減るとともに，検査を必要なものに絞って行うことができる．「急がば回れ」とはよく言ったもので，時間と労を惜しまずに丁寧な病歴聴取をした方が診断を効率よく進めることができ，結果として早く診断に到達することができるし，医療費の無駄も防げる．
　また，病歴聴取という作業は**医師患者間の良好な関係を築く**ことにも寄与し，疾患でなく患者さんを診る医療の一助となることも臨床医として意識しておくべきことである．

1. 病歴聴取の構成要素

　病歴聴取の項目は**現病歴**，既往歴，家族歴，服薬歴，アレルギー歴，生活社会歴およびシステムレビューが含まれるが，本稿では最も重要な**現病歴の聴取**について概説する．

2. 現病歴の聴取4ステップ

　患者さんがどうして受診したのか，どういう経過をたどってきたのかということに主眼をおくのが現病歴で，下記の4つのステップからなる．

ステップ❶　主訴を同定する

多くの患者さんは何かしらの症状があって受診する．大抵の場合，症状は複数あるが，このうち患者さんが『**最も辛く感じているもの**』あるいは『**最も強く意識しているもの**』が主訴になる．ここでは的確に主訴を同定するためのポイントについて解説する．

1）原則として，主訴は患者さんの要望ではなく症状を記載する

例えば患者さんが頭痛のために受診してきたとする．この場合，患者さんの希望は，『頭痛が重大な病気の徴候かもしれないから診断してほしい』，『頭痛が辛いから和らげてほしい』のどちらかまたは両方ということになる．それは現病歴のなかで「精査希望」，「加療希望」，または「精査加療希望」といった言葉で診療録に記載されることになる．患者さんのこうした要望をきちんと受け止めなければいけないのは無論のことであるが，このケースにおける主訴はあくまで『頭痛』である．無症状の場合には主訴が『胸部異常陰影精査希望』などとなることもあるが，そうした例外を除くと主訴は患者さんの要望ではなく症状であることは意識しておこう．

2）主訴は通常1つで，患者さんが決めるもの

症状が複数ある場合に主訴を絞り込むという作業を怠って，症状を主訴に列記するのは**厳禁**である．主訴が複数あるケースも皆無ではないが，一般的には主訴は1つでほかは随伴症状となる．複数の症状のうちどれが主訴であるかは患者さんが症状をどう感じているかによって決定されるものである．どれを一番辛く不快に感じるかは患者さんによって違う．仮に，腹痛，下痢，血便という3つの症状があった場合に，担当医が「血便が一番普通じゃない症状だから主訴は血便」などと勝手に決めてかかってはいけない．ここでの情報処理が不適切だと，後述する現病歴の**ステップ❷**の質が低下し，結果として適切な診断にたどり着くまでの道のりが長くなってしまう．

3）主訴は簡潔で，かつ具体的な言い回しにする

患者さんは自分の症状を伝えるために精一杯の表現をするが，医療従事者だからこそ使える単語を駆使してより適切な言葉に置き換えてあげるのも主訴を同定するうえでの重要な作業となる．

例えば，患者さんが『下痢をしたかと思うと便秘になり，便秘をしたかと思うと下痢になるということのくり返し』などと訴えたら「交代性便通異常」，『目がグルグル回る』と言ったら「回転性眩暈」といった簡潔な言い回しに変換するようにしよう．

患者さんが『具合が悪いから来ました』と言った場合には少し話が違って，主訴を「体調不良」と言い換えただけでは簡潔ではあっても漠然とし過ぎている．「体調不良」の中身を確認して，「倦怠感」や「発熱」といった**誰もが共通のイメージをもてる具体的な表現**に変換する作業が求められることになる．

『心臓が痛い』とか『胃痛』といった感じで患者さんが自己判断で臓器の名前を症状に入れてくることがある．『心臓が痛い』といっても気胸かもしれないし，『胃痛』の原因が心筋梗塞ということもありうる．患者さんが用いた臓器の名前に引っ張られると適切な診断が妨げられる危険性があるので，患者さんの表現は現病歴の終盤に自己解釈モデルとして診療録に記載することにして，主訴の欄には症状が生じている部位が伝わる「前胸部痛」，「左側胸部痛」，「心窩部痛」，「右季肋部痛」などといった表現を用いるようにしよう．

ステップ❷　主訴に関する情報をパターン認識で聴取する

主訴を同定できたら次は主訴に関する情報収集をする．聴取すべき項目はOPQRSTで暗記しよう（**表**）．

表 現病歴で主訴に関連してチェックすべきOPQRST

Onset	発症日時と様式
Palliative/Provoking factors	緩和因子・誘発（増悪）因子
Quality/Quantity	症状の性質・ひどさ
Region/Radiation	部位・放散
associated Symptoms	随伴症状
Time course	症状（時間）の推移

1）幹になる項目

　幹と枝葉をイメージした場合，OPQRSTのうち幹になるのは，OnsetとTime courseである．まずは，Onsetをチェックするが，これにはwhen（発症日時）とhow（発症様式）という2種類の情報が含まれる．「その症状を最初に感じられたときのことについてお伺いします．いつ，どのように始まったのでしょうか？」といった感じで聴取する．

　Onsetの確認が終わったら次はTime courseである．横軸が時間，縦軸が症状の程度という二次元平面をイメージし，Onsetから受診に至るまでの経過がどんなグラフになるのかをイメージする，というのがめざすゴールである．「その後どうなりましたか？」といった質問を重ねていくと自ずとグラフが完成する．Time courseの和訳が"経過"ではなく"推移"という認識をもつことがゴールへスムーズに至るコツである．

2）枝葉になる項目

　OとTを聴取し終わったら次はPQRSをチェックする．PQRSのうち一部の情報は，OとTの情報に含まれているはずであるが，チェックしきれていない項目については漏れがないように質問を追加する．

ステップ❸　鑑別を進めるための情報収集をする

　ステップ❷までの情報をもとに，鑑別診断を列挙してみる．次に，個々の鑑別疾患の可能性を上げたり下げたりする質問を患者さんに浴びせかけて，鑑別を進めていく．

　例をあげてみよう．半年前からの下痢を主訴に受診した50歳の男性の場合，鑑別にあがるのは，大腸癌，過敏性腸症候群，潰瘍性大腸炎，薬剤性腸炎，甲状腺機能亢進症などである．それを踏まえて尋ねるべき質問としては，血便の有無，直近に受けた検診の時期と結果，体重減少の有無，便意促迫の有無，便意に伴う腹痛や腹部不快感の出現の有無と排便後の軽快の有無，夜間睡眠中の腹部症状による覚醒の有無，粘液便の有無，残便感の有無，薬剤服用歴，発汗・動悸・手の震えの有無といったものがあげられる．

　診療録に記載する際には，鑑別診断のリストや皆さんが患者さんにした質問の内容ではなく，患者さんの答えのみを列記していくことになる．

ステップ❹　患者さん自身の想いを聴取する

　ステップ❸までの情報には患者さん自身の想いはあまり含まれていないはずである．聴取すべき想いとしては，**解釈モデル**，**関心事**，**希望事項**の3つがあげられる．解釈モデルについては，「素人の判断には耳を傾けない」というのではなく，「思い当たるきっかけと病名」が思わぬヒン

図　現病歴の診療録への記載方法

トになるかもしれないという謙虚な姿勢を意識しよう．関心事は，「大変な病気なんじゃないか？」とか，「来週予定されている娘の結婚式に出席できるだろうか？」といった情報である．希望事項は，「とにかくこの痛みを早くなんとかしてほしい」とか，「今週いっぱいはどうしても仕事に穴を開けたくない」といった情報になる．

3. 現病歴の記載順序

得られた情報の診療録への記載順序（図）としては，1段落目に**ステップ2**，2段落目に**ステップ3**の情報というのが一般的である．**ステップ2**と**3**の情報を併せて同じ段落で（時系列に沿って）記載すると焦点がぼけたわかりにくい文章になってしまうので注意しよう．**ステップ4**の情報は，1段落目の結びを「精査希望で受診した（希望事項）」としたり，2段落目の途中に，「昨日食べた仕出し弁当の一部に腐ったような匂いがした（解釈モデル）」といった記載をするなどして臨機応変に記載場所を選ぶようにしよう．

おわりに

現病歴を記載し終わったら，現病歴が主訴についての説明文になっているかを確認する習慣をつけよう．主訴がいつどのように始まったか，その後どう推移したかがグラフでイメージできるように記載されていれば，かなりよい現病歴である．そのうえで，OPQRSTのうちのPQRSが確

認してあるか，患者さんの思いが記載されているか，鑑別を進めるために集めた情報が記載されているか，というところまでチェックポイントを段階的に増やしていこう．

プロフィール
矢島知治（Tomoharu Yajima）
杏林大学医学部 医学教育学

第3章 診療の質を左右する基本事項

2. バイタルサインをフルに活用しよう
病態の把握から臨床判断まで

田原利行

> **Point**
> ・大量出血の病態ではショックインデックス（SI）を活用しよう
> ・消化管出血の診療ではバイタルサインの推移，基礎疾患の把握が重要である
> ・重症度基準ではバイタルサインがどう組込まれているか考察し，各疾患の病態や予後について理解してみよう

はじめに

　バイタルサインを含めた全身の徴候は救急外来での診療のみならず，さまざまな症例での病態把握においても重要であり，疾患の重症度を判定する基準に組込まれていることも多い．病態が刻一刻と変化する急性期の病態にバイタルサインからアセスメントし，臨床判断を行うプロセスは，きわめて重要である．また，バイタルサインという視点から，それぞれの疾患における重症度の判定基準について考察してみると，各疾患の病態や予後についての理解を深めることができる．

1. 出血性ショックの病態からSIの活用

　まず，消化管出血，外傷出血，分娩時大量出血に代表される出血性ショックの病態から考えてみることにする．循環血液量の著明な減少に至れば，血圧が低下していくが，初期の段階での評価で重要なのが心拍数/収縮期血圧で定義される**ショック指数（ショックインデックス，shock index：SI）**である（**図**）[1]．特別な機器を必要とせず，簡便ですばやく病態を評価でき，治療方針やその後の管理にまで応用できる大変重要な指数である．この指数により，急性出血の出血量を推定することができる．
　循環血液量の30％程度が失われると血圧が低下してくるといわれており，30％以下の減少では，生体反応として交感神経が刺激され心拍数と心収縮力が増加し，収縮期血圧が維持されることが多い[2]．循環血液量減少性ショックの分類を**表1**に示すが[4]，この分類からも読みとれるように，血圧のみの単一のバイタルサインによる評価では十分ではなく，**代償的に増えた脈拍と収縮期血圧との比で評価することが重要**なのである．
　産科危機的出血への対応指針におけるフローチャートにおいても，ショックインデックスによ

$$\text{SI（ショックインデックス）} = \frac{\text{心拍数}}{\text{収縮期血圧}}$$

妊婦のSI：1は約1.5 L，SI：1.5は約2.5 Lの出血量であることが推測される

図　ショックインデックス
文献1より引用

表1　成人における急性出血に関する循環血液量減少性ショックの分類

	クラスI	クラスII	クラスIII	クラスIV
出血量	≦750 mL	750〜1,500 mL	1,500〜2,000 mL	>2,000 mL
出血の割合	15%	15〜30%	30〜40%	>40%
脈拍	<100回/分	>100回/分	>120回/分	>140回/分
血圧	正常	正常から低下	低下	顕著に低下
精神状態	正常〜少し不安	中等度不安	不安と混乱	混乱または嗜眠
尿量	正常	減少	わずか	なし
輸液補充	晶質液	晶質液	晶質液と血液	晶質液と血液

米国外科学会ATLSマニュアル[3] より
文献4より引用

る評価が提唱されており，出血量は括弧書きとして記載されている[1]．腹腔内出血・後腹膜腔出血（子宮破裂など）などの外出血量では評価できない病態もあるため，出血量の過小評価による対応の遅れをきたさないよう，ショックインデックスによる評価が推奨されている[1]．

　また，救急外来においては，ショックインデックスは1カ月後の生命予後と関連していたとの報告がある[5]．16年間に単一施設の救急外来を受診した約11万の症例を検討した大規模のコホート研究では，ショックインデックス<0.7を基準として，0.7〜1.0，≧1.0に層別化して解析したところ，ショックインデックス≧0.7は30日死亡のリスク因子として抽出された．特に，**ショックインデックス≧1.0でその傾向は顕著になる**結果が得られており，救急外来の患者において生命予後に関係する指標としても重要であることも示されている．

2. 上部消化管出血によるショック

　次に上部消化管出血について触れていきたい．臨床の現場で，急性の上部消化管出血の患者が搬送されると，バイタルサインを確認し，ショック状態にある患者は，細胞外液用の輸液を急速で点滴静注し，ショックからの離脱をめざす．採血のデータ結果や輸液への反応性をみながら，緊急内視鏡の適応について判断していくが，内視鏡や輸血の治療介入の必要性やリスクを評価するために作成されたのが，Glasgow-Blatchford scoreである[6]（**表2**）．Glasgow-Blatchford score 0あるいは2点をカットオフ値とすると，内視鏡的止血や輸血の必要性を95%以上で予測可能で，死亡した症例もなく，外来での管理が可能であることを示唆している[7]．救急外来などにおいて実臨床に役に立つスコアであるが，3段階に層別化された収縮期血圧の評価ならびに脈拍≧100回/分がスコアの項目に含まれている．このスコアにおいても，代償的に増えた脈拍と

表2 Glasgow-Blatchford score（文献6より単位を変更して引用）

項目	内容	スコア
BUN（mg/dL）	≧18.2, ＜22.4	2
	≧22.4, ＜28.0	3
	≧28.0, ＜70.0	4
	≧70.0	6
男性ヘモグロビン（g/dL）	≧12, ＜13	1
	≧10, ＜12	3
	＜10	6
女性ヘモグロビン（g/dL）	≧10, ＜12	1
	＜10	6
収縮期血圧（mmHg）	100〜109	1
	90〜99	2
	＜90	3
その他	脈拍≧100回/分	1
	黒色便あり	1
	失神発作あり	2
	肝臓疾患	2
	心不全	2

文献7より引用

収縮期血圧とで評価する考えがとり入れられているのがわかる．Hbも評価項目に含まれているが，大量の出血でなければある程度時間が経過しないと変動しない可能性があり，また異常値を呈していても，基礎疾患のためベースとして異常値を呈していた可能性も考えられるため，単独では急性期のリスク評価には適さない．Hbが低下していた場合もしくはMCV（mean corpuscular volume：平均赤血球容積）の低下がある場合には慢性出血の可能性があり，MCVが正常の場合は急性出血の可能性が示唆されるようにMCVの値は判断の一助になるので，Hbとあわせて評価するのがよい．

Advanced Lecture

■ 上部消化管出血患者における心筋梗塞の合併

　上部消化管出血患者における心筋梗塞の合併に関して，興味深い報告があるので紹介しよう[8]．冠動脈疾患の既往もしくは，55歳以上の男性，45歳以上の女性で上部消化管出血をきたした108例の症例を対象とした研究である．約4.6％にあたる5例が内視鏡前に心筋梗塞を合併しており，また，内視鏡前には心筋梗塞を合併していなかったが，内視鏡後に約4.6％にあたる5名が心筋梗塞を合併していた．内視鏡後に心筋梗塞が判明した症例は，心筋梗塞の非合併例と比較してみると，心疾患があり，血圧が低く，ショックが遷延し，来院時のHbが低いという特徴があったと報告している．心疾患の既往があり，上部消化管出血で来院し，血圧が低い症例の場合，緊急内視鏡を行う前に循環動態や酸素化を安定化させることが重要であると結論づけている．上部消化管出血の初期治療で，バイタルサインが不安定の場合，内視鏡介入の前に輸液による安定化を

表3　急性膵炎の重症度判定基準（厚生労働省難治性膵疾患に関する調査研究班2008年）

① Base Excess≦－3 mEq/L，またはショック（収縮期血圧≦80 mmHg）
② PaO₂≦60 Torr（room air），または呼吸不全（人工呼吸管理が必要）
③ BUN≧40 mg/dL（or Cr≧2 mg/dL），または乏尿（輸液後も1日尿量が400 mL以下）
④ LDH≧基準値上限の2倍
⑤ 血小板数≦10万/μL
⑥ 総Ca≦7.5 mg/dL
⑦ CRP≧15 mg/dL
⑧ SIRS診断基準※における陽性項目数≧3
⑨ 年齢≧70歳
※ SIRS診断基準項目：（1）体温＞38℃または＜36℃，（2）脈拍＞90回/分，（3）呼吸数＞20回/分またはPaCO₂＜32 Torr，（4）白血球数＞12,000/μLか＜4,000 μLまたは10％幼若球出現

重症の判定 ① 予後因子が3点以上，または② 造影CT Grade 2以上の場合は重症とする．
文献10より引用

優先してまず行うべきであるというのは，日本内視鏡学会のガイドラインでもAmerican Society of Gastrointestinal Endoscopyのガイドライン，American College of Gastroenterologyでも同様に記載されている．**消化管出血→内視鏡と短絡的に考えるのではなく，スコアの項目を念頭におきながら重症度や適切な治療介入を考え，基礎疾患ならびにバイタルサインの推移から続発する病態にも注意しながら考察していくことが大切**である．Glasgow-Blatchford scoreにおいても，基礎疾患として肝臓疾患，心不全が評価項目にあげられていることも認識しよう．

3. 急性膵炎

　感染によらないSIRS（systemic inflammatory response syndrome：全身性炎症反応症候群）を引き起こす病態として，膵炎，外傷，熱傷，外科手術などがあげられるが，急性膵炎について考えてみたい．急性膵炎の治療成績はICU管理の発達により向上してきており，日本における2011年の調査によると，死亡率は全体では2.1％であるが，重症例になると，死亡率10.1％と約1割の患者さんを救命することができていないのが現状である[9]．また，死亡時期を解析すると約54.4％と半分以上が膵炎発症2週間以内に起きているのである．したがって，Pancreatitis Bundle 2015[9]では，重症膵炎診断後3時間以内に適切な施設への転院を検討すると推奨されている．

　アルコール，胆石などの原因で活性化された膵酵素により，二次的に産生されたサイトカインなどの炎症性メディエーターにより，膵局所の炎症が膵外へ波及する程度によって，膵炎の重症度が規定される．**肺，肝臓，腎臓の重要な臓器障害が起きるかどうかが，急性期には重要である．**

　急性膵炎の重症度判定基準では9つの予後因子からなる判定基準があり，それに加え，造影CT Gradeによる評価がある．①予後因子3点以上，または，②造影CT Grade2以上の場合，重症膵炎と定義している（**表3**）．診断後，直ちに重症度判定を行い，経時的に重症度判定をくり返すことが推奨されている．予後因子3点未満では膵炎関連死の死亡率は1.4％であるが，3点以上では，18.0％と生命予後に大きな差があるように（**表4**），予後に直結するように重症度基準が設定されているのがわかる．9つの因子をみてみると，1番目にショック，8番目にSIRS診断基準における陽性項目数≧3と，バイタルサインに関連した指標が2項目含まれている．重症度判定は，急性期の特に48時間以内にくり返し判定することが強く推奨されている．48時間を超えて転送

表4 急性膵炎予後因子スコアと死亡率（2011年全国調査）

予後因子スコア	転帰判明者	全死亡者	うち膵炎関連死	うち膵炎非関連死	無記載	膵炎関連死の死亡率
3点未満	1,878	66	26	32	8	1.4%
3点以上	161	38	29	7	2	18.0%

文献9, 11より

表5 Sequential Organ Failure Assessment（SOFA）スコア

	0	1	2	3	4
呼吸 PaO_2/FiO_2（Torr）	≧400	＜400	＜300	＜200	＜100
凝固 血小板数（/μL）	≧15万	＜15万	＜10万	＜5万	＜2万
肝臓 ビリルビン（mg/dL）	＜1.2	1.2〜1.9	2.0〜5.9	6.0〜11.9	＞12.0
心血管系 （カテコラミンの基準は，最低でも1時間投与，単位はμg/kg/分）	平均血圧 ≧70 mmHg	平均血圧 ＜70 mmHg	ドパミン＜5，またはドブタミン（どの量でも）	ドパミン5.1〜15，またはアドレナリン≦0.1，またはノルアドレナリン≦0.1	ドパミン＞15，またはアドレナリン＞0.1，またはノルアドレナリン＞0.1
中枢神経 Glasgow Coma Scale	15	13〜14	10〜12	6〜9	＜6
腎臓 クレアチニン（mg/dL） 尿量（mL/日）	＜1.2	1.2〜1.9	2.0〜3.4	3.5〜4.9 ＜500	＞5.0 ＜200

文献12より引用

された患者の死亡率は，48時間以内に転送された患者の死亡率より高いことが全国調査で明らかになっているため，**重症度を早期に検出し，判断していくことが臨床的に非常に重要なのである**．

4. SOFAスコア，q SOFAスコア

　敗血症および敗血症性ショックの定義が，2016年2月に15年ぶりに大きく改定された[12]．これまでは，感染症に起因するSIRSと定義されていたが，感冒でもSIRSの診断基準をみたすことなど，診断基準の特異度が必ずしも高くないという指摘があった．今回の改定で，敗血症は感染症に対する制御不能な宿主反応に起因した生命を脅かす臓器障害と定義されSOFA（Sequential Organ Failue Assessment）スコア（表5）[13] を用い，2点以上の上昇がある場合を敗血症と診断することとされた．非ICUでは，すぐに算出できるクイックquick SOFA（q SOFA）で評価することが提唱された．qSOFAは，①呼吸数≧22回/分，②意識状態の変化（Glasgow Coma Scale＜15），③収縮期血圧≦100 mmHgのうち，2つ以上を満たす場合を陽性とする．呼吸数の増加は，代謝性アシドーシスの呼吸代償，組織・酸素重要の増大，交感神経の活性化を意味しており，この項目を含んだqSOFAは簡便でありながら，感度，特異度が高く，臨床現場で有用である．

表6 急性胆管炎重症度判定基準

重症急性胆管炎（Grade Ⅲ）
急性胆管炎のうち，以下のいずれかを伴う場合は「重症」である ・循環障害（ドパミン≧5μg/kg/分，もしくはノルアドレナリンの使用） ・中枢神経障害（意識障害） ・呼吸機能障害（PaO_2/FiO_2比＜300） ・腎機能障害（乏尿，もしくはCr＞2.0 mg/dL） ・肝機能障害（PT-INR＞1.5） ・血液凝固異常（血小板＜10万/μL）
中等症急性胆管炎（Grade Ⅱ）
初診時に，以下の5項目のうち2つ該当するものがある場合には「中等症」とする ・WBC＞12,000, or＜4,000/μL ・発熱（体温≧39℃） ・年齢（75歳以上） ・黄疸（総ビリルビン≧5 mg/dL） ・アルブミン（＜健常値下限×0.73 g/dL） 上記の項目に該当しないが，初期治療に反応しなかった急性胆管炎も「中等症」とする
軽症急性胆管炎（Grade Ⅰ）
急性胆管炎のうち，「中等症」，「重症」の基準を満たさないものを「軽症」とする

注1）肝硬変，慢性腎不全，抗凝固療法中の患者については別途参照．
注2）急性胆管炎と診断後，診断から24時間以内，および24〜48時間のそれぞれの時間帯で，重症度判定基準を用いて重症度を繰り返し評価する．
文献14より引用

■ 胆管炎の重症度判定基準

さて，敗血症の最近の考え方をもとに，胆管炎の重症度判定基準をみてみよう（表6）[15]．中等症で発熱（体温≧39℃），重症では循環障害（ドパミン≧5μg/kg/分，もしくはノルアドレナリンの使用）とバイタルの項目がそれぞれ含まれている．SOFAスコアの項目も中等症で黄疸（総ビリルビン≧5 mg/dL），重症では中枢神経障害（意識障害），呼吸機能障害（PaO_2/FiO_2比＜300），腎機能障害（乏尿もしくはCr＞2.0 mg/dL），肝機能障害（PT-INR＞1.5）と多く含まれている．国際コンセンサス会議を経て臓器不全を伴うものと重症の定義がなされるようになったため，重症度基準の項目にSOFAスコアの評価項目がほぼ含まれていると考えると理解しやすい．

> ●PaO_2/FiO_2比とは
> PaO_2（動脈血酸素分圧）/FiO_2（吸入酸素濃度）（P/F比）
> 200以下のものをARDS（急性呼吸窮迫症候群），300以下のものをALI（急性肺障害）と定義される．

おわりに

さて，消化器疾患を中心にバイタルサインの意義について解説した．消化器疾患は該当する臓器が多いのみならず，出血の病態，感染症，腫瘍，免疫と多岐の分野にわたるのが特徴である．ショックを含めた救急疾患にも多く遭遇するが，バイタルサインの意義，解釈に精通しフルに活用していくことで，臨床現場で自信をもって判断していくことができると思う．

文献・参考文献

1) 産科危機的出血への対応指針2017（日本産科婦人科学会，日本産婦人科医会，日本周産期・新生児医学会，日本麻酔科学会，日本輸血・細胞治療学会）：
http://www.anesth.or.jp/guide/pdf/guideline_Sanka_kiki.pdf
2) Cannon JW：Hemorrhagic Shock. N Engl J Med, 378：370-379, 2018
3) American College of Surgeons Committee on Trauma. Advanced trauma life support for doctors. Chicago, American College of Surgeons, 1997
4) 「WHO 安全な手術のためのガイドライン 2009」（日本麻酔科学会/編），2015
5) Kristensen AK, et al：Is Shock Index a Valid Predictor of Mortality in Emergency Department Patients With Hypertension, Diabetes, High Age, or Receipt of β - or Calcium Channel Blockers? Ann Emerg Med, 67：106-113.e6, 2016
6) Blatchford O, et al：A risk score to predict need for treatment for upper-gastrointestinal haemorrhage. Lancet, 356：1318-1321, 2000
7) 藤城光弘，他：非静脈瘤性上部消化管出血における内視鏡診療ガイドライン．日本消化器内視鏡学会雑誌, 57：1648-1666, 2015
8) Lee CT, et al：Factors associated with myocardial infarction after emergency endoscopy for upper gastrointestinal bleeding in high-risk patients：a prospective observational study. Am J Emerg Med, 25：49-52, 2007
9) 「急性膵炎診療ガイドライン2015 第4版」（急性膵炎診療ガイドライン2015改訂出版委員会/編），金原出版，2015
10) 武田和憲，他：急性膵炎重症度判定基準（2008）の検証．厚生労働科学研究費補助金難治性疾患克服研究事業 難治性膵疾患に関する調査研究 平成20年度 総括・分担研究報告書分担研究報告書：49-51，2009
11) 下瀬川 徹，他：急性膵炎，重症急性膵炎の全国調査．厚生労働科学研究費補助金難治性疾患克服研究事業 難治性膵疾患に関する調査研究 平成25年度 総合分担研究報告書：61-74，2013
12) Singer M, et al：The Third International Consensus Definitions for Sepsis and Septic Shock（Sepsis-3）．JAMA, 315：801-810, 2016
13) Vincent JL, et al：The SOFA（Sepsis-related Organ Failure Assessment）score to describe organ dysfunction/failure. On behalf of the Working Group on Sepsis-Related Problems of the European Society of Intensive Care Medicine. Intensive Care Med, 22：707-710, 1996
14) Kiriyama S, et al：New diagnostic criteria and severity assessment of acute cholangitis in revised Tokyo Guidelines. J Hepatobiliary Pancreat Sci Sep, 19：548-556, 2012
15) 「急性胆管炎・胆嚢炎診療ガイドライン2013」（急性胆管炎・胆嚢炎診療ガイドライン改訂出版委員会/編），医学図書出版，2013

プロフィール

田原利行（Toshiyuki Tahara）
済生会宇都宮病院消化器内科
高齢化が急速に進行しており，将来，専門領域以外の判断が必要になることは少なくない．特に迅速な判断を迫られる救急対応についてはさまざまな角度から幅広く勉強し，理解を深めておくと役立ちます．

第3章　診療の質を左右する基本事項

3. 腹部診察法

矢島知治

● Point ●

- 腹部の診察は視診から始まるが，そこでは形と動きを意識することが重要である
- 腹膜刺激症状の有無を判定する際に病歴聴取と打診にも重きをおくとより的確な診断ができる

はじめに

本稿においては，誌幅の関係で腹部診察法の全般的な注意事項と，おろそかにされがちな重要ポイントを解説する．

1. 全般的な注意事項

1 爪の管理

腹部診察をするにあたって，ベッドサイドに行く前の心掛けとしてまずは自身の**爪の管理**があげられる．衛生上の理由に加えて，触診の際に爪が患者さんのお腹に食い込むのと打診の際に自分の指（叩かれる方の指の背側）が痛むのを防ぐというのが理由である．また，診察によって感染を媒介することがないよう，手洗いすることも当然求められる．アルコール消毒だけだと，ノロウイルスと *Clostridioides difficile*（旧名称：*Clostridium difficile*）の感染が防げないことを意識しながら小まめに手を洗うようにしよう．

2 ベッドサイドでの立ち位置

診察の際には患者さんにはベッドで仰向けになってもらい，原則として患者さんの右側に立つようにする．肝臓と脾臓の触診をする際には患者さんの右側に立っていた方がやりやすいからである．

3 患者さんへの十分な配慮

患者さんの理解と協力を得るには，一つひとつの診察手技の直前にわかりやすい表現で予告する必要がある．例えば，「聴診をします」と言うより，「お腹の音を聞かせてもらいます」という言い回しを用いた方が間違いなく患者さんに伝わる．

診察中には患者さんが苦痛を感じたり不快な思いをしていないか逐次確認することも大切である．聴診，打診および触診の際に，**聴診器や手が冷たくないか**ということには特に注意を払う必要がある．冬場に手や聴診器が冷たくなるのは当たり前のことであるが，手は緊張によっても冷たくなる．手も聴診器も擦って温めるようにするが，この行為は患者さんへの配慮をアピールするチャンスでもあるので患者さんの眼の前でやるようにする．そうすると手が温まりきらなかったときにも患者さんが受け入れてくれる可能性が高くなる．手洗いを温水でしておくのも効果的である．

患者さんの**羞恥心への配慮も怠らない**ようにしよう．例えば大部屋で女性を診察する場合には，どれだけ高齢の女性であってもカーテンを開けたままということがあってはいけない．また外来でスカートの女性を診察する際には膝立てのタイミングで膝にバスタオルを掛けるのがマナーである．ワンピースの女性の場合には，ワンピースをたくしあげてもらう時点で下腹部から大腿部にかけてバスタオルを掛けてあげるようにしよう．それ以外の場合は原則として腹部診察でタオルを用いることはない．なお，露出した下腹部（恥毛）を直接タオルで覆ったり下着の内側にタオルを差し込むという行為を見掛けることがあるが，このような行為の後にそのタオルをほかの患者さんで使うことは決してあってはならないという点にも留意しておく必要がある．

2. 診察の順番

腹部診察の順番は，**視診，聴診，打診，触診**と決まっている．これには2つのコンセプトがかかわっている．1つ目は，非侵襲的な項目から次第に侵襲的なものへと進めていくという考え方である．2つ目は，打診や触診をすると蠕動が刺激されるので聴診所見が変化してしまうという理屈である．実際のところ，聴診のうち蠕動音については刺激されていることを間引いて解釈することも可能であるが，血管雑音については蠕動音でかき消されてしまう恐れがあるため，視診が終わったらまずは聴診をするのがやはり望ましいということになる．

腹部診察において特に重要な視診について解説する．

■ 視診

仰臥位で十分な観察範囲を確保するため上前腸骨棘（腰骨のあたり）まで露出させ，膝は伸ばした状態で観察する．まずはじめにチェックするのは**形**である．**平坦**か，**膨隆**しているか，逆に**陥凹**しているかを判定する．同じ膨隆でも，両側の側腹部の背側が突出していたら（**蛙腹**），腹水の存在が疑われることになる．局所的な**隆起**の有無もチェックするとヘルニアや腫瘍の判定に役立つ．鼠径ヘルニアや臍ヘルニアの有無は診察終了時に立位で確認した方が正確な診断ができることも留意しておこう．

形と併せてチェックしておきたいのが**動き**である．腹部の動きにかかわるものとしては，**呼吸，拍動，蠕動**の3つがあげられる．呼吸による動きはすべての患者さんで観察される．腹部診察の前に呼吸の評価が終了していなかったら必ず呼吸数と呼吸の深さ（浅さ）を確認するようにしよう．例えば主訴が腹痛や嘔気で，**深くて速い呼吸（Kussmaul呼吸）**がみられたら鑑別診断の筆頭にくるのは糖尿病性ケトアシドーシスになる．呼吸数が多くても呼吸が浅ければFitz-Hugh-Curtis症候群（クラミジア感染などによる肝周囲炎）や肝膿瘍のように深呼吸により疼痛が増強する疾患が想起される．そもそも呼吸数はすべての症例でチェックすべきバイタルサインの一項目であり，SpO_2では代用できないということを意識しておこう．

表　腹膜刺激症状

自覚症状	咳嗽，笑う，スキップ，階段の昇降などに伴う腹痛
身体所見	咳嗽試験 踵落とし試験 打診による疼痛 筋性防御 板状硬 反跳痛

3. 腹膜刺激症状

　腹膜炎の存在を示唆する所見を**腹膜刺激症状**と呼ぶ．腹部触診によって得られた所見が重視されることが多いが，その前にも重要な情報が得られる（表）．その皮切りは病歴聴取である．腹部に外的な衝撃が作用した際に疼痛が誘発される，または増強する場合には腹膜刺激症状として取り扱う．具体例をあげると，「咳をするとお腹が痛む」「笑うとお腹が痛い」「走ると右足をつくたびに腹痛が出る」「ストレッチャーで搬送中にストレッチャーが壁に接触すると腹痛が誘発される」といった現象があげられる．同じ内容を身体所見としてチェックするのが**咳嗽試験**と**踵落とし試験**である．

1　咳嗽試験と踵落とし試験

　咳嗽試験は咳をしてもらって腹痛が出るかどうかを確認するもので，病歴聴取で聴取されるものと全く同じものを診る．**踵落とし試験**も「走ると痛い」と同じ現象を観察するものであるが，患者さんにつま先立ちをしてもらい踵をすみやかに下ろした際に腹痛が発生するかどうかを確認する．

2　打診

　腹膜刺激症状のそのほかの項目はベッドサイドで評価することになるが，まず最初に行うべきなのは**打診**である．打診は濁音や鼓音の分布を調べることで実質臓器の位置と大きさ，消化管ガスの分布を類推するだけでなく，**打診に伴う疼痛（tapping pain）**の有無が腹膜刺激症状の1つであることは非常に重要である．通常，打診は触診の前に行われるので，触診の前に腹膜刺激症状の有無がほぼ正確に判定できることになる．さらにいうと，打診による判定では腹膜刺激症状が陽性である範囲についても評価することが可能である．もちろん触診による評価も欠かすことはできない．

3　触診

　触診での評価は，**筋性防御**，**板状硬**および**反跳痛**の3つが含まれる．**筋性防御**と**板状硬**はいずれも腹壁が硬いかどうかを判定する診察項目であるが，板状硬はinvoluntary（不随意性）な腹壁硬化を指す一方で，**筋性防御**はvoluntary（随意性）なものも含めての腹壁硬化を指すという違いがある．触られたら痛そうといった不安でも腹壁が硬くなることがあるが，そうした心因性の要素の介在が否定できなければ**筋性防御**，心因性の要素が完全に排除できている自信があれば**板状硬**というのが定義となる．厳密には医者一人ひとりで板状硬の定義が異なってくる．筆者は，聴診器の辺縁に指先を乗せて腹部の聴診をする際に腹壁の硬さを指先で確認している．「触診は痛そうだけど聴診なら痛くなさそう」と多くの患者さんは思うようで，このやり方だと心因性の因

子がほぼ排除できる．**反跳痛**は，深い触診の状態から手をすばやく離した際に疼痛が増強すれば陽性とする．

　腹膜刺激症状があるかどうかを結論づけるのは後の議論として，まずは各項目の結果を記載するのが受け持ち医の任務であることも意識しておこう．

プロフィール

矢島知治（Tomoharu Yajima）
杏林大学医学部 医学教育学

第3章 診療の質を左右する基本事項

4. 採血で肝臓についてわかること

井津井康浩

● Point ●

- 血液検査で肝臓の機能，障害度，癌化などが評価されている
- 検査項目により障害部位，障害程度がわかるが，画像検査も必要となることを留意する

はじめに

　臨床研修中に研修する診療科では，必ずといっていいほど血液検査が行われており，生化学検査で肝臓に関連する項目が含まれていることが多い．研修医は，肝臓関連の項目で数値の異常を見つけたら，その異常値の内容や異常の程度を判断して，肝疾患を診断し治療を行わなければならない．ここでは肝臓に関する血液検査項目の基本事項を説明しながら，検査項目の結果の解釈を説明することとする．

1. なぜ肝臓関連の血液検査を行うのか

　内科や外科を問わず，日常診療において肝疾患を疑っている場合やスクリーニング目的の場合でも肝臓に関する血液検査が行われていることは経験していることだろう．それではなぜ肝機能を血液検査でスクリーニングするのであろうか．主病名の原因疾患を知るためなのか，薬剤の副作用を知るためなのか，あるいは外科症例であれば全身麻酔を行うことができるかを知るためかもしれない．**研修医はなぜ指導医が肝機能の検査を提出したのかを問う作業**を常に行いながら研修にあたっていただきたい．

2. 血液検査でどんな評価をしているのか

　肝臓に関する血液検査では，①肝障害の障害部位と程度（肝細胞障害と胆汁うっ滞），②肝予備能（合成・代謝機能と解毒・排泄機能），③肝線維化，④癌化（腫瘍マーカー）などを評価することができる．次にその機能の障害程度，つまり軽度なのか重度なのかを判断し，そしてその障害を起こす原因を探ることが肝疾患を診療するルーチンである．肝障害の場合，胆道疾患の関与や肝臓の形態異常も評価するため血液検査だけでなく，腹部エコーやCTなどの画像検査も併せて行われている．

3. 血液検査の各項目について

肝臓に関連する血液検査項目は，肝臓内にある肝細胞や胆管の障害程度，肝臓の生理機能，線維化や癌化などが評価できるため，これらの分類を用いて検査項目を説明する．

1 肝臓内の障害部位と程度：肝細胞，胆汁うっ滞

1）肝細胞障害

肝細胞障害を示すものとしてAST，ALTがある．

① AST（アスパラギン酸アミノトランスフェラーゼ）またはGOT（glutamic-oxaloacetic transaminase），ALT（アラニンアミノトランスフェラーゼ）またはGPT（glutamic-pyruvic transaminase）

現在はASTとALTが用いられていることが多く，いずれもビタミンB_6を補酵素とするアミノ基転移酵素である．ASTとALTは肝臓だけでなく，他臓器にも分布していて，AST値やALT値が高値であっても必ずしも肝細胞障害とは限らないので注意すべきである．ASTは肝臓，骨格筋，心筋，腎臓，赤血球などにも分布しており，それらが障害されたときにAST値は高値になることがある．例えば心筋梗塞や採血による溶血でAST値が高値になることがある．一方，ALTは肝臓，腎臓，心筋などに分布するが，肝臓に特に多く含まれており，その上昇はASTより肝疾患に特異性が高いと考えられている．臨床的に問題になるのは，**AST値とALT値が同時高値**であるときであり，それは**肝細胞の変性や壊死**を起こしていることを現している．

② ASTアイソザイムやASTとALTの半減期

ASTにはアイソザイムがあり，細胞内可溶性画分（s-AST）とミトコンドリア画分（m-AST）の2種類のアイソザイムが存在する．m-AST，s-ASTおよびALTには半減期があり，m-ASTが約1〜2時間，s-ASTが約15時間，ALTは約41時間となる．m-ASTはミトコンドリア膜障害をきたす重篤な肝障害で血中に逸脱し，アルコール性肝炎，急性肝炎，劇症肝炎で増加するので，重篤な**肝障害ではAST優位**となる（表1）．一方，ALTは半減期が長いため**慢性肝障害ではALTが優位**となる．

2）胆汁うっ滞

① ALP（アルカリフォスファターゼ）

ALPは胆道系酵素の1つであり，胆汁への排出障害，胆肝内圧亢進による肝臓での生成亢進で血中濃度が上昇するが，肝疾患・胆道疾患以外でもALP値が高値となることがあるので注意が必要である．ALPには1型〜6型までのアイソザイムがあるので，ALP値に高値を認めた場合，ALPアイソザイムを調べて鑑別を行うと診断に役立つことがある．そのためALP値に高値を認めたときは，アイソザイム提出を検討してほしい（表2）．

② γ-GTP（γ-グルタミルトランスペプチダーゼ）

γ-GTPは肝臓の解毒，抱合，排泄機能に重要なグルタチオンの分解，再合成に関与する．アルコールや薬剤による誘導を受けて上昇し，さらに胆汁うっ滞や閉塞性黄疸でも上昇する．ALPやγ-GTPが高値を認めるときには胆管疾患（胆道結石や腫瘍など）を鑑別にあげる必要がある．

表1 AST値による考えられる疾患

AST値	病名
＞500 IU/L	急性肝炎, 劇症肝炎
	ショック肝
100〜500 IU/L	慢性活動性肝炎
	アルコール性肝障害
	薬物性肝障害
	胆汁うっ滞, 閉塞性黄疸
	溶血, 心筋梗塞, 筋疾患
＜100 IU/L	慢性非活動性肝炎
	脂肪肝
	肝硬変
	うっ血肝
	原発性胆汁性胆管炎
	自己免疫性肝炎

表2 ALPアイソザイム

アイソザイム	由来臓器と疾患
1型	肝臓
2型	肝臓
3型	骨
4型	胎盤, 悪性腫瘍
5型	小腸
6型	免疫グロブリンと結合したALP＊

＊通常認められないが潰瘍性大腸炎などで認められる

2 肝臓の生理機能（肝予備能）：合成・代謝機能, 解毒・排泄機能

　肝臓の生理機能は, タンパク合成（アルブミン, 凝固因子）, 脂質代謝（総コレステロールなど）, 糖代謝（グルコース）といった合成・代謝機能と, 解毒（アンモニア）・排泄（ビリルビンなど）があり, その機能, つまり肝予備能を血液検査で評価することができる. 臨床においては, 肝細胞障害や胆汁うっ滞が血液検査でまず認識され, 障害が肝機能を損なっているかを判断することになり, 肝予備能を評価していく. 肝予備能が低下していれば, 重症肝障害や劇症肝炎への移行を注意しなければならない. それでは各項目について概説する.

1）合成・代謝機能
① 血清アルブミン（Alb）値

　血清のタンパク質のなかで, 最も含有量の多いタンパク質であり, 肝臓のみで合成されるため, 肝機能の評価（肝予備能）に利用される. アルブミンの代表的な機能は, 血漿の膠質浸透圧の保持, 生体内における物質（金属イオン, 陰イオン, ビリルビン, トリプトファン, 胆汁酸, 脂肪酸など）の輸送, 生体内におけるアミノ酸の供給源である. アルブミンの半減期が15〜20日であり, 急性の肝障害の評価には利用できないが, 肝硬変の肝予備能の評価に用いることができる.

　肝疾患以外でも血清アルブミン値が低下することがあり, 栄養障害, ネフローゼ症候群, タンパク漏出性胃腸症などの吸収障害で低下する. また, 外傷や炎症などの侵襲下ではサイトカイン

を中心とする炎症性メディエーター合成が増加し，アルブミンの合成が低下することと，侵襲に伴うアルブミンの血管外への移動が起こり，血清アルブミン値が低下することもある．

② プロトロンビン時間（PT）

凝固因子の多くは肝臓で産生されるため，凝固因子を評価する項目は肝予備能の指標となる．肝臓が障害され，肝予備能が低下すると凝固因子の産生も低下するため，凝固時間が延長し出血傾向を示す．プロトロンビン時間は，凝固因子の第Ⅰ・Ⅱ・Ⅴ・Ⅶ・Ⅹ因子の総合活性を反映している．検査値は，下記の3点である．

- 凝固時間（秒）
- PT活性（％）：正常対照血漿の希釈検量線から求められた値
- PT-INR：国際標準試薬を基本としてそれぞれの試薬の感度（ISI）を求め，プロトロンビン比（患者血漿のPT／正常対照血漿のPT）をISI乗した国際標準化比（international normalized ratio：INR）を表示している．

凝固因子にも半減期があり，PTにかかわる凝固因子は，第Ⅰ因子：4～6日，第Ⅱ因子：2.8～4.4日，第Ⅴ因子：12時間，第Ⅶ因子：1.5～5時間，第Ⅹ因子：2日であり，数時間～数日までの肝予備能を評価しているので，現在の肝機能の指標となる．また肝疾患以外でもPT延長することがあり，ビタミンK欠乏症やビタミンKの代謝を抑制するワルファリン（warfarin）やセフェム系抗生物質でもPTの延長がみられるので，日常臨床では注意が必要である．

③ コリンエステラーゼ（ChE）

肝細胞において合成され血中に分泌される酵素で，アルブミンとともに肝臓のタンパク合成能を反映する．肝硬変などで肝予備能が低下しているとChE値は低下する．また農薬などの有機リン中毒でも低下する．ChEは分子量が大きく，ネフローゼ症候群でも尿中へ排出されない．このため，アルブミンとは異なりネフローゼ症候群では高値となる．また過栄養性の脂肪肝でも高値を示す．

④ 総コレステロール値

腸管からの吸収と肝臓で生合成されて胆汁に排泄されるため，総コレステロール値は肝臓での合成能を反映している．胆汁うっ滞では増加し，肝疾患以外でも変動するので肝障害に対する特異性は低い．

2）解毒・排泄機能

① T-Bil（総ビリルビン）値

寿命を終えたり損傷したりした赤血球の多くは脾臓・骨髄・肝臓の網内系で，赤血球中の酸素を運ぶ成分であるヘモグロビンが分解されてヘムができる．ヘムは酵素の働きによってビリベルジンになり，さらに還元されてビリルビン（Bil）になる．Bilはアルブミンと結合して溶けやすい形になり血液に入って肝臓に運ばれ，肝細胞に取り込まれる．この段階のBilは非抱合型Bilまたは間接Bilと呼ぶ．肝細胞のなかでグルクロン酸が結合され（グルクロン酸抱合と呼ぶ）水に溶ける無害なBilとなって胆汁の成分として毛細胆管へ排出され，さらに総胆管を通じて十二指腸へ排出される．グルクロン酸抱合されたBilを抱合型Bilまたは直接Bilと呼ぶ．直接Bilと間接Bilを合わせてT-Bil値である．これらBil代謝のいずれかの段階が障害されるとBil値が上昇する．そのため異常をきたす場所によって直接型優位になるか，間接型優位になるかが決まる（表3）．

② アンモニア（NH$_3$）

アンモニアは食物由来のアミノ酸が腸管内の腸内細菌により，あるいは尿素や細菌や腸管粘膜

表3 ビリルビン高値をきたす疾患

直接Bil優位	間接Bil優位
・急性肝炎 ・慢性肝炎 ・肝硬変 ・肝臓癌 ・劇症肝炎 ・アルコール性肝炎 ・自己免疫性肝炎 ・薬物性肝障害 ・急性脂肪肝 ・肝内胆汁うっ滞 ・原発性胆汁性胆管炎 ・原発性硬化性胆管炎 ・閉塞性黄疸 ・肝膿瘍 ・ヘマクロマトーシス ・Wilson病 ・Dubin-Johnson症候群 ・Rotor症候群 ・レプトスピラ病	・溶血性黄疸 ・新生児黄疸 ・Gilbert症候群 ・Crigler-Najjar症候群（Ⅰ型，Ⅱ型） ・シャント高ビリルビン血症 ・心不全 ・Lucey-Driscoll症候群

によって分解されて生成される．アンモニアは毒性があるため肝臓で代謝・分解されて腎臓から尿となって排泄される．重症の肝疾患になると，肝臓の解毒作用が低下するため血中アンモニア濃度が増加する．

③ ICG（インドシアニングリーン）試験

インドシアニングリーン（ICG）は血管内に注入されると，α１リポタンパクと結合して，類洞を通過する際に肝細胞に摂取され，グルクロン酸抱合されずに胆汁に排泄される．本検査ではICG注入後のICG血中停滞率が算出される．その結果は肝血流量と肝細胞の色素摂取機能を反映し，肝硬変の診断や肝予備能の評価などに用いられる．ICG試験の指標としては，15分停滞率，血中消失率，最大除去率などがあり，肝切除の術前検査として重要である．具体的な方法は早朝空腹時に，シアノグリーン0.5 mg/kgを肘静脈へ静注し，15分後に静注した反体側の肘静脈から採血する．

3 肝線維化

肝線維化の正確な評価法は肝生検であるが，観血的で頻回に行えないため，各種の線維化マーカーが開発されてきた．肝線維化に関与するマーカーとして，ヒアルロン酸，Ⅳ型コラーゲン，プロコラーゲンⅢペプチドが用いられてきたが，最近，M2BPGiという線維化マーカーも用いられている．

また肝線維化の結果肝硬変となり，脾腫および脾機能亢進により血小板数が低下する．

1）ヒアルロン酸

ヒアルロン酸はムコ多糖類の一種であり，主に線維芽細胞や肝臓で産生され，血流に乗ってリンパ組織へ移行し，肝臓へ移り類洞内皮細胞により取り込まれて代謝される．肝臓の線維化が進むと肝星細胞のヒアルロン酸産生が亢進し，ヒアルロン酸を分解する類洞内皮細胞が線維化に伴いその代謝機能が低下し，ヒアルロン酸の血中の濃度が増加する．慢性肝炎活動期や肝硬変以外

で，関節リウマチ，強皮症，Werner症候群，癌の結合組織への浸潤でも高値を示すので注意が必要である．

2）Ⅳ型コラーゲン

Ⅳ型コラーゲンは基底膜緻密層の主要構成成分であり，正常の肝臓の類洞には基底膜が存在しないが，肝線維化にて類洞のDisse腔に基底膜物質が沈着し，それに伴い肝組織および血清中のⅣ型コラーゲンが増加する．Ⅳ型コラーゲンは肝疾患のほかに，糖尿病，甲状腺機能亢進症，間質性肺炎，心筋症，転移性癌でも高値を示すことがある．

3）プロコラーゲンⅢペプチド（P-Ⅲ-P）

Ⅲ型コラーゲンは，細胞内でプロコラーゲンとして生成され，細胞外へ分泌後，NおよびC末端ペプチドがプロコラーゲンペプチダーゼで酵素的に切断される．P-Ⅲ-PはⅢ型プロコラーゲンのN末端ペプチドである．P-Ⅲ-Pは慢性肝炎での壊死炎症の程度（grading）と密接に関連しており，活動性線維増生の指標と考えられている．一方で，炎症の活動性が乏しい場合は，肝硬変や慢性肝炎でも異常値を示さないこともある．

4）M2BPGi

M2BPGi（Mac-2結合タンパク糖鎖修飾異性体）は，肝臓の線維化ステージの進展を反映する糖鎖マーカーであり，2015年1月に保険収載された新しい肝線維化マーカーである．肝線維化の状態別（健常人と肝線維化F0F1〜F4）にM2BPGiの測定結果（cut off index：C.O.I.）を比較した結果，C.O.I.は健常人では低値であり，肝線維化ステージの上昇の程度に伴い有意に高値になることが示された．判定方法はC.O.I.＜1.0を陰性（非慢性肝炎），1.0〜3.0を陽性1＋（慢性肝炎），および＞3.0を陽性2＋（肝硬変）となっている．

5）血小板数

血小板数は血液疾患などで低下するが，肝疾患でも血小板数が低下することがある．肝硬変などで肝線維化が進行すると脾腫が起こり，脾機能亢進症に伴い血小板が破壊され，血小板数が低下する．

4 癌化（腫瘍マーカー）

肝原発悪性腫瘍として，わが国では肝細胞癌，肝内胆管癌（胆管細胞癌）が主にあげられる．つまり肝細胞，胆管細胞が癌化したものである．腫瘍マーカーはその発癌した細胞に特異的なマーカーが利用されている．肝細胞の癌化は①αフェトプロテイン（AFP），②AFP-L3分画と③PIVKA-Ⅱがマーカーに利用され，胆管細胞の癌化は④CEAや⑤CA19-9が用いられている．いずれの腫瘍マーカーも肝悪性腫瘍の補助診断として用いられており，肝悪性腫瘍の診断は，背景肝やCTやMRIなどの画像による診断が重要とされている．本稿では肝細胞の癌化にかかわるAFP，AFP-L3分画，PIVKA-Ⅱについて触れる．

1）αフェトプロテイン（AFP）

AFPは最も古く広く肝臓癌の腫瘍マーカーとして用いられていて，基準範囲はAFP＜10 ng/mLである．AFPの臨床的意義は，第19回全国原発性肝癌追跡調査報告[5]によると，AFPのカットオフ値を15 ng/mL以上とすると感度は59.6％とされている．画像検査で偶然見つかる小肝癌や高分化型肝癌での陽性率が低い．癌がなくても急性肝炎，慢性肝炎，肝硬変などの肝細胞の炎症に伴って高値を認めることがあり，一方で炎症が軽快するとAFPが低下することがあり炎症による影響を受けやすいことも注意が必要である．

2）AFP-L3分画

　肝細胞癌由来のAFP分子上の糖鎖が変化し，変化した糖鎖とレンズマメレクチン（LCA）との親和性を利用して検出したマーカーである．LCAを用いた電気泳動を行い，LCA非結合性（L_1分画），LCA弱結合性（L_2分画）およびLCA結合性の分画（L_3分画）を測定する．肝細胞癌ではAFP-L3分画の比率が増加しており，血清AFPレクチン分画の正常値＜10％である．その臨床的意義として，感度は高くないが特異度は高いマーカーであること，癌の分化度や門脈浸潤など生物学的悪性度と密接に関係することが指摘されている．

3）PIVKA-Ⅱ

　血液凝固因子第Ⅱ因子（プロトロンビン）の合成にビタミンKが欠乏していると凝固活性をもたない異常プロトロンビンが生じ，それがPIVKA-Ⅱ（prothrombin induced by vitamin K absence or antagonist-Ⅱ）である．血清PIVKA-Ⅱの正常値は＜40 mAU/mLである．その臨床的意義として，40 mAU/mL以上で感度や特異度の高いマーカーであること，半減期がAFPに比べて短く治療に伴って推移しやすいことがあげられる．また，肝臓の腫瘍径，腫瘍細胞の増殖能，門脈などの脈管浸潤と相関するとも考えられている．

Column　肝障害に出合ったら…

　これまで検査項目の意義を説明してきたが，それでは研修医が血液検査で肝胆道系酵素異常に出合ったら，どのようにすべきであろうか．研修医は忙しい現場で最前線で診療にあたっていて時間の余裕がない．ここでは，肝障害で出合ったときのプロセスを説明し，診療に活かしてもらいたい．

　①肝胆道系酵素数値異常を見つけたら，②その障害のパターンをみる．つまり，肝酵素優位（AST，ALT），胆道系酵素優位（γ-GTP，ALP優位），肝酵素・胆道系酵素異常の混合型かを判断して，障害を受けている病変部位を認識する．続いて，③障害の程度を判断するのに肝予備能を評価する．肝予備能が保たれていなければ，それを補う治療が必要になる．さらに，④肝胆道系酵素異常の原因疾患を鑑別する．わが国で肝疾患の原因として多いのが，ウイルス・アルコール・薬物・脂肪性肝疾患や自己免疫性疾患などであるが，胆道系疾患を鑑別することも重要である．そして，⑤原因疾患を探るための検査計画を立てるといったプロセスになる．

おわりに

　採血で肝臓についてわかることについて説明してきた．肝臓はなかなか自覚症状が出ない「沈黙の臓器」と形容されている．黄疸や倦怠感といった症状が出たときには肝臓が原因であれば，重症疾患が潜んでいることを念頭におかなければならない．劇症肝炎となればICU管理となるのは必然であるので，自覚症状が出ない段階での対応が求められる．したがって，血液検査で肝臓関連の異常値を見つけたときは，障害程度，原因疾患を診断していくのが，肝疾患への標準的なアプローチであるため，本稿以外の項目もみながら日常診療にあたってもらいたい．

文献・参考文献

1) 「内科学(第10版)」(矢崎義雄/総編集, 他), 朝倉書店, 2013
2) 「肝臓病診療ゴールデンハンドブック改訂第2版」(泉 並木/編), 南江堂, 2012
3) 柴田 宏, 他:糖鎖マーカーをターゲットとした肝線維化マーカーの測定(イムノアッセイの進歩). 臨床病理, 63:72-77, 2015
4) 井津井康浩, 朝比奈靖浩:採血データの読み方 データを深読みすると肝臓がまるみえに. 内科, 119:1083-1088, 2017
5) 工藤正俊, 他:第19回 全国原発性肝癌追跡調査報告(2006~2007)(日本肝癌研究会追跡調査委員会). 肝臓, 57:45-73, 2016
6) 「肝癌診療ガイドライン2017年版」(日本肝臓学会/編), 金原出版, 2017

プロフィール

井津井康浩(Yasuhiro Itsui)
東京医科歯科大学総合教育研修センター/消化器内科
医学教育に携わっています. そこで得たもの, 逆に失ったものがあります. それはどの道に進んでもありうることですが, 若い医師は悔いのない選択をしてもらいたいと思います.

第3章　診療の質を左右する基本事項

5. 臨床推論を用いた『腹部単純X線』の読影のしかた

西野徳之

> **Point**
> - 腹部単純X線で読影すべき所見は，①空気の確認（多寡，偏移など），②石灰化（動脈硬化や腫瘍の一部）もしくは異物，③透過性の低下（臓器の腫大や水の停滞），④位置異常（圧排，偏移，捻れ），⑤俯瞰像（gasless abdomen）など
> - 異常所見が直接所見なのか間接所見なのかを臨床推論を駆使して読み解く

はじめに

　腹部単純X線（腹部X線）の撮影（読影）に慣れていないとその価値をfree airやニボー（niveau）の有無くらいにしか見出せない．しかし，実際には実に多くの有用な情報を有している．その読影のポイントを症例呈示から一般論として解説する．

1. 適応

　腹部X線は腹痛を訴えるすべての症例の初診に適応が可能である．通常の外来に歩いてきた症例でも，『病態』が重篤で入院加療が必要となる症例がある．『一見元気そう』なのでスルーしてしまいそうだが，その診断のきっかけが腹部X線となることもある．もちろん，急性腹症症例で腹部CTを撮影する際は割愛してかまわないが，初診時には通常施行する胸部X線写真，心電図，採血，検尿・沈査に加え，エコーとともに腹部X線を撮影することをお勧めする．ほかの検査では指摘できない異常を評価できることがある．

2. 有用性

　腹部X線は簡単に撮影でき，被曝が少なく，費用も安く患者の負担が少なく，実は情報量が多く，診断価値は高い．腹部X線の読影に慣れてくると，数カ月しないうちに撮影しておいてよかったと思える症例に出合えるだろう．腹部X線に見慣れてくると，便秘の診断に役立つことも理解できるだろう．

3. "読影"の意味するもの

　腹部X線の読影とは"free air"や"ニボー"などの『所見を探すこと』ではなく，画像のなかの"コントラストの違い"を『異常と認識すること』である．そのためには『透視力』を駆使し，『見えているもの』が『何を映し出しているか』を考え，読影力を向上させる．どうしてそう見えるのか？ を考え理解するためには多くの典型例を見て，病態を理解し，経験値を上げる必要があるが，『心眼』を得ることは決して難しくはない．加えて患者の主訴と腹部X線の所見に説明性を見出せるかを考える．すなわち『臨床推論』を駆使することで病態と読影の理解が深まる．そもそも腹部X線の読影は尿管結石などの小さな病変を指摘することではなく，"粗大な病変"や"ある病態"を疑い，『精査すべき異常』として認識し，CTや内視鏡などの精密検査へつなぐことである．

4. 撮影方法

　腹部X線の撮影の基本は臥位である．可能であれば立位と2方向で撮影してもよいが，1枚なら臥位で撮影する理由は，診察は臥位でするので，立位の撮影では重力により実質臓器や空気は移動してしまい，臥位の所見とずれを生じるからである．ちなみに横隔膜下の"free air"を評価するのは胸部単純X線による．"ニボー"は立位撮影の所見であるが，臥位でも腸管の内圧上昇のために生じる"腸管の拡張"から十分に『腸閉塞』の診断は可能である．立位と臥位の違いを評価するのは遊走腎の診断のときだろうか？

5. 読影の手順

　腹部X線の読影が難しいのは胸部単純X線と違い"異常所見"はコントラストがつきにくいためである．胃や結腸などの"ガス像"や"石灰化像"は認識しやすいが，そのほかの病変は明瞭な境界線が見えるわけではなく，"灰色のグラデーション"が表す意味を読み解かなければならない．そのためにはまず正常な臓器をイメージし，"病変"としてどのように認識すべきかを考える．

　読影の手順は見やすいものから確認するとよい．

1 空気の確認から始める

　停滞臓器の種類（胃，小腸，結腸，肝臓，膀胱など），量の多寡，位置の偏移・異常，拡張腸管では"closed loop"を呈していないか，空気の形から圧排などの変化はないかなどに気をつける．腸管の拡張が強い場合，肛門側の狭窄（"腫瘤"としての不透過像）はないかを評価する．

2 石灰化もしくは異物と認識できる像はないか

　淡い石灰化だと見えにくいこともある．ときに動脈硬化の石灰化や，骨融解・骨増生所見などが異常所見のこともある．

3 透過性の低下

　臓器の腫大や拡張，"腫瘤"により透過性が低下する．"肝腫大"や"脾腫"は異常所見が大きいと見えているのに気づかないこともある．『卵巣嚢胞』や尿閉による"膀胱拡張"にも気をつけたい．ときに"宿便"が多く，その原因として『結腸癌』や"狭窄"が肛門側に存在することを読み解く．また進行『胃癌』の"幽門輪狭窄"による"胃の拡張（胃液や残渣の貯留）"を評価できるようにする．その際，肝臓との境界が不鮮明になり，肝腫大に見間違うことがないように注意する．もちろん"小腸の拡張"から『腸閉塞』を認識できるが，ときに小腸に消化液のみで空気のないgasless abdomenを呈していることがあるので注意を要する．

4 位置異常

　『内臓逆位』で肝臓が左にある，『馬蹄腎』として腎臓が正中に見える，『食道裂孔ヘルニア』で胃内の空気が心臓と重なることがある．"横行結腸下垂"なども便の貯留をトレースすることで認識可能である．

5 俯瞰像

　大切な所見だが，意識しないと見えにくい．**特に"gasless abdomen"に注意する．**多量の『腹水』貯留では腹部全体が白く見え，肝臓や腎臓腸腰筋の辺縁が不鮮明になる．また病態は『腸閉塞』だが，腸管内に空気がなく，水や消化液しかない場合，『腹水』同様腹部のコントラストが消失し，腹部全体が白く見えることもある．さらに"肝脾腫"のせいで腹部全体が白く見えることもある．

6 直接所見か間接所見かを評価する

　次に質的な評価として，それが"病変"そのものを見ている**直接所見**なのか，"病変"は見えていないが，そのために変化をきたした**間接所見**かを評価する．"肝腫大"や『尿閉』は直接所見として読影可能である．『結腸癌』の場合，ほとんどの症例では"腫瘍"は見えず，その狭窄による"口側腸管の空気の貯留"や"便の停滞"から"腸管の拡張"を間接所見として認識する．腸管の"管腔径の違い（caliber change）"を認める場合も，その肛門側に"狭窄"もしくは"閉塞性の病変"の存在を示唆する．

　まとめとして臓器別の異常所見の特性を一覧にする（表）．

6. 臓器別症例呈示

　臓器別に症例呈示する．

1 小腸

症例1

　骨盤の拡張腸管は"closed loop"を呈している（図1A）：**直接所見**．
　本症例は回腸の『絞扼性腸閉塞』である．全体の透過性の低下は小腸の口側腸管のfluid collectionのためである（図1B）．

表　腹部X線における臓器別の異常所見の特性

	ガス	石灰化・異物	透過性低下 拡大/拡張	位置異常	俯瞰
心臓			心拡大	内臓逆位	心拡大
血管		動脈硬化	動脈瘤（症例8）	動脈硬化（蛇行）	
胃	呑気症		幽門輪狭窄症（胃拡張）	食道裂孔ヘルニア upside down stomach	
小腸	腸閉塞（症例2）		腸閉塞（症例2）	closed loop（症例1）	腸閉塞
結腸	腸閉塞 囊状腸管壁気腫	糞石	結腸癌 便秘・宿便（症例3〜5）	Morgagni's hernia（Morgagni孔ヘルニア）coffee bean sign	
直腸		糞石	糞石	ストーマ	
肝臓	門脈気腫 胆管気腫	肝腫瘍（エキノコックスなど）動脈塞栓後	肝腫大（症例7）	内臓逆位	肝脾腫（症例7）
胆嚢	胆嚢気腫	胆石 陶器様胆嚢	急性胆嚢炎 慢性胆嚢炎	遊走胆嚢	
膵臓		慢性膵炎	SPT（症例6）		Colon cut off sign
脾臓		過誤腫	脾腫		
子宮		子宮筋腫	妊娠（胎児）		
卵巣		奇形腫	卵巣囊腫		
腎臓		腎・尿管結石	造影剤停滞 代償性肥大（片腎）馬蹄腎	遊走腎 移植腎 馬蹄腎	
骨		竹様脊椎（bamboo spine）	骨転移（骨形成・骨融解）骨粗鬆症	骨折	
膀胱	気尿	結石	尿閉（膀胱腫大）造影剤停滞		
異物		pets（術後），stent，ring，pace maker，gauzeoma			
内臓				内臓逆位	腹水
腹腔	腸閉塞 free air 術後腹腔気腫		gasless abdomen		腹水

症例2

腹部全体の透過性の低下と左下腹部の数珠状の類円形のガス像（図2A）：**間接所見**．

本症例は『小腸閉塞』である．腸管内に液体貯留による透過性の低下と腸管内圧の上昇によるKerckring襞の伸展とその隙間に貯留したガス像（**string beads sign**）（図2B）がみられる．

2 結腸

症例3

上行結腸の拡張とgasless abdomen（図3A）：**間接所見**．

本症例は肝湾曲に位置する『進行結腸癌』により閉塞をきたし（図3B），上行結腸に便の停滞による著明な拡張を認める．また小腸にはほとんど空気はみられないが，液体貯留のために透過性の低下をきたし，**gasless abdomen**を呈している（図3C）．

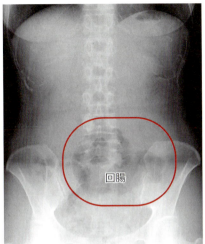
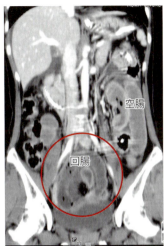

図1　症例1：絞扼性腸閉塞

A）腹部単純X線　　B）CT：冠状面

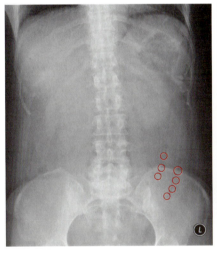
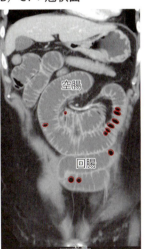

図2　症例2：小腸閉塞
○は数珠状の類円形のガスを示す

A）腹部単純X線　　B）CT：冠状面

症例4

　左側腹部から骨盤にかけてX線透過性低下を呈する長径の棍棒様所見（図4A）：**間接所見**.
　本症例は『直腸癌』による閉塞に伴う口側腸管の便の貯留である．便は糞石となりX線透過性は低下している（図4A）．CTでは便のdensityが上昇（高吸収域）し，腫瘍は壁の肥厚として認識される（図4B）．

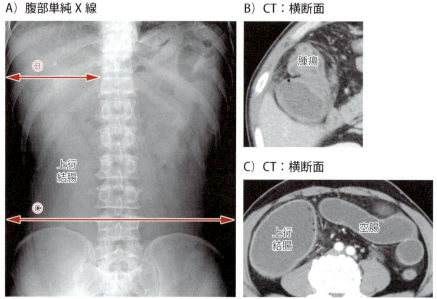

図3　症例3：進行結腸癌（肝湾曲）
　Ⓑ, Ⓒの⬌はCT（B, C）のスライスの位置を示す

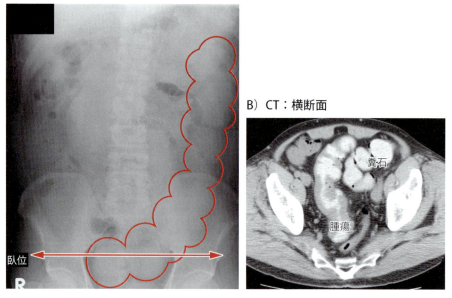

図4　症例4：進行直腸癌（Ra）
　A）○で囲ったところは腫瘍の閉塞により手前に詰まった糞石となった棍棒状の糞塊．⬌はCT（B）のスライスの位置を示す

A）腹部単純X線　　B）CT：冠状面

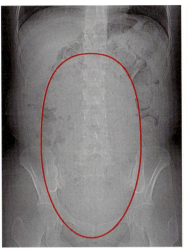
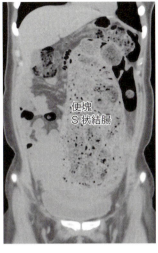

便塊
S状結腸

図5　症例5：慢性偽性腸閉塞症
A）◯は楕円形腫瘤像．B）S状結腸に著明に便塊が貯留している．A）は「西野徳之，濱田晃市，福島大造，大友泰裕，高畑陽介，堀川宣範：腹部単純X線：透視力による臨床推論，内科 118（4），p.713，2016」より許諾を得て改変し転載

症例5

腹部正中の巨大な楕円形腫瘤像（図5A）：**直接所見**．

上方は横行結腸に接触するほどのS状結腸に貯留する多量の宿便．『慢性偽性腸閉塞症（chronic intestinal pseudo-obstruction：CIPO）』による著明な腸管の拡張を呈している（図5B）．

3 胃

症例6

胃大弯側の腫瘤による空気の圧排像（図6A）：**間接所見**．

本症例は膵尾部の腫瘤『SPT（solid pseudopapillary tumor）』による圧排（図6B）である．

4 肝臓・脾臓

症例7

腹部全体のX線透過性の低下（gasless abdomen）（図7A）：**直接所見**．

著明な『肝脾腫』がX線透過性の低下をきたし，結腸のガスも下方へ偏移している（図7A）．CTでも『肝脾腫』が確認できる（図7B）．その原因はリンパ腫関連血液貪食症候群（lymphoma-associated hemophagocytic syndrome：LAHS）である．

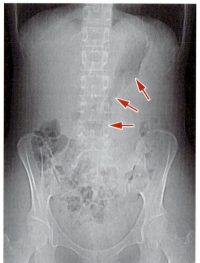
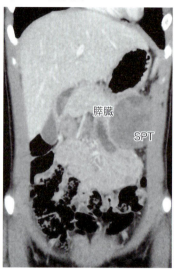

図6　症例6：SPT
→ は腫瘍による胃内ガスの圧排像を示す

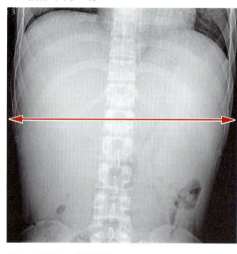
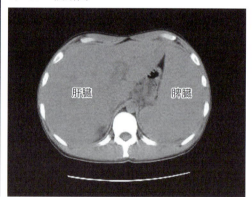

図7　症例7：肝脾腫
↔ はCT（B）のスライスの位置を示す．著明な肝臓・脾臓の腫大を呈している

5 血管

症例8

腹部正中の巨大な gasless像（腫瘤像）（図8A）：**直接所見**．

本症例は，巨大な『腹部大動脈瘤』である．右側に線状の石灰化（------）があり動脈硬化と認識できる．腸管のガスは圧排されている（図8A）：**間接所見**．CTでは瘤の形状と周囲への出血が確認できる（図8B）．

A）腹部単純X線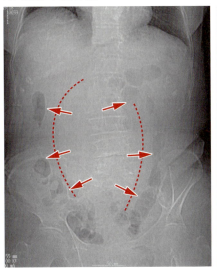
B）CT：冠状面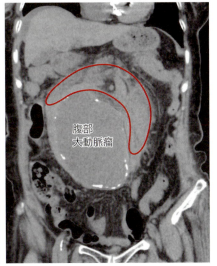

図8 症例8：腹部大動脈瘤
A）➡は瘤による小腸ガスの圧排を，┈┈は動脈の石灰化像を示す．B）○は出血箇所を示す

おわりに

　腹部X線を見慣れていない方のトレーニングとしては，腹部CTを活用するとよい．腹部CTの位置決め写真（scanogram, scout）を腹部X線に見立て異常所見が読影できるかを確認する習慣をつくってほしい．"腸閉塞"などの異常所見のある症例において腹部X線の俯瞰像と腹部CTの断層像を見比べることで，画像所見と病態の整合性を理解できるだろう．

　読影の上達のためには経験値を上げることが必要だが，腹部X線を診る眼を磨くことで，CTの読影や患者の診方もきっと向上するはずだ．

文献・参考文献

1) 「ココまで読める！実践腹部単純X線診断 第2版 −「透視力」を鍛えて「臨床推論能力」を高める−」（西野徳之/著），中外医学社，2015
2) 西野徳之，他：腹部単純X線：透視力による臨床推論．内科，118：707-713, 2016
3) 西野徳之，濱田晃市：1.腹痛を訴える患者に腹部単純X線を撮影しました．見逃してはいけない所見は何ですか？〜腹部単純X線写真で救急処置を要する疾患を診断する．「レジデントノート増刊 消化器診療の疑問，これで納得！」，15（8）：161-172, 2013
4) 「カラー版 消化器病学 −基礎と臨床−」（浅香正博，他/編），pp234-244，西村書店，2013
5) 西野徳之：腹部単純X線．「見逃し，誤りを防ぐ！消化管癌画像診断アトラス」（武藤 学/編），pp36-43，羊土社，2010
6) 西野徳之：逆流性食道炎の悪化？ それとも…．「画像診断道場〜実はこんな診断」：週刊日本医事新報，4798, 5, 日本医事新報，2016

プロフィール

西野徳之(Noriyuki Nishino)
総合南東北病院消化器センター

1987年自治医科大学卒業.足掛け7年にわたり,北海道利尻島国保中央病院で総合診療医として勤務.最後の2年4カ月は院長職.離島の医療の問題点に正面から向き合い,航空機による救急搬送の改善に尽力し,北海道のヘリコプター搬送体制を一変させた.当時の病院の医業収益を1.5倍にし,医師増を実現.産科施設の新設にも貢献した.

当時からCTを撮影する前に腹部単純X線を撮影する習慣をもち,患者の診察の基本としていた.症例を丁寧に診察し,客観的な評価をして,経験を蓄積することも立派なevidenceになる.それを教科書として上梓した[1].

第4章 受け持ち医に求められる領域別知識

1. 上・下部内視鏡検査治療

大庫秀樹, 今枝博之

Point

- 内視鏡検査治療前にチェックしておくことは何か確認する
- 治療中に起きる偶発症には何があり, どう対処するか知っておく
- 治療後はどのように管理するか検討しておく
- 内視鏡的粘膜下層剥離法 (ESD) では適応疾患はどのようなものがあるか把握する

はじめに

上・下部内視鏡検査治療は多岐にわたるが, 今回は特に研修医が接する機会が多い上部消化管内視鏡検査 (esophagogastroduodenoscopy: EGD), 大腸内視鏡検査 (colonoscopy: CS), 緊急内視鏡治療と ESD (endoscopic submucosal dissection) について押さえていかなければならないポイントについて述べる.

1. 内視鏡検査治療前において必要なこと

まず最初に**患者の全身状態の把握が必要**である. 心疾患, 脳血管疾患, 呼吸器疾患, 慢性肝疾患, 慢性腎臓病, 出血凝固異常, 緑内障, 前立腺肥大, 糖尿病, 甲状腺機能亢進症などの疾患を把握しておく. また服用薬剤や薬剤アレルギー〔リドカイン (キシロカイン®) など〕をチェックする.

1 抗血栓薬服用症例の対応

抗血栓薬を服用している患者が増加しているが, 薬剤の種類が多く, ジェネリックの普及のため薬剤名もさまざまであり, 把握するのが容易ではない. 2014年に抗血栓薬服用者に対する消化器内視鏡診療ガイドラインが発表されたが[1], その後いくつかの直接経口抗凝固薬 (direct oral anticoagulants: DOAC) が発売されたことや, ヘパリン置換による出血リスクが明らかとなり, 新たに2017年追補として発表された. ただしエビデンスレベルが不十分な部分もあり[2], **各病院や各医師, 患者ごとに対応を検討することが必要**である. それぞれの薬剤の単独投与の使い方を表に示す. ポイントは出血高危険度においてアスピリンや治療域にあるワルファリン (ワーファリン) は休薬不要, チエノピリジン誘導体以外の抗血小板薬, DOACは当日休薬し, 翌日再開と

表　内視鏡検査における抗血小板薬・抗凝固薬の取り扱い

	観察	生検	出血低危険度	出血高危険度
ワルファリン	◎	○治療域	○治療域	○治療域
DOAC	◎	○ピーク期避ける	○ピーク期避ける	当日休薬
アスピリン	◎	○	○	○
チエノピリジン誘導体以外の抗血小板薬	◎	○	○	当日休薬
チエノピリジン誘導体	◎	○	○	5～7日の休薬，あるいは，変更可能であればアスピリン，シロスタゾールに変更

◎：休薬不要，○：休薬不要で可能

〈出血低危険度の消化器内視鏡〉
バルーン内視鏡
マーキング（クリップ，高周波，点墨など）
消化管，膵管，胆管ステント留置術（切開を伴わない）
内視鏡的乳頭バルーン拡張術

〈出血高危険度の消化器内視鏡〉
ポリペクトミー（ポリープ切除術）
内視鏡的粘膜切除術
内視鏡的粘膜下層剥離術
内視鏡的乳頭括約筋切開術
内視鏡的十二指腸乳頭切除術
超音波内視鏡下穿刺吸引術
経皮内視鏡的胃瘻造設術
内視鏡的食道・胃静脈瘤治療
内視鏡的消化管拡張術
内視鏡的粘膜焼灼術
その他

文献1～3を参考に作成

する点である．チエノピリジン誘導体は5～7日の休薬が必要であるが，変更可能であればアスピリン，またはシロスタゾール（プレタール®）に変更する．そのほか2剤3剤併用の場合は単剤投与時の対応を組合わせた形での対応となる．ただし出血リスクが高いため患者に十分リスクを説明する[3]．

消化管出血をきたした場合にはこれらの薬剤は中止し，止血が確認されれば直ちに再開する．

2 前処置としての鎮静薬の使用

近年ESDなどの治療は検査時間が長時間に及ぶことが多くなり鎮静薬の使用は必須となっている．また最近では通常の上・下部内視鏡検査でも使用する機会が多くなった．

鎮静薬の選択肢としてベンゾジアゼピン系薬剤，塩酸ペチジンなどの鎮痛薬がある．そのほか，呼吸抑制の少ないデクスメデトミジン（プレセデックス®）や作用時間の短いプロポフォールがある．鎮静の実施にあたっては，呼吸抑制，循環抑制，徐脈，不整脈，前向性健忘，脱抑制，吃逆などの偶発症があげられる．特に**血圧低下，呼吸抑制に十分注意**し，モニタリングと緊急対応への準備が重要である．

拮抗薬として，フルマゼニルはベンゾジアゼピン系薬剤に，ナロキソンはオピオイドより誘発された内視鏡診療時の呼吸抑制の緊急回避および覚醒時の全身状態を早急に回復するために有用である[4]．しかし，フルマゼニルは半減期が短いため再鎮静に注意する．また当日の車，バイク，自転車の運転を避けることを伝えて，高齢者では転倒による外傷，骨折に注意する．

2. 各種検査・治療

1 EGD

検査前日の夕食は，午後9時までに軽くとる．検査当日朝，絶食とするが水分摂取は可能である（降圧薬，抗血栓薬などの内服薬に関しては，事前に主治医に相談する）．

必要に応じて胃の蠕動を止める薬（ブチルスコポラミン臭化物やグルカゴン），緊張を和らげる薬（鎮静薬など）を注射するが，ブチルスコポラミン臭化物は，心疾患，緑内障，前立腺肥大患者，またグルカゴンは糖尿病患者には使えない．ショックやアナフィラキシー様症状，尿閉や視覚障害，二次性の低血糖などの副作用を念頭におきながら患者の状態を十分に把握する[5]．

検査後の偶発症としては，生検後の出血，薬剤アレルギー，穿孔などである．**検査後の下血，吐血，腹痛などに注意する**．

2 CS

EGDと違い前処置が必要となる．一般的に前日に検査食を食べていただき，前日夜に下剤を内服する．当日朝に腸管洗浄液を内服する．排便状態によっては高圧浣腸などの処置を追加する．また腎機能障害の患者は腸管洗浄薬でのビジクリア®，モビプレップ®の使用は控え，ニフレック®にする．また前もって腹部X線や腹部CT検査で大腸癌などによる狭窄が疑われる場合は，浣腸などの前処置をするか，あるいは前処置なしでCSを行う[5]．

検査後の偶発症としては挿入による穿孔や下剤による腸閉塞や腸管穿孔，虚血性大腸炎，誤嚥性肺炎などがある．**特に腹痛に注意する**．

3 緊急内視鏡検査

1）内視鏡的止血術

消化管出血の患者は，**循環動態の評価と安定化が最優先される**．初期輸液によって迅速に循環動態を安定させることが救命率向上につながる．循環動態が不安定な場合では内視鏡は困難である．すべての患者において，血圧，心電図，酸素飽和度をモニターし，細胞外液（アシドーシスを起こしにくい酢酸リンゲル液）を輸液する．ここでショック状態にあるかどうかの見極めが必要である．収縮期血圧＜90 mmHg，持続する頻脈や120回/分以上の著明な頻脈，顔面蒼白，発汗，四肢の冷感などの皮膚所見で総合的に判断する．

ショックありと判断したら酸素を投与し，全開で滴下し1〜2Lを10〜15分で急速輸液する．バイタルサインの変化に応じて輸液速度を調節する．急速輸液で循環動態が安定し，その後速度を200〜250 mL/時程度に落としても安定し続ける状態は，止血状態である可能性が高い．ただ再び不安定化する状態や，2Lを急速輸液しても安定化しない状態では，出血が持続している可能性が高く，輸血が必要である．重症の出血の場合にはそれに加え等張アルブミン製剤，新鮮凍結血漿，血小板濃厚液を投与することも考える．循環動態安定と判断する便宜上の数値基準としては，収縮期血圧＞100 mmHg かつ心拍数＜100回/分などがある[6]．

上部消化管出血の場合は**吐血，黒色便，BUN/クレアチニン比の解離を確認する**．出血量が多いと鮮血便でも上部消化管出血のときもあり，そのときは胃管チューブを挿入したり，直腸診で判断する．

以下で上部，下部消化管出血について解説する．

2）上部消化管出血の止血術

上部消化管出血を生じる疾患として胃潰瘍，十二指腸潰瘍，Mallory-Weiss症候群，胃癌，食

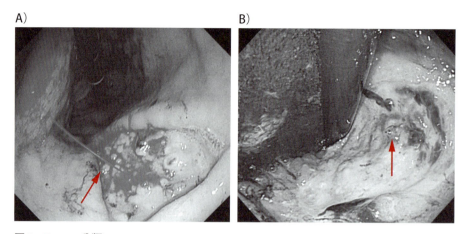

図1 Forrest 分類
A）Ⅰa：噴出性出血，B）Ⅱa：非出血性露出血管．→は出血箇所（Color Atlas ⑨参照）

道静脈瘤破裂，胃静脈瘤破裂，食道潰瘍などがある．

　胃，十二指腸潰瘍など胃や十二指腸からの出血はクリップ止血法，高張Naアドレナリン局注法，純エタノール局注法，高周波凝固法などで内視鏡的止血術を行う．

　内視鏡的止血治療の適応はForrest分類におけるⅠa：噴出性出血，Ⅰb：湧出性出血，Ⅱa：非出血性露出血管である（図1）．

　食道静脈瘤が破裂し出血した場合，静脈瘤を小さな輪ゴムで止めて血流を遮断し止血する方法である内視鏡的静脈瘤結紮術（endoscopic variceal ligation：EVL）を行う．瘢痕などのためEVLが困難な場合は，静脈瘤内や，外側に硬化剤を注入して止血を行う内視鏡的静脈瘤硬化療法（endoscopic injection sclerotherapy：EIS）も行うことがある．出血の部位が特定できない場合は，S-Bチューブを挿入し，内腔から圧迫させて止血をする．

　胃静脈瘤による出血に対する治療は特に孤立性の静脈瘤に対しシアノアクリレートの組織接着剤を注入し止血を行うか，止血用胃バルーンによる圧迫を行う．

　上部消化管の場合，内視鏡的止血処置を行った後24〜48時間以降に内視鏡による再検査を予定する．止血処置後の再出血の徴候としては，**バイタルサインの変化（特に突然の頻脈）**が重要である．内視鏡的止血が得られれば，薬の経口摂取を開始してよい[7]．抗血小板薬や抗凝固薬は止血が確認できた時点で再開する．

　また止血困難な場合や止血をくり返す場合，X線透視下に血管内にカテーテルを通して出血部位に塞栓物質を詰めて止血する血管内治療（interventional radiology：IVR）や外科手術を行う．

3）下部消化管出血の止血術

　下部消化管の出血をきたす疾患として，大腸憩室出血，虚血性大腸炎，感染性腸炎，大腸癌，大腸ポリープ，急性出血性直腸潰瘍，医原性出血（ポリープ切除後など），痔出血などがある．

　下部消化管出血で出血量が多く重症化のリスクが高いのは憩室出血である．ただし症例数は多くないが急性出血性直腸潰瘍のときもあり，どちらも無痛性の突然の新鮮血便により発症し，稀に大量下血によるショックになることがある．**まず腹部骨盤造影CTを行い出血源や出血部位を確認する**．特に憩室出血においては，2時間以内に造影CTを実施することが推奨されている．造影剤漏出が確認されればCSで60％の確率で出血源が同定される．下部消化管出血はおおむね70〜90％に自然止血を認めるとの報告[8]がある．全身状態が良好であれば24時間以内に洗腸薬を

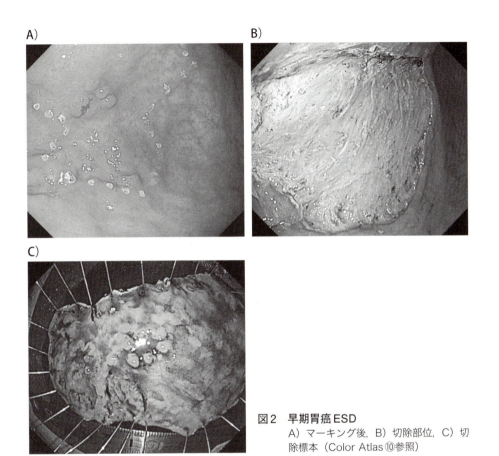

図2　早期胃癌ESD
A）マーキング後，B）切除部位，C）切除標本（Color Atlas⑩参照）

服用して大腸内視鏡を施行する．高圧浣腸，グリセリン浣腸，腸管洗浄薬などによる前処置を症例ごとに検討する．内視鏡的止血困難な場合にはIVRを検討する[8]．

4）その他

PTP（press through package）や義歯などによる異物の除去，S状結腸軸捻転の解除，消化管狭窄に対するバルーン拡張術などがある．それぞれの処置による穿孔の危険性があるため，腹痛や胸痛などみられれば穿孔を念頭にX線やCTを施行する．

4 ESD

近年，早期消化器癌に対する内視鏡治療，特にESDが急速な拡がりをみせている．

ESDは，高周波ナイフを用いて病巣周囲の粘膜を切開し，さらに粘膜下剥離をして切除する方法である（図2）．

術前診断は，通常光観察に加えて対しヨード（食道），インジゴカルミン，ピオクタニン（大腸）などによる色素内視鏡や狭帯域光観察（narrow band imaging：NBI）併用拡大観察を行い，腫瘍の範囲や，深達度診断を行いESDの適応を判断する．

● ESDの適応

① 食道表在癌

食道表在癌に対する内視鏡治療の適応は，癌の深達度で粘膜固有層までにとどまるものは絶対適応であり，粘膜筋板または粘膜下層（200μm未満）は相対適応である[9]．2012年4月の改訂

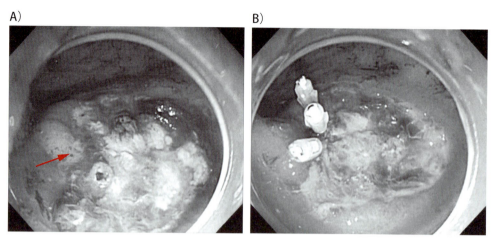

図3 胃ESD後出血
A）ESD後の出血（➡は出血箇所），B）クリップで止血（Color Atlas ⑪参照）

から切除範囲の制限がなくなったが，術後の食道狭窄予防に対して切除面へのステロイド局注やステロイド中等量の内服を行い，狭窄をきたしそうな場合には早い時期から内視鏡的バルーン拡張術を開始する．

② 早期胃癌

早期胃癌の内視鏡治療における絶対適応は，「がんの深さが粘膜層に留まり，腫瘍径2 cm以下，潰瘍を伴わない分化型癌」であったが，2018年1月のガイドラインの改訂によりこれまで適応拡大病変であった，① 2 cmを超えるが，潰瘍を伴わず深さが粘膜層に留まる分化型癌と② 3 cm以下の潰瘍を伴う，深さが粘膜層までの分化型癌がESD適応病変となり，③ 2 cm以下の潰瘍を伴わない深さが粘膜層までの未分化癌は臨床研究として適応拡大病変のままである[10]．

③ 早期大腸癌

早期大腸癌の適応病変は，2p-0 cm以上の内視鏡的に早期大腸癌と診断した病変で，切除標本の深達度は粘膜下層1,000 μmまで，ly 0，v0，Budding grade 1である[11]．

- ly0はリンパ侵襲なし，v0は静脈侵襲なしを示す
- Budding（簇出）grade 1：簇出は組織学的な腫瘍の浸潤様式を表現する用語の1つである．対物20倍視野中，癌発育先進部間質に浸潤性に存在する単個または5個未満の構成細胞から成る癌胞巣のことで，grade 1は簇出数が0～4個で，転移の可能性が低いことである．

● ESD術中，術後の注意点

術中は出血，穿孔に注意しければならない．出血に対しては止血鉗子などを用いて血管凝固処置を行う．穿孔した場合は，まず内視鏡的クリップ閉鎖を試みる．

術後は後出血，遅発性穿孔に留意しなければならない．後出血は，吐血，下血，Hbの低下に注意する．ESDでは1.5～2.8％の頻度で起こる[10, 11]．ESD後2週間目までは後出血をきたすことがあるため，注意する．後出血を認めた場合には直ちに内視鏡検査を施行する（図3）．ESD施行後の遅発性穿孔は2/3が24時間以内に起こり，腹痛，胸痛（食道），発熱に注意する．ESDでは0.1～0.4％の頻度で起こる．腹痛の場合には反跳痛など腹膜刺激症状に注意し，穿孔が疑われる場合にはX線のみならず，造影CTも施行して確認する（図4）．

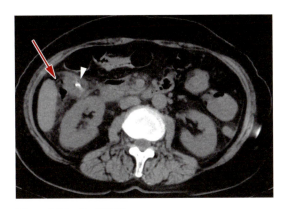

図4　大腸ESD後穿孔
▷：クリップ，➡：穿孔による遊離ガス

また食道の場合には4/5周以上の切除により狭窄をきたす可能性があるため，食事のつまりに気をつける．

治療前には癌の深達度が正確に確認できないため，最終的には切除後の病理組織診断結果によって決定する．そのため，治療前に適応病変と判断しても，症例によっては追加治療が必要になることがある．

おわりに

以上，上・下部内視鏡検査と消化管出血，ESDを中心に内視鏡検査治療の手技とともにそれらを施行するにあたっての注意事項について述べたが，今後の臨床経験に役に立てば幸いである．

文献・参考文献

1) Fujimoto K, et al：Guidelines for gastroenterological endoscopy in patients undergoing antithrombotic treatment. Dig Endosc, 26：1-14, 2014
2) 加藤元嗣，他：抗血栓薬服用者に対する消化器内視鏡診療ガイドライン 直接経口抗凝固薬（DOAC）を含めた抗凝固薬に関する追補2017．日本消化器内視鏡学会雑誌，59：1549-1558, 2017
3) 平山慈子，他：消化器内視鏡時の抗血栓療法の実際．medicina, 52：2403-2406, 2015
4) 小原勝敏，他：内視鏡診察による鎮静に関するガイドライン．日本消化器内視鏡学会雑誌，55：3822-3847, 2013
5) 「消化器内視鏡ガイドライン第3版」（日本消化器内視鏡学会/監，日本消化器内視鏡学会卒後教育委員会/責任編集），医学書院，2006
6) 佐仲雅樹，他：上部消化管出血に対するスムーズな内視鏡的止血処置のコツ．日本消化器内視鏡学会雑誌，51：1462-1472, 2009
7) 藤城光弘，他：非静脈瘤性上部消化管出血における内視鏡診療ガイドライン．日本消化器内視鏡学会雑誌，57：1648-1666, 2015
8) 日本消化管学会ガイドライン委員会 ガイドライン小部会〔大腸憩室症（憩室出血・憩室炎）〕：大腸憩室症（憩室出血・憩室炎）ガイドライン．日本消化管学会雑誌，1：1-51, 2017
9) 「食道癌診療ガイドライン 2017年版」（日本食道学会/編），pp20-27，金原出版，2017
10) 「胃癌治療ガイドライン 医師用 2018年1月改訂 第5版」（日本胃癌学会/編），pp20-24，金原出版，2018
11) 田中信治，他：大腸ESD/EMRガイドライン．日本消化器内視鏡学会雑誌，56：1598-1617, 2014

プロフィール

大庫秀樹（Hideki Ohgo）
埼玉医科大学病院消化管内科　講師
当科は，消化管内科としての専門性とともに総合診療内科とも連携しており内科一般，救急外来など，幅広く内科全般についても学ぶことができます．興味をおもちの先生がいらっしゃいましたら，ご一報いただければ幸いです．埼玉医科大学病院総合診療内科医局までご連絡ください．

今枝博之（Hiroyuki Imaeda）
埼玉医科大学病院消化管内科　教授

第4章 受け持ち医に求められる領域別知識

2. 胆道・膵臓への内視鏡的アプローチ

新後閑弘章

Point

- 胆道・膵臓疾患において内視鏡ではどのようなことができるのか理解する
- どのようなときに内視鏡的アプローチが必要か知っておく
- 胆膵内視鏡実施にあたり受け持ち医が知っておくべきことは何か把握する

はじめに

　胆道・膵臓疾患の診断および治療には，各種画像検査に加えERCP（endoscopic retrograde cholangiopancreatography：内視鏡的逆行性胆管膵管造影）やinterventional EUS（治療的超音波内視鏡手技）が大きな役割を担っている．病態や実際の手技を理解し，どの手技で，どこからアプローチするべきかを判断することが必要である．しかし胆膵内視鏡はほかの消化器内視鏡に比べ，**侵襲も大きく偶発症発生も多い手技**であることを理解していなければならない．**症例の病態や重症度によってすべきことを的確に判断する**ことが重要である．日々病状が変化することもしばしばあり，必要な情報を迅速に集め，上級医あるいは胆膵専門医との連携をとることで最適な医療を提供することができる．

1. 胆膵内視鏡治療前に必要なこと

1 情報収集

1）既往歴

　胆膵内視鏡に限らず，まず**事前の情報収集**が大切なことはいうまでもない．既往歴が消化管手術後であれば通常の内視鏡治療が可能かどうかを判断しなければならない．例えばERCPが必要な症例では，胃切除後であればBillroth 1法（B-1）再建なのか，Billroth 2法（B-2）再建なのか，Roux-en-Y再建なのかによって使用するスコープも変わってくる．

　また心臓ペースメーカやそのほかのデバイス植え込み後であれば，内視鏡的乳頭括約筋切開術（EST）など通電するような処置は緊急では実施するのは難しい．そのため，循環器内科医やデバイスメーカーとの連絡が必要である．

　消化器内視鏡では消化管運動抑制薬である抗コリン薬のブチルスコポラミン（ブスコパン®）を使用することが多い．心疾患，前立腺肥大，緑内障などでは禁忌であることは当然知っておく

べきである．一方，胆膵内視鏡では鎮静薬としてミダゾラム（ドルミカム®）やフルニトラゼパム（サイレース®，ロヒプノール®），ジアゼパム（ホリゾン®）などのベンゾジアゼピン系薬剤を使用することがあるが，**閉塞隅角緑内障患者では禁忌**となっている．閉塞隅角緑内障患者に投与した場合には，眼圧上昇により失明の可能性があり事前に必ず聴取しなければならない情報である．

2）抗血栓薬

抗血栓薬内服の有無は内視鏡治療において必要な情報である．抗血栓薬服用者に対する消化器内視鏡診療ガイドライン[1,2]では，内視鏡的乳頭括約筋切開術（EST），内視鏡的十二指腸乳頭切除術や超音波内視鏡下穿刺吸引術（EUS–FNA）は出血高危険群に分類されており，抗血小板薬や抗凝固薬の休薬やヘパリン置換などが必要になることが多い．詳細はガイドラインを参考にしていただきたいが，アスピリン単剤や治療域のワルファリン（ワーファリン）症例では休薬なく治療することもできる．必ず処方医と連携をとり休薬のリスクおよび出血のリスクを鑑みて判断するべきである．

2 胆膵内視鏡でできること

1）ERCP

ERCPは十二指腸鏡を用いてX線透視下にて行う胆管および膵管の造影だけでなく，精査・治療すべての総称である．胆管ドレナージ，胆道結石除去，胆管鏡や膵管ドレナージ，膵石除去，膵管鏡などが含まれる．

2）interventional EUS

interventional EUSでは主にコンベックス型超音波内視鏡での観察に加えEUS–FNAの手技を用いた内視鏡治療を意味する．診断的なEUS–FNA，EUS–BD（超音波内視鏡ガイド下胆管ドレナージ），EUS–CD（EUSガイド下嚢胞ドレナージ）なども含まれる．

3 偶発症

ERCPやinterventional EUSではひとたび偶発症が発生すると重篤になる場合がある．

ERCPに特有の偶発症としてはERCP後膵炎，EST後出血や穿孔がある．ERCP手技が問題なく終わっても，術後に偶発症発生と診断されることもあり，十分なモニタリングおよび経過観察が必要である．重症化する前に診断するためには，**バイタルサインの変化や，腹痛や嘔気など軽微な症状も見逃さないことが大切であり，偶発症の早期発見，早期治療**につながる．ERCP後膵炎や穿孔を疑ったらCTを，EST後出血などを疑ったら内視鏡的止血の準備をためらわずにすべきである．

interventional EUSでも同様に胆道ドレナージでは胆汁漏や出血などの可能性を常に考えておかなければならない．また鎮静薬投与下での内視鏡治療となることが多く，血圧低下や呼吸抑制などの鎮静薬の副作用が治療後にも出現することもあり，術後のバイタルサインにも十分注意が必要である．

2. 内視鏡的アプローチの適応

1 総胆管結石，急性胆管炎

診断は他稿（第2章5参照）に委ねるが，総胆管結石は比較的頻度の高い疾患であり，救急外

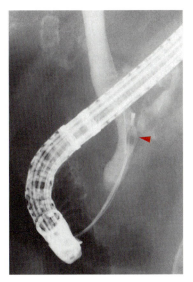

図1　ERCPによる結石除去
総胆管結石に対して，ERCPを施行しバスケットカテーテルで結石除去を行った（▶は結石）

来でも急性胆管炎を合併し受診される．第一選択は**ERCPでの内視鏡的胆管ドレナージおよび結石除去**である（図1）．黄疸や肝障害を認めない場合には待機的なERCPでの結石除去が可能なことが多い．しかし急性胆管炎を併発している場合には胆管ドレナージが必要になる．ここで重要なことは**緊急ドレナージが必要かどうか**である．急性胆管炎・胆嚢炎診療ガイドライン[3]では重症度判定およびそれぞれのフローチャートが示されている．重症では緊急ドレナージを，中等症でも早期のドレナージが推奨されている．また来院時は軽症胆管炎でも，経過中に重症に移行することもあり，経時的評価も必要である．

胃切後の場合，ときに術後再建腸管に急性胆管炎を併発することがある．胃切後のB-1再建であれば通常の十二指腸鏡を用いたERCP手技で治療が可能である．しかしB-2再建では残胃から輸入脚を進めて十二指腸乳頭に到達する必要がある．この場合には直視鏡で行い乳頭へのアプローチも肛門側からの見上での処置となり，ESTナイフもB-2用のものなどが必要となる．Roux-en-Y再建ではバルーン内視鏡を用いなければ乳頭への到達は不可能な場合が大半である．このような症例では内視鏡的ドレナージにこだわらず，経皮的な緊急ドレナージも考慮すべきである．

2 胆石胆嚢炎

胆石胆嚢炎では第一選択は**早期の外科的胆嚢摘出術**である[4]．しかし症例の重症度や併存疾患，施設の都合などによって，緊急や早期に胆嚢摘出術を実施できない場合もある．そのため，内科的治療で鎮静化後に待機的腹腔鏡下胆嚢摘出術を実施している施設が多い．内科的治療といっても抗生物質投与だけでよくなる症例は少なく，胆嚢ドレナージによって減圧し治療していることが多い．標準的ドレナージ法は以前から経皮経肝胆嚢ドレナージ（PTBD）であるが[5]，出血リスクや解剖学的な問題で経皮治療が困難なこともある．その際の選択肢としてERCP手技によるETGBD（endoscopic transpapillary gallbladder drainage：内視鏡的経乳頭的胆嚢ドレナージ）がある．これは，経乳頭的に胆管にアプローチし胆嚢管を探り胆嚢内にドレナージチューブを留

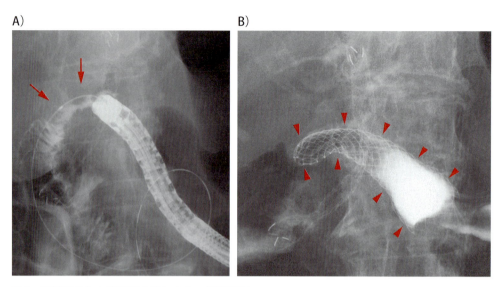

図2 胆管ステント留置に合併した十二指腸閉塞
A) 膵癌による閉塞性黄疸に対して胆管ステントを留置したが十二指腸球部に狭窄（→）を認めた．
B) 十二指腸ステント（▶）を追加留置した．

置することができる．また超高齢者や重篤な合併症で手術不能な症例に対して胆嚢内にステントを留置することで，胆嚢炎の再発が予防できる場合もある．しかし胆嚢管に結石が嵌頓している場合などでは成功率は低く，胆嚢管損傷の危険もあり十分なインフォームド・コンセント（IC）が必要である．

interventional EUSの手技を用いた超音波内視鏡ガイド下経消化管的胆嚢ドレナージ（EUS-GBD）では，超音波内視鏡を用い十二指腸球部などから胆嚢を観察し，胆嚢穿刺・ドレナージを行うことで胆嚢炎治療が可能である[6]．TG13（Tokyo Guidelines 2013）ではETGBDやEUS-GBDは特殊な方法という位置づけであったが，TG18[5]では熟練した内視鏡医がいるハイボリュームセンターであれば施行を考慮してよいとの表現に変更されている．

3 悪性胆道狭窄

膵癌や胆管癌などでの悪性胆道狭窄では，**ERCPによる経乳頭的胆管ドレナージが第一選択**である．肝門部領域の胆管閉塞では，閉塞部位によってドレナージすべき胆管枝が変わってくるためストラテジーも変わってくる．手術可能症例では特に術前の画像検索によって閉塞部位を把握し，どの胆管枝をドレナージすべきかをカンファレンスなどで**話し合うことが重要**である．

黄疸が進んだ症例ではできるだけ早期のドレナージが必要であるが，術前画像がそろっていなければ治療方針決定もあいまいになってしまうため，できればドレナージ前にCT，MRCP，EUSなどで十分に検索することが望ましい．またERCPでは経口胆管鏡にて直接胆管内を観察できるため，胆道癌などの範囲診断に有用である．

手術不能症例では通常経乳頭的な胆管ドレナージ（EBD）を行い，金属ステントを選択することで長期のステント開存が期待できる．しかし胆管閉塞に加え十二指腸閉塞を合併する症例も存在する（図2）．十二指腸ステントを留置することで経乳頭的アプローチが可能になる場合もあるが，エキスパートが行っても困難なことも多い[7]．十二指腸狭窄のために経乳頭的胆管アプローチが困難な症例では，EUS-BDやPTBDが有用である．EUS-BDには十二指腸から肝外胆管を穿

刺するEUS-CDS（超音波内視鏡ガイド下胆管十二指腸吻合術）とEUS-HGS（超音波内視鏡ガイド下胆管胃吻合術）がある．どちらも手技としては確立されているが不成功の際には胆汁漏などの偶発症が必発であり，手技に精通した施設での実施が望ましい[8]．

4 慢性膵炎

慢性膵炎では膵管狭窄および膵石による膵液うっ滞が原因で，慢性疼痛や急性膵炎をくり返すことが多い．膵管狭窄解除のためにERCPにて膵管口切開（EPST）を行い，狭窄部に膵管ステントを留置することで症状緩和効果が期待できる．また主膵管内の膵石であれば内視鏡治療の対象となる[9]．結石が大きければ膵管鏡を用いたEHL（電気水圧衝撃波結石破砕術）やESWL（体外衝撃波結石破砕術）を併用し結石を破砕し除去することができる．実際は複数回の治療が必要になり，治療中に急性増悪を起こすことも多く術前に十分なICが必要である．治療困難症例はFrey手術などの外科的治療となる．

5 膵仮性囊胞，WON

感染を伴った膵仮性囊胞やwalled-off necrosis（WON：被包化壊死）は保存的に改善できないものが多い．膵管狭窄が原因であれば経乳頭的に膵管狭窄を越えて膵管ステントやドレナージを留置することで囊胞は縮小することがある．しかし経乳頭的膵管ドレナージで改善しない場合もあり，その場合には経消化管的なEUS-CDが有用である（図3）．

壊死性膵炎に伴う浸出液貯留は，初期はANC（acute necrotic collection：壊死後膵/膵周囲浸出液貯留）と呼ばれ，その後膵および周囲の壊死が成熟して液状化が始まり，通常4週以上経過すると壊死巣と隣接組織との境界が明瞭となって被包化されたWONと呼ばれる状態となる[10]．WONは壊死巣に感染を伴うことが多く，ドレナージに加えて壊死物質の除去（ネクロセクトミー）が必要になる．通常経胃的に瘻孔を形成し，バルーンカテーテルで瘻孔を拡張することにより直接内視鏡をWON内に誘導することが可能となる．内視鏡下に鉗子を用いて壊死物質を除去するが，出血や空気塞栓などの重篤な偶発症も報告されており[11]，十分なICが必要である．

おわりに

胆膵疾患の治療は多岐にわたる．受け持ち医はそれぞれ第一選択の治療法は当然知っておかなければならない．しかし型通りでない症例も多く，それぞれの病態に合わせた最適な治療法を選択すべきである．そのためにも情報収集はもちろんだが，起こりえる偶発症についても理解しておく必要がある．また上級医や胆膵専門医との情報共有も怠らないようにしなければならない．

文献・参考文献

1) 藤本一眞，他：抗血栓薬服用者に対する消化器内視鏡診療ガイドライン．日本消化器内視鏡学会雑誌，54：2075-2102, 2012
2) 加藤元嗣，他：抗血栓薬服用者に対する消化器内視鏡診療ガイドライン 直接経口抗凝固薬（DOAC）を含めた抗凝固薬に関する追補2017．日本消化器内視鏡学会雑誌，59：1547-1558, 2017
3) Miura F, et al：Tokyo Guidelines 2018：initial management of acute biliary infection and flowchart for acute cholangitis. J Hepatobiliary Pancreat Sci, 25：31-40, 2018
4) Okamoto K, et al：Tokyo Guidelines 2018：flowchart for the management of acute cholecystitis. J Hepatobiliary Pancreat Sci, 25：55-72, 2018
5) Mori Y, et al：Tokyo Guidelines 2018：management strategies for gallbladder drainage in patients with acute

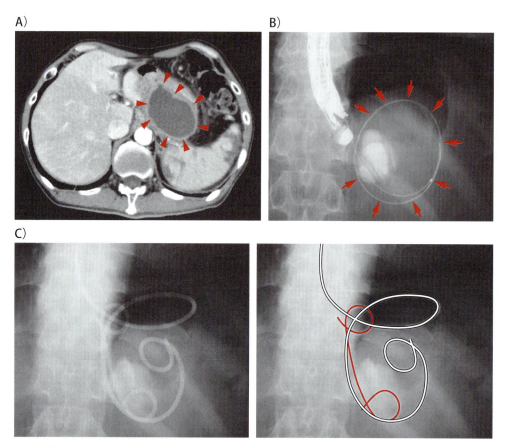

図3 膵仮性囊胞の治療
A) 急性膵炎後に胃の背側に膵仮性囊胞（▶）を認めた（造影CT）．B) 超音波内視鏡ガイド下に膵仮性囊胞に対して，経胃的に穿刺し造影後にガイドワイヤー（→）を誘導した．C) 内瘻ステント（—）および外瘻チューブ（＝）を留置した

  cholecystitis（with videos）. J Hepatobiliary Pancreat Sci, 25：87-95, 2018
6) ASGE Technology Committee, Maple JT, et al：Interventional EUS（with videos）. Gastrointest Endosc, 85：465-481, 2017
7) 前谷 容, 他：十二指腸狭窄合併例に対するERCPのコツ．消化器内視鏡, 29：937-944, 2017
8) 日本胆道学会：超音波内視鏡下瘻孔形成術による閉塞性黄疸治療に関する提言：
https://www.tando.gr.jp/20140708-2/
9) 「慢性膵炎診療ガイドライン2015 改訂第2版」（日本消化器病学会/編），南江堂，2015
10) Banks PA, et al：Classification of acute pancreatitis--2012：revision of the Atlanta classification and definitions by international consensus. Gut, 62：102-111, 2013
11) Yasuda I, et al：Japanese multicenter experience of endoscopic necrosectomy for infected walled-off pancreatic necrosis：The JENIPaN study. Endoscopy, 45：627-634, 2013

プロフィール

新後閑弘章（Hiroaki Shigoka）
東邦大学医療センター大橋病院消化器内科
専門：胆膵内視鏡
どの分野でもそうだが，専門を極めていくとそれ以外の分野への興味が薄れてしまう．また知識のアップデートも遅れることが多い．いわゆる専門バカにならず，幅広い知識をもち，偏らない医療を提供できてこそよき臨床医である．

第4章 受け持ち医に求められる領域別知識

3. 急性膵炎

石川英樹, 石川卓哉, 大野栄三郎, 川嶋啓揮, 廣岡芳樹

● Point ●

・急性膵炎は救急外来でレジデントが遭遇することの多い疾患である
・まずは急性膵炎の診断基準を覚えることが重要！
・重症膵炎は死亡率30％と高いので造影CTを行い，見逃さずにすぐに上級医に相談を！

1. 急性膵炎の概要

●ここがポイント
アルコール以外の原因も知っておいてほしい．胆石膵炎はよく経験する．

急性膵炎とは膵臓の急性炎症で，ほかの隣接する臓器や遠隔臓器にも影響を及ぼすことがある．急性膵炎の原因は**アルコール性**が最も多く，ついで胆石が落下して総胆管結石を生じ，乳頭部に嵌頓して生じる**胆石性膵炎**である．薬剤性膵炎や脂質異常症（**高TG血症**），膵管非癒合が原因となり，**原因不明の特発性膵炎**も稀に経験する．アルコール性膵炎はほとんどが男性に生じるが，胆石膵炎は女性に多い．痛みは心窩部から背部に生じ，飲酒後や脂質を摂取後に発症し，嘔吐を伴うことも多い．**背部痛は仰臥位で寝られないことが多く，横向きになり膝を胸につけるような姿勢をとる（胸膝位）と痛みが軽快することがポイント**である．画像所見による病態生理学的には，① 間質性浮腫性膵炎と② 壊死性膵炎に大別される．

1 間質性浮腫性膵炎（interstitial oedematous pancreatitis）

膵炎では炎症に伴い通常，びまん性または限局性に膵臓は腫大する．炎症の程度が重篤であると壊死を生じるが，壊死を伴わないものを間質性浮腫性膵炎とする（図1）．
・**臨床的特徴**：膵臓の腫大を認めるものの，造影CTでは造影不良域を伴わない膵炎であり，膵周囲に液体貯留を認めることもある．多くの場合は1週間以内に臨床症状は軽快する．

2 壊死性膵炎（necrotizing pancreatitis）

壊死性膵炎は，膵実質または膵周囲組織の両者またはいずれか一方が壊死に陥ったものである．ただし，膵周囲組織のみの壊死は少なく，膵実質のみの壊死はさらに少ない．造影CTでは膵実質に明らかな造影不良域が認められる．しかし，近年では造影不良域すべてが壊死ではなく，特

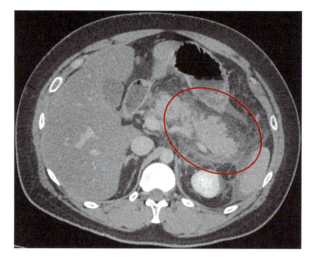

図1 間質性浮腫性膵炎造影CT像
膵実質の造影不良域は認めず，膵周囲に液体貯留を認める（○）

に急性期では造影されない部分でも，一時的な虚血のみで可逆的な場合もありうるとされている．ただし，1週間後の造影CTでの造影不良域は壊死と考えられている．

・**臨床的特徴**：膵実質が壊死に陥っていなくても膵周囲組織の壊死が存在する場合は，単なる間質性浮腫性膵炎よりも合併症発生率やインターベンションが必要となる率が高いことが知られており，区別することが重要である．また膵組織への感染合併の有無で死亡率に大きな差を認めるため，感染性か非感染性かの鑑別が重要である（図2）．

2. 急性膵炎の診断

●ここがピットフォール

急性膵炎診断基準を知らないと救急外来での腹痛診察はできない！ 必ず暗記して言えるようになってほしい．

急性膵炎の診断基準[1]は
① 上腹部に急性腹痛発作と圧痛がある
② 血中または尿中に膵酵素の上昇を認める
③ エコー，CTまたはMRIで膵臓に急性膵炎に伴う異常所見がある
上記3項目中2項目以上を満たし，ほかの膵疾患および急性腹症を除外したもの．
ただし慢性膵炎の急性増悪は急性膵炎に含める．

注：膵酵素は膵特異性の高いもの（膵アミラーゼ，リパーゼなど）を測定することが望ましい．膵アミラーゼよりリパーゼで感度が高い．

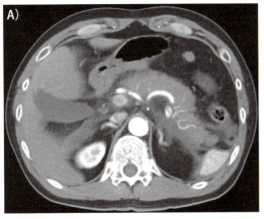
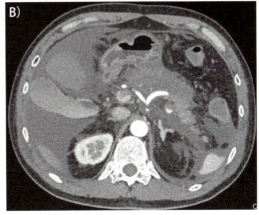
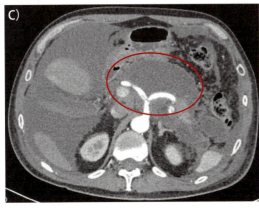

図2　壊死性膵炎の造影CT画像
A）初診時，B）2日後，C）1カ月後．膵実質に造影不良域が認められる

- **●専門医のクリニカルパール**
  膵アミラーゼが正常であってもリパーゼを測定すると高値を示すことがあるので，膵アミラーゼだけでなくリパーゼも測定しないと急性膵炎とは診断ができない場合もある！

- **●ここがポイント**
  腎不全では血中アミラーゼとリパーゼが高値となる！

　膵炎の重症度判定には造影CTが必須となる．重症膵炎は死亡率が高く，集中治療室がない場合は早急に高次医療機関へ搬送する必要がある．

3. 重症度判定基準

　急性膵炎の診断を行う際には，重症度判定基準により重症かそれ以外かを把握する必要がある（**予後因子3点以上，造影CT Grade2以上は重症急性膵炎と診断**）．この重症度判定基準（**表**）は覚えなくても，すぐ検索して確認できればOKである．
　判定は原則発症後48時間以内に判定し，予後因子は各1点とする．スコア合計2点以下は軽症，3点以上を重症とし，造影CT Grade2以上を，予後因子にかかわらず重症とする．**また，くり返**

表　急性膵炎の重症度判定基準（厚生労働省難治性膵疾患に対する調査研究班 2008）

A. 予後因子（予後因子は各1点とする）

1. Base Excess≦－3 mEq/L，またはショック（収縮期血圧≦80 mmHg）	
2. PaO_2≦60 Torr（room air），または呼吸不全（人工呼吸管理が必要）	
3. BUN≧40 mg/dL（or Cr≧2 mg/dL），または乏尿（輸液後も1日尿量が400 mL以下）	
4. LDH≧基準値上限の2倍	
5. 血小板数≦10万/μL	
6. 総Ca≦7.5 mg/dL	
7. CRP≧15 mg/dL	
8. SIRS診断基準※における陽性項目数≧3	
9. 年齢≧70歳	

※SIRS診断基準項目：
(1) 体温＞38℃または＜36℃
(2) 脈拍＞90回/分
(3) 呼吸数＞20回/分または$PaCO_2$＜32 Torr
(4) 白血球数＞12,000/μLか＜4,000/μLまたは10％幼若球出現

B. 造影CT Grade

1. 炎症の膵外進展度	
前腎傍腔	0点
結腸間膜根部	1点
腎下極以遠	2点
2. 膵の造影不良域　膵を便宜的に3つの区域（膵頭部，膵体部，膵尾部）に分け判定する．	
各区域に限局している場合，または膵の周辺のみの場合	0点
2つの区域にかかる場合	1点
2つの区域全体を占める，またはそれ以上の場合	2点

1.と2.のスコア合計　　1点以下：Grade 1
　　　　　　　　　　　2点　　：Grade 2
　　　　　　　　　　　3点以上：Grade 3

重症の判定

A 予後因子が3点以上
B 造影CT Grade 2以上の場合は重症とする

文献2より引用

し重症度判定をすることが大切である．重症例の死亡率は30％に達するため，ICU管理，IVR（interventional radiology），CHDF（continuous hemodiafiltration：持続的血液濾過透析），胆石症に対する内視鏡治療，外科的治療が可能な高次医療機関での治療が必要となる．

●ここがポイント
膵アミラーゼ値，リパーゼ値と重症度は相関しない！

4. 急性膵炎の治療

急性膵炎の治療の基本は，**絶食，大量補液および疼痛コントロール**である．初期輸液は細胞外液（乳酸化リンゲルなど）を用いる．

1 輸液量

① **ショック，脱水の患者**：短時間の急速輸液（150〜600 mL/時：ショックの有無，脱水の程度による）を行うことは有用である（過剰な輸液とならないよう十分に注意する）．

② **脱水でない患者**：十分な輸液（130〜150 mL/時）とともにモニタリングを行う（特に心不全，腎不全の既往ある場合は厳密に輸液速度を決定する）．

③ 平均動脈圧65 mmHg以上と尿量0.5 mL/kg/時以上が確保されたら，急速輸液を終了し，輸液速度を下げる〔平均動脈圧＝拡張期血圧＋（収縮期血圧－拡張期血圧）/3〕．

タンパク分解酵素阻害薬（ガベキサートメシル酸塩）の経静脈的投与が一般的には行われている．しかし急性膵炎診療ガイドライン2015第4版[3]では，生命予後や合併症発生に対する明らかな改善効果は証明されていない（エビデンスレベルB，以下，エビデンスレベルは同ガイドラインより）．

2 鎮痛薬

急性膵炎における疼痛は，激しく持続的であり，鎮静薬による十分なコントロールが必要である（エビデンスレベルB）．注意が必要なのは鎮痛薬にはOddi括約筋収縮作用があり，膵炎を悪化させる可能性があるので注意が必要である．

3 抗菌薬

軽症例に対しては感染症合併症の発生率・死亡率は低く，予防的抗菌薬は必要ない（エビデンスレベルA）．重症例や壊死性膵炎に対する予防的抗菌薬投与は，発症早期（発症後72時間以内）の投与により生命予後を改善する可能性がある（エビデンスレベルB）．

4 治療の実際

1〜3の治療を絶飲食で点滴加療を行う．必ず尿量測定を行い，重症例はモニター装着も必要となる．in-outバランスに注意をしないと，心不全，呼吸不全などを生じる危険性があるため極期が過ぎれば補液量は日々減らしていくべきである．前述のように膵アミラーゼ値やリパーゼ値は治療の奏効と相関しない場合も多い．初診時に予後因子スコア2点以下であっても重症化することがあり，経時的にくり返し重症度判定を行うことが重要である．

5 栄養療法

軽症例では，中心静脈栄養を行うことは推奨されない（エビデンスレベルB）．重症例でも，完全静脈栄養（経口または経腸栄養を併施しない）は可能な限り回避すべきである（エビデンスレベルB）．

5. 急性膵炎に伴う局所合併症とその治療

2012年にアトランタ分類[4]が改訂に伴い，急性膵炎の膵局所合併症に関してWON（walled-off necrosis：被包化壊死）という新しい概念が定義された．また，内視鏡的アプローチや低侵襲的手術の普及により，壊死性膵炎に対するstep-up approach（低侵襲的アプローチから段階的に侵襲度を上げて治療を行う方法）の有用性が認められてきたことを受けて，急性膵炎ガイドライ

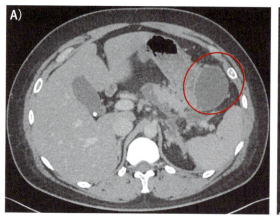 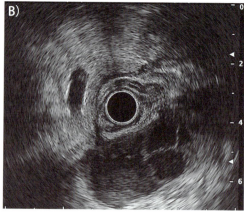

図3 膵仮性嚢胞（pancreatic pseudocyst：PPC）の造影CT，EUS画像
膵仮性嚢胞を○に認める．膵尾部〜胃壁に沿って単房性に見える（A）がEUSでは多房性であった（B）

ン2015が改訂された[3]．インターベンション治療の適応に関する改訂のポイントは，次のとおりである．
- 膵局所合併症の種数は問わず感染が疑われるか
- 全身状態の安定性の有無

上記のポイントを留意しながら保存的かインターベンション治療かを選択する．また，インターベンション治療については，
- frst stepは経皮的・内視鏡的ドレナージを選択
- ドレナージは，発症4週以降の絶飲食＋壊死巣が十分に被包化されたWONの時期に行うことが推奨される．

① 間質性浮腫性膵炎→急性膵周囲液体貯留（APFC）→膵仮性嚢胞（PPC）

1）APFC（acute peripancreatic fluid collection，発症後4週まで）

間質性浮腫性膵炎に関連した液体貯留で，膵周囲組織壊死を伴わないもの．仮性嚢胞の特徴はない．
- 造影CT所見の特徴：均一な液体密度，正常膵周囲に限局，周囲の被膜がない，膵臓に近接している．

2）PPC（pancreatic pseudocyst，発症4週以降）

境界明瞭な炎症性被膜を有する液体貯留で，膵外に発育し壊死を伴わないか，あってもごく少量．
- 造影CT所見の特徴：膵周囲との境界明瞭，円形か楕円形で，均一な液体密度で非液状成分を認めない（図3）．

② 壊死性膵炎→急性壊死性貯留（ANC）→被包化壊死（WON）

1）ANC（acute necrotic collection，発症後4週まで）

液体と壊死物質が混在し壊死性膵炎を伴うもので液体貯留は膵実質〜膵周囲に及ぶ．
- 造影CT所見の特徴：明確な被膜はなく不均一な非液体貯留で膵臓および膵外に存在する．

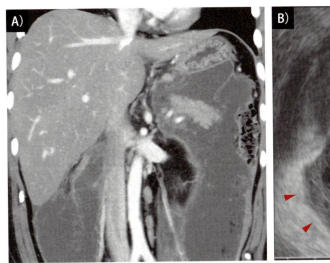
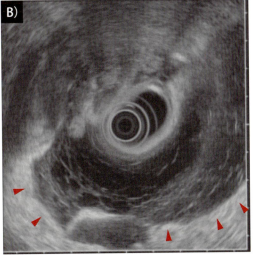

図4 被包化壊死（walled-off necrosis：WON）の造影CTおよびEUS画像
造影CTでは膵周囲～骨盤内まで広がる多房性を呈し（A），EUSでは液体成分と非液体成分が混在（▶）していることが明瞭に描出されている（B）

2）WON（発症4週以降）

液体，非液体が混在した不均一な貯留がみられる．
・**造影CT所見の特徴**：多房性を呈し境界明瞭な壁をもち被包化される（図4）．

3 膵局所合併症に対するインターベンション治療の適応は？

壊死性膵炎は保存的治療が原則であるが，感染が疑われるかまたは感染が確認され，**全身状態悪化を伴う感染性膵炎と診断された場合に適応**となる．

稀なインターベンション治療適応として，膵局所合併症による胃排出路の閉塞（PPCなどによる），膵管狭窄・閉塞，胆道狭窄・閉塞，腸管閉塞がある．

4 膵局所合併症によるインターベンション治療にはどのようなものがあるか？

ERCP（endoscopic retrograde cholangiopancreatography：内視鏡的逆行性胆道膵管造影）を行い膵管と囊胞の交通がある場合は，経乳頭的ドレナージ（膵管ステント留置），膵管と交通がない場合は，超音波内視鏡を利用した，**超音波内視鏡（EUS）下ドレナージ**または，**内視鏡的ネクロセクトミー**が積極的に行われており，経消化管的に到達困難な場合は経皮的または開腹手術が行われている．

5 超音波内視鏡（EUS）下ドレナージ

EUS下ドレナージは，コンベックス型の穿刺用超音波内視鏡スコープを挿入して経消化管的（主に胃から）にPPCまたはWONに対し，超音波ガイド下に19 G針で穿刺し，胃壁を拡張した後にドレナージチューブを留置する（多くは5 Frまたは6 Frのダブルピッグ型の胆道用チューブステントおよび経鼻胆道ドレナージチューブを内瘻と外瘻として1本ずつ留置することが多い，図5）．EUS下ドレナージのその後の経過を図6に示した．

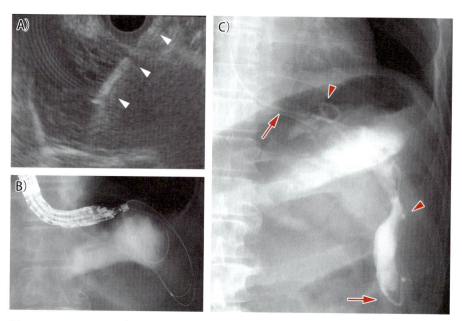

図5　EUS下ドレナージ（内瘻：EBDチューブ　外瘻：ENBDチューブ）
EUSガイド下に19G針で胃壁より囊胞穿刺（▷，A），ガイドワイヤーを2本挿入（B），内瘻チューブ（▶）と外瘻チューブ（→）を2本挿入するのが一般的である（C）

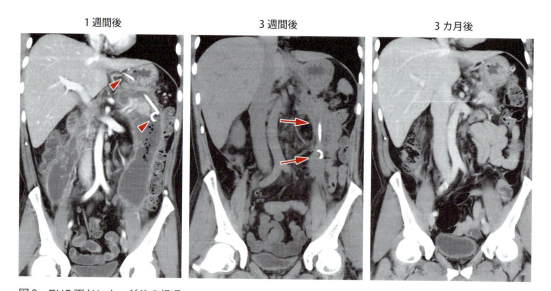

図6　EUS下ドレナージ後の経過
▶は内瘻チューブ，→は外瘻チューブを示す．1週間後外瘻チューブから洗浄，透視下外瘻チューブ位置調整を行い，3週間後に外瘻チューブを抜去しその後内瘻チューブも抜去．3カ月後には囊胞は消失していた

6 内視鏡的ネクロセクトミー

　　内視鏡的ネクロセクトミーとはEUS下ドレナージで留置したチューブを抜去，バルーンで瘻孔拡張を行った後に，上部消化管内視鏡をWON内部に挿入し，直視下でスネア，鉗子などを用いて壊死組織を除去する方法である．外科的治療を行わず，内視鏡治療で完治する症例も経験する

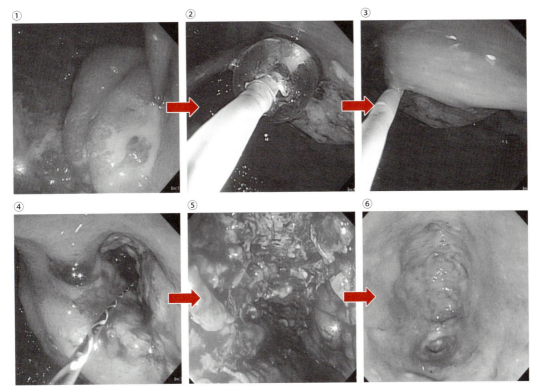

図7　内視鏡的ネクロセクトミー
瘻孔をバルーン拡張すると多量の膿が排出（①〜③），内腔には壊死組織があり（④⑤），バスケット鉗子などで壊死除去を数回くり返すと内腔は綺麗になった（⑥）
（Color Atlas⑫参照））

ため最近注目されている治療法である（図7）．

おわりに

　急性膵炎の概要を記載したが，まだまだ勉強してほしい内容はたくさんある．重症化をいかに診断するかがポイントで救命にかかわる．奥が深い病気でもあるため，たくさんの症例を経験して勉強してほしい．

文献・参考文献

1) 下瀬川 徹，他：急性膵炎，重症急性膵炎の全国調査．厚生労働科学研究費補助金難治性疾患等克服研究事業（難治性疾患克服研究事業）難治性膵疾患に関する調査研究 平成23年度〜25年度総合研究報告書：61-74, 2014
2) 武田和憲，他：急性膵炎重症度判定基準（2008）の検証．厚生労働科学研究費補助金難治性疾患克服研究事業 難治性膵疾患に関する調査研究 平成20年度　総括・分担研究報告書分担研究報告書：49-51, 2009
3) 「急性膵炎診療ガイドライン2015 第4版」（急性膵炎診療ガイドライン2015改訂出版委員会/編），金原出版，2015
4) Banks PA, et al：Classification of acute pancreatitis-2012：revision of the Atlanta classification and definitions by international consensus. Gut, 62：102-111, 2013
5) 石川英樹，他：肝・胆・膵の疾患．内科，118：759-763, 2016
6) 石川英樹，他：10. 膵がん：症例1 無症状の膵がんを早期発見するためには／症例2 画像診断で確定診断が困難であ

る場合には？内科，117：658-663, 2016
7) 石川英樹，他：膵臓がん・膵嚢胞性腫瘍・膵神経内分泌腫瘍．内科，115：981-983, 2015

もっと学びたい人のためにおすすめの雑誌

1) 胆と膵，医学図書出版
   ↑詳細な内容が豊富
2) 臨牀消化器内科，日本メディカルセンター
   ↑トピックスが掲載されている
3) 肝胆膵，アークメディア
   ↑座談会の内容も面白い

プロフィール

石川英樹（Hideki Ishikawa）
公立西知多総合病院消化器内科　部長 兼 内視鏡センター部長
胆膵疾患の内視鏡診断および治療を専門として，超音波内視鏡とERCPを得意としております．日本胆道学会指導医，日本膵臓学会指導医，超音波医学会指導医を含め8つの指導医資格を保有しております．愛知県がんセンター中央病院勤務時代は，全国から集まった若手に超音波内視鏡，ERCPの手技を伝授し，現在は全国各地で活躍しております．
総胆管結石の内視鏡治療，EUS-FNA，超音波内視鏡下ドレナージをはじめ，十二指腸乳頭部腫瘍に対する内視鏡的乳頭切除術を積極的に行い良好な成績です．

石川卓哉（Takuya Ishikawa）
名古屋大学大学院医学系研究科消化器内科学

大野栄三郎（Eizaburo Ohno）
名古屋大学大学院医学系研究科消化器内科学

川嶋啓揮（Hiroki Kawashima）
名古屋大学大学院医学系研究科消化器内科学

廣岡芳樹（Yoshiki Hirooka）
名古屋大学附属病院光学医療診療部

第4章 受け持ち医に求められる領域別知識

4. 急性肝炎

中本悠輔, 松本伸行

Point

・肝炎診療において病歴聴取は重要である
・急性・慢性の鑑別, 肝障害の程度, 肝予備能の評価はそれぞれ独立して考える
・劇症化の徴候を見逃すな

はじめに

　読者の皆さんが「急性肝炎」と遭遇するのは「原因は不明だがAST, ALTがすごく高い」という状況であろう．炎症のない急性肝障害もあるが，現場で区別はつかない．本稿では，急性のAST, ALT高値を「急性肝炎」として想定し，これの診断と重症化予測に焦点を絞って議論する．

1. 基本的考え方

　肝疾患の経過を単純化すると図1のようになる．大まかに①急性肝炎，②急性肝不全急性型，③急性肝不全亜急性型，④遅発性肝不全，⑤慢性肝疾患の急性増悪，⑥慢性肝疾患の長期経過となる．

　縦軸の「肝機能」は，AST, ALTの実測値ではない．実測値は曲線の傾きに相当する．高値が持続すればそれだけ早期に肝不全に陥ることとなる．そのような事態は⑥以外のいずれでも起こりうる．すなわち，図1において，本稿で解説するのは以下の作業である．

1. ①〜⑤のうち①〜④と⑤を鑑別する
2. 急性肝炎の原因を診断する
3. ①と②〜④を早期に鑑別する

2. 病歴聴取の重要性

　上記1., 2.を効率的に進めることは，3.を含む経過予測や治療介入などの適切な判断に直結する．そのため，**最初の病歴聴取情報はきわめて重要**となる．以下に病歴聴取にて聞くべきことをあげる．

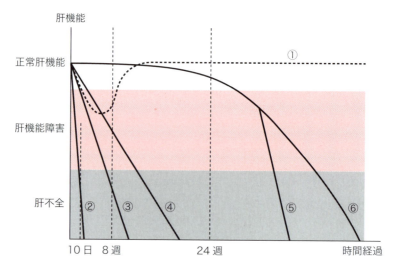

図1　肝疾患のたどる時間経過
①急性肝炎，②急性肝不全急性型，③急性肝不全亜急性型，④遅発性肝不全，⑤慢性肝疾患の急性増悪，⑥慢性肝疾患の長期経過
文献1より引用

1 初期症状

食思不振，全身倦怠感，黄疸，尿濃染などの発現時期を確認する．感冒様症状を伴う発熱はウイルス感染を示唆する．

2 既往歴

① **肝疾患歴**：過去に肝臓病の指摘がないことを確認する．
② **手術歴**：核酸増幅検査がスクリーニングに導入された1997年以前の輸血歴には要注意．

3 家族歴

特にB型慢性肝炎には家族集積性がみられることが多い．

4 生活歴

① **食物摂取歴**：刺身，貝類，生肉などの摂取歴があればA型，E型肝炎を想定する．
② **海外渡航歴**：A型，E型肝炎の流行地への渡航歴に注意する．
③ **飲酒歴**：アルコール性肝炎では直近に飲酒量の増加を認めることが多い．
④ **服薬歴**：サプリメントを含め，内服開始時期と症状発現時期との関係を詳細に聴取する．
⑤ **性交渉歴**：感情，人権に配慮して質問する．
⑥ ドラッグ，刺青などについても必要に応じ確認をする．

3. 身体診察による評価

急性肝炎では肝臓の急速な腫大に伴う右上腹部痛や，叩打痛を呈することがある．また，伝染性単核球症などで頸部，腋窩のリンパ節腫大を認める．黄疸，腹水，脳症の有無は重症度の参考

となる．一方，くも状血管腫，手掌紅斑など肝硬変特有の診察所見を認めれば急性肝疾患は除外される．

4. 血液検査で考えること

血算，白血球分画，プロトロンビン時間活性（PT），総ビリルビン（T-Bil），直接ビリルビン（D-Bil），アルブミン（Alb），AST，ALT，LDH，ALP，γ-GTP，コリンエステラーゼ（ChE），尿素窒素（BUN），クレアチニン，電解質，NH₃は最小限の検査としてみておきたい．

血小板は重症急性肝炎でも低下するが，簡便な線維化マーカーとして一般に用いられている[2]．白血球分画の異型リンパ球出現はEBV，CMV，HAVなどウイルス肝炎を示唆する．またPT，T-Bil，T-Bil/D-Bil比，Alb，ChE，BUN，NH₃は重症度評価の参考となる．

●ここがポイント
第Ⅶ因子の半減期は3〜4時間！
PTには凝固因子の第Ⅶ，X，V，Ⅱ，Ⅰ因子が関与する．凝固因子のほとんどが肝臓で産生されるが，第Ⅶ因子の半減期は3〜4時間と最も短い．PTの半減期にはこれが反映されるため，直近の肝合成能として重用される．これに対し，Albの半減期は21日で，この間の大部分は血管外にプールされている．そのため，短期間の肝合成能低下では血中濃度にはほとんど影響がない．

5. 画像検査で考えること

急性肝炎では，肝腫大，胆嚢の虚脱，胆嚢壁肥厚，門脈域の変化などを認める（図2）．肝萎縮，腹水は重症度の指標になる．同時に慢性肝疾患・肝硬変を示唆する所見がないことも確認する．上腹部エコーでは上記所見を簡便に得られる．一方，CTでは再現性，客観性の高い所見が得られ，容積測定（volumetry）による肝容量測定は経時的変化の評価に有用である．

6. 急性肝炎各論

診断確定には主な肝疾患についての各論的知識が必要となる．

◼ ウイルス性肝炎

必要に応じペア血清での診断も試みる．

1）A型肝炎

発熱など感染症状，腎障害が比較的多い．2018年に報告された都市部を中心とするアウトブレイクでは，若年男性を中心に**性的接触による感染**が多いのが特徴である．診断には**IgM型HA抗体**を測定する．IgM型HA抗体は発症後1週間目から出現し，3〜4週間目で最高値となる．

2）B型肝炎

ドラッグや性行為が感染経路として重要である．診断には潜伏期間中から出現する**HBs抗原**と，

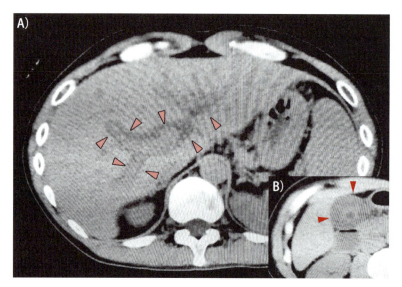

図2 急性肝炎の単純CT画像
急性肝炎におけるA）門脈域の拡大（▶）とB）胆囊壁の肥厚（▶）

肝炎発症と同時に出現する**IgM型HBc抗体**を測定するが，初診時HBs抗原陰性例が10％程度存在する．また，成人感染で慢性化しうるゲノタイプ（genotype）Aが近年増加している．診断確定後にはゲノタイプを調べ，HBs抗体出現を確認することが大切である．

3）C型肝炎

HCV抗体と**HCV RNA**を測定する．HCV抗体出現は遅れることがあり，HCV RNAの測定が必須である．急性肝炎のHCV抗体は陽性でも力価が低いことが多い．

4）E型肝炎

病歴と**IgA型HEV抗体**が急性肝炎の診断に有用である．

2 薬剤性肝障害

薬歴の詳細な聴取と他疾患の除外が重要である．第44回日本肝臓学会総会でのアンケート集計では，原因薬剤内服から発症までは，1カ月以内が60％程度，3カ月以内が15％程度で，1年以上の症例も数％あった[3]．サプリメントや漢方薬，健康食品などについても詳細に聴取する．

3 アルコール性肝障害

定義によれば，5年以上にわたり1日平均で純エタノール60g以上の飲酒歴があり，禁酒により肝障害の明らかな改善を認める[4]．血液検査では**AST＞ALT**，**γ-GTP著明高値**，**MCV高値**，**尿酸高値**，**中性脂肪高値**，**IgA高値**などを認めることが多い．常習飲酒家の大量飲酒後に発症するアルコール性肝炎では，右上腹部痛，発熱，白血球上昇を伴う強い炎症所見を認める．**重症型アルコール性肝炎は，禁酒後も肝炎進行を認め，肝不全に至る予後不良な病型である．**

4 自己免疫性肝炎

中年以降の女性に好発する．診断で重要なのは次の5点である[5]．

① ほかの原因による肝障害の除外
② 抗核抗体陽性あるいは抗平滑筋抗体陽性
③ IgG 高値（＞基準上限値 1.1 倍）
④ 病理組織学的にインターフェイス肝炎や形質細胞浸潤がみられる
　※インターフェイス肝炎は，肝実質と門脈域の境界部にリンパ球および形質細胞より構成される炎症細胞浸潤像を呈する．
⑤ 副腎皮質ステロイドが著効する

　副腎皮質ステロイド著効は治療的診断となるため，治療開始前に肝生検を施行することが望ましい．

5 肝循環障害

　脱水，出血，急性心不全や，手術に伴う一過性の循環不全に肝障害が出現することがあり，いわゆるショック肝（shock liver）とも呼ばれる．AST＞ALTの逸脱酵素上昇，LDH高値を認め，循環不全の解除とともに急速な改善を認める．

7. 劇症化する可能性を察知しよう

　急性肝炎と診断した際に，**劇症化の可能性評価**はきわめて重要である．なかでもPTが40％以下を呈する急性肝不全非昏睡型では，全身管理を積極的に行いながら，劇症化と合併症について注意をはらう．劇症化予測式もいくつか報告されている．一例として與芝の式[6]をあげておく．

$$Z = -0.89 + 1.74 \times 成因 + 0.056 \times T\text{-}Bil\,(mg/dL) - 0.04 \times ChE\,(U/mL)$$

成因：HAVまたはHBV（初感染）の場合1点，その他の場合2点とする．Z値が正の場合，劇症化の可能性が高いとされる．

　予測式の結果はあくまで参考とし，**各症例を注意深く診療する**ことが肝要である．身体診察では意識レベル低下，黄疸，羽ばたき振戦，腹水貯留，浮腫などを確認する．血液検査ではPT，Alb，ChE，BUNなどの経過に注意し，打診，触診，画像検査により肝萎縮傾向の有無を評価・モニタリングする．全国調査で肝萎縮は，急性型急性肝不全で47.9％，亜急性型で74.8％，遅発性肝不全で84.8％以上と高率に認められた[7]．合併症としては，DIC（播種性血管内凝固症候群）と腎不全が約40〜50％で最も多く，感染症は約30％，脳浮腫と消化管出血は約15〜20％に併発していた[7]．

● ここがポイント
HGF，AFP の使い方
肝細胞増殖因子（HGF）は，1.0 ng/mL 以上で予後不良が予測される．HGF は肝細胞破壊に伴い間質の細胞によって産生され，残存肝細胞が少ないほど高値となる．また，即時性は低いが，αフェトプロテイン（AFP）は未熟な肝細胞により産生され，肝再生の指標となりうるので，一定間隔で測定するとよい．

● 専門医のクリニカルパール
ChE は時間経過で判断！
血清 ChE の生理的意義は不明だが，肝臓のタンパク合成能を反映する．個人差が大きいが，症例ごとの変動は小さいため，経過観察には有用で，重症肝炎で急速な低下が認められる[8]．

Advanced Lecture

■ AST と ALT の関係

AST，ALT の著明高値は直近に破壊された肝細胞数を反映しており，図1 における傾きにあたることはすでに述べた．残存する肝細胞，肝機能ではない．ではこの数値からわれわれは何を考察すべきであろうか．

AST は肝臓以外に筋肉，血球などに分布し，臓器特異性は低い．筋肉や血液疾患ではLDH 高値を伴う AST 高値を認め，ALT 高値を伴わない．また AST は肝細胞内に ALT の2〜3倍存在する．一方で血中半減期は AST が10〜20時間，ALT は40〜50時間である．このため，一過性の肝障害では AST ＞ ALT となった後，AST の方が早く低下して AST ＜ ALT となる．AST ＞ ALT が持続する場合は肝臓の再生能を超えて破壊が進展する可能性が危惧される．

おわりに

AST，ALT 高値の症例を前にしたときに考えるべきことについて概説した．さまざまな臨床情報から，確定診断に遅滞なく到達できれば，適切な治療を早期に開始できるであろう．本稿が読者の皆さんの考察を深める一助となれば幸いである．

文献・参考文献

1) 松本伸行：肝障害へのアプローチ〜初期診療における頭の使い方〜．内科，119：1063-1067, 2017
2) 「慢性肝炎診療のためのガイドライン」（日本肝臓学会/編），2007
3) 滝川 一：医学と医療の最前線 薬物性肝障害の診断と治療．日本内科学会雑誌，104：991-997, 2015
4) アルコール性肝障害診断基準2011年版（日本アルコール医学生物学研究会）：www.kanen.ncgm.go.jp/cont/010/sankou.html
5) 厚生労働省難治性疾患政策研究事業「難治性の肝・胆道疾患に関する調査研究」班：自己免疫性肝炎（AIH）診療ガイドライン（2016年），2017
6) Yoshiba M, et al：Accurate prediction of fulminant hepatic failure in severe acute viral hepatitis：multicenter

study. J Gastroenterol, 37：916-921, 2002
7) Nakao M, et al：Nationwide survey for acute liver failure and late-onset hepatic failure in Japan. J Gastroenterol, 53：752-769, 2018
8) 與芝真彰：コリンエステラーゼの動きに注意する．Modern Physician, 26：426, 2006

プロフィール

中本悠輔（Yusuke Nakamoto）
聖マリアンナ医科大学病院消化器・肝臓内科
好きなものは野球観戦．草野球チームにも参加し，自分の時間と仕事の時間を両立できればと思っております．読者の皆さんも，楽しみながら仕事をすることを目標としてみてください．

松本伸行（Nobuyuki Matsumoto）
聖マリアンナ医科大学病院消化器・肝臓内科
好きな言葉はマイブリット・モーセル博士の「I think you learn much more if you have fun!」という言葉．難しいですが，どうせやるなら何事も無理矢理にでも楽しみたいと思っています．

第4章 受け持ち医に求められる領域別知識

5. 肝硬変のマネージメント

川村直弘

Point

- 肝硬変の重症度を把握する
- 今，起こっていることを把握しどうして悪化したか，どう治療するかを考える
- 再び起こさないためには何をするか

はじめに

　肝硬変はあらゆる慢性肝疾患の終末像である．肝機能が残存する代償期肝硬変では日常生活のQOLを脅かすようなエピソードは起こりにくいが，栄養障害による重要な変化は起こり始めている．肝不全の徴候が顕在化する非代償期へ進行した症例では，エネルギー消費効率の変化から，アミノ酸インバランスが生じ蛋白・エネルギー低栄養状態（protein-energy malnutrition：PEM）に陥る．サルコペニア，肝性脳症，浮腫・腹水，門脈圧亢進症，胃食道静脈瘤や門脈―大循環短絡（シャント），肝腎症候群，肝癌など顕在化する徴候が予後やQOLに影響を与えるためこれらをコントロールすることが先生方の重要な仕事となる．本稿では，肝性脳症や浮腫・腹水の管理を中心に解説し，栄養療法について知識の整理をする．なお，推奨度，エビデンスレベルに関しては文献1より引用している．

1. 重症度分類

　肝硬変の重症度の評価にはChild-Pugh分類が最もポピュラーである．5項目で点数化し（表1）合計点が5，6点をgrade Aとし代償期の肝硬変，7〜9点をgrade B，10〜15点をgrade Cを非代償期の肝硬変とする．この5つの項目は肝硬変患者の予後決定因子として多変量解析で抽出された項目である．プレゼンテーションの際は「Child-Pugh 7点grade Bの肝硬変です」と一言でいうと客観的に相手に重症度が伝わりやすい．
　ほかの評価法としてALBI-gradeは血清アルブミンと総ビリルビンによる重症度スコアでとても簡易である．MELDスコアは非代償期肝硬変における予後予測に有用であり，特に肝移植の適応を決定する際には重要なスコアである[2]．しかし，いずれもスコアにすぎず患者さんの全体像から重症度を判定しなくてはならない．

表1　Child-Pugh分類

		1点	2点	3点
血清ビリルビン値		2.0 mg/dL 未満	2.0〜3.0 mg/dL	3.0 mg/dL 超
血清アルブミン値		3.5 g/dL 超	2.8〜3.5 g/dL	2.8 g/dL 未満
プロトロンビン時間	活性	70％超	40〜70％	40％未満
	INR	1.7未満	1.7〜2.3	2.3超
腹水		なし	軽度	中程度以上
肝性脳症		なし	軽度（Ⅰ・Ⅱ）	昏睡（Ⅲ）

合計点が，
　5，6点の場合：grade A とし代償期の肝硬変
　7〜9点の場合：grade B
　10〜15点の場合：grade C とし非代償期の肝硬変
INR：international normalized ratio（国際標準比）

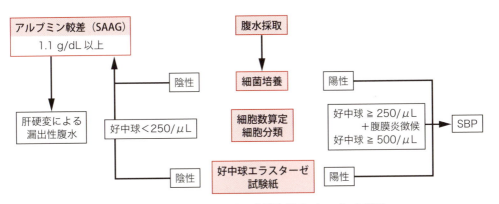

図1　漏出性腹水と特発性細菌性腹膜炎（SBP）の鑑別

2. 腹水のマネージメント（SBPを含む）

　肝硬変における腹水は，門脈圧亢進症や低アルブミン血症による血管内浸透圧低下による血管内からサードスペースへの血漿成分の漏出が主因である．さらに，レニン・アンジオテンシン系をはじめとするホルモンアンバランスを生じて，血清ナトリウム低下など，体液・電解質異常を引き起こし，肝硬変患者の予後，QOLを著しく低下させる合併症である．

1 腹腔穿刺により腹水の性状を把握しSBPを早期に診断

　肝硬変の腹水は通常は漏出性であり血清と腹水中のアルブミン濃度差が1.1 g/dL以上となる（図1）．しかし，注意を要する合併症として特発性細菌性腹膜炎（spontaneous bacterial peritonitis：SBP）があり，肝硬変の腹水例の8〜18％に出現し，消化管出血，DIC（播種性血管内凝固症候群），肝腎症候群などを合併し予後増悪因子となる．発熱，腹痛，腹膜刺激症状を欠くことも少なくなく，好中球算定が必須となる．腹水中の好中球が，500/μL以上，または250〜500/μLでも自他覚症状（腹膜炎徴候）があれば診断できる．簡便な方法として尿中好中球エラスターゼ検出試験紙が有用で，感度89〜100％，特異度99〜100％で良好と報告される[3]．なお，SBPが合併すると予後は低下し1年後の死亡率は66.2％にのぼる．起因菌が同定される頻度は5〜6％と低率であるが，第三世代セフェム系抗菌薬を第一選択薬とする．また，予防的投与が予後

を改善する報告[5]があるが，投与期間など定まった見解はない．さらに日本では，長期間の抗菌薬の予防投与は保険診療上認められていないので，適応に関しては十分な配慮が必要である．

2 腹水の治療

以下，推奨度エビデンスレベルは文献1をもとに示す．

1）塩分，水分制限

必要だが食欲低下を招くような過度な制限は栄養状態の悪化，血管内脱水を助長するので避ける．1日5～7g程度の緩やかな制限を指示し，これを遵守する指導を行うことが重要である（推奨度2，エビデンスレベルC）．

2）利尿薬

> a. スピロノラクトン単剤あるいはスピロノラクトン（アルダクトンA®）＋フロセミド（ラシックス®）の併用から開始する（推奨度1，エビデンスレベルA）．
> b. バソプレシンV2受容体拮抗薬〔トルバプタン（サムスカ®）〕を早期に導入することは有効（推奨度1，エビデンスレベルA）．

スピロノラクトン25 mg＋フロセミド20 mg程度から開始し無効な場合は，増量するが，過度の増量は電解質異常を呈し予後を悪化させるため，スピロノラクトン50～100 mg＋フロセミド40 mgで効果が不十分であればトルバプタンの併用を検討する．水利尿であり低ナトリウム血症を増悪させずRAA（レニン・アンジオテンシン・アルドステロン）系への作用から肝腎症候群の回避も期待される．トルバプタンの投与開始量は3.75 mgから開始し7.5 mgまで増量可能である．**過度な飲水制限は高張性脱水の原因となりうるため避ける**ことを知っておかなければならない．

3）アルブミン投与（推奨度2，エビデンスレベルA）

浸透圧を高め利尿薬に対する反応性を改善するため低アルブミン血症時に併用する．特に大量腹水穿刺時には循環不全予防効果が高く併用することが推奨される．投与効果の評価を3日間を目途に行い，使用の継続を判断し，漫然と投与し続けることのないようにする．

4）大量腹水穿刺排液（推奨度1，エビデンスレベルA），腹水濾過濃縮再静注法（cell-free and concentrated ascites reinfusion therapy：CART）（推奨度2，エビデンスレベルB）

利尿薬投与，アルブミン投与によりコントロールできず，腹部膨満感，呼吸苦，食事摂取量の低下による栄養状態の悪化がみられるような難治性腹水例に適応する．しかし，一度に大量排液を行うと循環不全を起こすリスクもあり必要があれば捕液を併用することも検討する．重症肝硬変例では，穿刺後に再貯留がみられる頻度は高く処置をくり返す必要があり，肝性脳症を誘発する恐れがあるため症例によっては少量の排液から様子をみた方がよい場合もある．一方，大量の排液により，腹水による下大静脈などの圧迫が解除し還流量が増加するため循環動態を改善しうる．

5）そのほか

腹腔・静脈シャント（P−Vシャント）や経頸静脈管内門脈体循環シャント術（transjugular intrahepatic portosystemic shunt：TIPS）も腹水コントロール，予後やQOLを改善するというエビデンスがあるが，肝性脳症の増悪，敗血症，門脈圧血栓症の合併例にはTIPSは禁忌となるので症例の検討は十分行うべきであり，技術的な熟練も必要となる．

3. 肝性脳症の診断と治療

　肝性脳症は，肝臓機能障害に基づいて出現する意識障害を中心とする精神神経症状をきたした状態で，肝硬変では主に門脈—大循環短絡が主因で高アンモニア血症が大きくかかわる慢性再発型である．臨床症状から精神神経症状が明確な**顕在性**と症状が明らかではないが精神神経検査をすることで診断される**潜在性**とに分類される．潜在性や軽度の肝性脳症では，睡眠・覚醒リズムの逆転がみられるため睡眠についての病歴聴取は重要であり本人のみならず，家族などから聴取も心掛けるべきである．

　発生機序は主にアンモニアによる中毒説と神経伝達物質説があり，これらのサイクルを打破することが治療の鍵となる．

1 肝性脳症の発症機序

1）中毒説

　体内でのアンモニアの代謝経路は大きく2つあり，肝臓での尿素回路（図2A）と脳内や骨格筋でのグルタミン合成系（図2B）である．肝機能の低下や門脈—大循環系短絡により肝臓での尿素回路によるアンモニア代謝能は低下し，脳や骨格筋におけるグルタミン合成系によるアンモニア代謝経路が活性化する．脳内グルタミン合成系が活性化し血液脳関門（blood-brain barrier：BBB）の透過性は亢進し脳内アンモニア濃度はさらに上昇する．アンモニアやグルタミン酸欠乏はastrocyte（星状細胞）を障害し神経膠症を引き起こし，神経伝達物質や神経細胞機能に影響を与える．過剰となったグルタミンはastrocyte内の浸透圧を上昇させ腫大し脳症の発症に関与する．

2）神経伝達物質説

　肝硬変患者では①アミノ酸インバランスが生じ，アミノ酸—神経伝達物質に影響を及ぼす説，②中枢神経系における神経伝達抑制アミノ酸であるGABA（γ aminobutyric acid）が門脈—大循環系短絡を介してBBBを通過し脳内へ入り神経伝達を抑制する説がある．③ベンゾジアゼピンがGABA受容体に作用することも影響を与える．肝硬変ではさまざまな代謝異常に伴い上昇する物質が関与し多因子が脳症にかかわっている可能性も示唆されている．

2 肝性脳症の診断

　肝性脳症の症状は（表2）の昏睡度分類に示される[4]．羽ばたき振戦の存在，独特な肝性口臭などが診断の決め手となる．潜在性脳症では，さまざまな精神神経テストが開発されており，ナンバーコネクションテストや「（肝性脳症）精神神経機能検査ソフト（NP-test iPad ver.）」は診断に有用である（日本肝臓学会のホームページでダウンロード可能）．

　血液検査では肝機能の総合的な評価を行う．高アンモニア血症，Fischer比〔分岐鎖アミノ酸（branched chain amino acid：BCAA）／芳香族アミノ酸（aromatic amino acid：AAA）〕やBTR（総分岐鎖アミノ酸／チロシンモル比）が低下する．また，肝硬変では亜鉛などの微量元素が不足することが多い．

　電気生理学的検査として，脳波ではα波の徐波化や不規則化，進行するとθ波，三相波が出現する．大脳誘発試験，critical flicker frequency（CFF）test，脳血流シンチグラフィーによる血流の変化も診断に有効である．

　画像診断では，頭部MRI検査のT1強調画像で両側の大脳基底核の淡蒼球が高信号を呈する．腹部超音波検査，CT，MRI，血管造影による，肝形態や門脈—大循環系の血行動態を評価しIVRを用いた治療の適応を検討する．

A）尿素回路

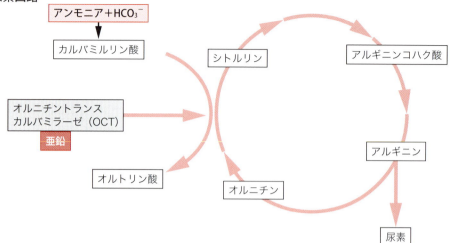

B）グルタミン合成系と分岐鎖アミノ酸（BCAA）の代謝動態

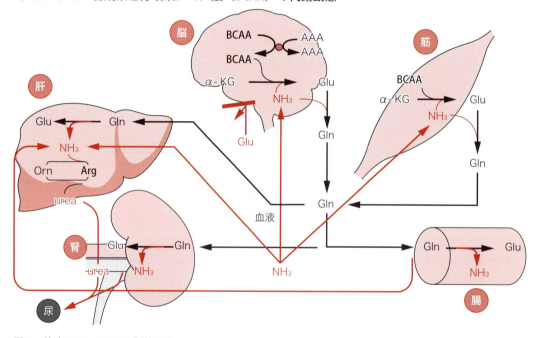

図2　体内のアンモニア代謝経路
A）尿素回路．アンモニアはこの回路で尿素へ変換されることで無毒化される．オルニチントランスカルバミラーゼ（OCT）は亜鉛を補酵素として活性化されるため肝硬変における亜鉛欠乏状態では活性が低下する．また，カルバミルリン酸の供給はカルニチン欠乏により低下しアンモニア代謝が低下する（図3参照）．B）グルタミン合成系と分岐鎖アミノ酸（BCAA）の代謝動態．主に腸管や腎で産生されたアンモニアは肝臓で尿素回路で代謝され尿素へ変換されるが，肝機能が低下すると骨格筋や脳内においてグルタミン合成系によるアンモニア代謝が亢進する．その際，分岐鎖アミノ酸（BCAA）が消費されるために体内から減少するが，そのことが非代償性肝硬変におけるアミノ酸インバランスの1つの原因である
Glu：グルタミン酸，Gln：グルタミン，Orn：オルニチン，Arg：アルギニン，AAA：芳香族アミノ酸，α-KG：α-ケトグルタル酸

3　肝性脳症の治療

　基本的なことは顕在性肝性脳症を誘発する高蛋白食，脱水，便秘・下痢，消化管出血，感染，

表2　肝性脳症の昏睡度分類

昏睡度	精神症状	参考事項
I	睡眠・覚醒リズムの逆転 多幸気分，ときに抑うつ状態 だらしなく，気にとめない態度	retrospectiveにしか判定できない場合が多い
II	指南力（時，場所）障害，ものを取り違える（confusion） 異常行動（例　お金をまく，化粧品をゴミ箱に捨てるなど） ときに傾眠状態（普通の呼びかけで開眼し，会話ができる） 無礼な言動があったりするが，医師の指示に従う態度を見せる	興奮状態がない 尿，便失禁がない 羽ばたき振戦あり
III	しばしば興奮状態，またはせん妄状態を伴い，反抗的な態度をみせる 嗜眠状態（ほとんど眠っている） 外的刺激で開眼しうるが，医師の指示に従わない，または従えない（簡単な命令には応じる）	羽ばたき振戦あり（患者の協力が得られる場合） 指南力は高度に障害
IV	昏睡（完全な意識消失） 痛み刺激に反応する	刺激に対してはらいのける動作，顔をしかめるなどがみられる
V	深昏睡 痛み刺激にも全く反応しない	

文献4より引用

表3　肝硬変に対する栄養療法のガイドライン（ESPEN）

臨床病期	非蛋白エネルギー（kcal/kg/日）	蛋白・アミノ酸（g/kg/日）
代償性肝硬変	25～35	1.0～1.2
合併症をもつ肝硬変 　食事摂取不良による低栄養	35～40	1.5
肝性昏睡（I～II度）	25～35	一時的に0.5とし，漸次1.0～1.5へ． 蛋白不耐症では植物性蛋白質またはBCAAを補充
肝性昏睡（III～IV度）	25～35	0.5～1.2 BCAA高含有アミノ酸輸液

文献6を参考に作成

薬物（利尿薬，抗精神病薬）を避けることであるが，ほぼアンモニア対策につきる．

1）栄養治療（推奨度1，エビデンスレベルA）

　肝性脳症を有する肝硬変患者には蛋白不耐症が存在する．窒素出納のバランスは1.2～1.3 g/kg（標準体重）/日と考えられ，肝性脳症患者では蛋白質量がその値を超えないようにする．顕在性脳症時，経口摂取が可能であれば，蛋白質を0.5 g/kg/日からはじめ漸増し1.0 g/kg程度の摂取量とする．当然，窒素源は不足し低アルブミン血症が助長されるため，BCAAを補充し窒素バランスを整える（表3）[6]．長期にわたる極端な蛋白質制限は，低栄養，強いてはサルコペニアを誘発するため可能な限り制限を緩和することを検討する．

2）合成二糖類（推奨度1，エビデンスレベルA）

　代表的薬物は，ラクツロースとラクチトールで，①腸管内のpHを低下させることでアンモニアの吸収が抑制される．②*Bacteroides*属などのアンモニア産生菌が減少し産生抑制され，*Lactobacillus*属などが増殖することで利用が促進する．③緩下作用により腸管内容物の通過時間が短縮する．④大腸粘膜の増殖，血流の増加抗炎症作用により細菌移行（bacterial translocation）を抑制する効果もある[7]．

　ラクツロースは19.5～41.1 gを1回6.5～13.7 g　1日3回に分け経口摂取するか，経口摂取

が不可能な場合は，粉末製剤を水で溶解し注腸する方法もある．ラクチトールは18〜36 gを1回6〜12 g 3回に分け内服する．下痢や腹部膨満感が出現することがあり投与量を適宜調整する．

3）腸管難吸収性抗菌薬（推奨度2，エビデンスレベルA）

合成二糖類のみで腸管内のアンモニア産生菌を抑制できない場合は，難吸収性抗菌薬を使用し腸内細菌の産生を抑制する．2016年リファキシミン（リフキシマ®）が保険適用となった．腸内細菌群では *Clostridium* 属菌，*Bacillus* 属菌，*Streptococcus* 属菌，*Bacteroides* 属菌，*E.coli*，*P.mirabilis* などがアンモニア産生菌として報告され，これらの菌を抑制し肝性脳症を改善する．また，肝硬変患者の血中炎症性サイトカインレベルを低下しSBP，肝腎症候群の発症リスクを減少させる．脳症を改善する[8]のみではなく，生存率も改善する[9]．投与法はリファキシミンとして1回400 mgを1日3回食後に経口投与する．合成二糖類と併用することが多いが，第一選択薬としてどちらを先行させるかは今後，検討が必要である．

4）分岐鎖アミノ酸（BCAA）（推奨度1，エビデンスレベルA）

肝硬変においてアミノ酸インバランスが生じ脳内神経伝達物質へ影響を与え，BCAAが減少するため骨格筋や脳内でのアンモニア代謝が低下し，肝性脳症を増悪させる．不足したBCAAを投与することでアンモニア代謝が改善し肝性脳症の改善につながる．軽度の肝性脳症を伴う肝硬変患者に対しては，表3に示すように肝不全用経腸栄養剤を蛋白制限食（0.5〜0.7 g/kg/日）とともに用いる．高度の脳症であれば禁食として分岐鎖アミノ酸製剤の点滴を行う．末期の昏睡型や急性肝不全では窒素負荷を行わない方がよい場合があるので適応を検討する．

5）亜鉛製剤（エビデンスレベルB）

肝硬変では亜鉛をはじめさまざまな微量元素が減少する．亜鉛は尿素回路においてオルニチントランスカルバミラーゼを活性化する．亜鉛欠乏を解消することにより，高アンモニア血症が改善し脳症の改善をもたらす[10]．亜鉛の補充療法としては酢酸亜鉛水和物製剤（ノベルジン®）が使用可能となり効果が期待されている．

6）カルニチン（エビデンスレベルB）

カルニチンは脂質代謝にかかわるビタミン様物質である．主な作用は長鎖脂肪酸をミトコンドリア内に運搬しβ酸化を促進し，ミトコンドリア内のCoA/アシルCoA比を調整する（図3）．欠乏するとβ酸化の阻害，TCAサイクルでのATP産生低下によるエネルギー欠乏，糖新生低下，尿素サイクルによるアンモニア代謝の低下，呼吸鎖の異常によるミトコンドリア機能障害，アシルCoAの蓄積によるミトコンドリア機能障害がある．肝硬変患者では細胞内のカルニチンが低下しており，L-カルニチン投与により血中アンモニア濃度が低下し肝性脳症は改善する[13]．主たる理由はミトコンドリア機能回復による尿素回路の活性化，β酸化の促進効果による．至適投与量は今後検討を要するが，本邦では1回250〜500 mgを1日3回で開始し適宜増減する報告が多い．

4. 肝硬変の栄養治療

肝硬変における栄養治療の第一の目標は蛋白・エネルギー低栄養状態を改善することにある．BCAAは脳や骨格筋でのアンモニア代謝で利用されること，インスリン抵抗性から糖質の利用効率が低下しエネルギー源として使用されることからアミノ酸インバランスを生じ，低アルブミン血症，サルコペニア，肝性脳症，体液貯留，肝腎症候群などさまざまな合併症を誘引する．現在の病態を把握し適切な栄養処方（表3，図4）を行うこと，日常で実践されているかを確認するた

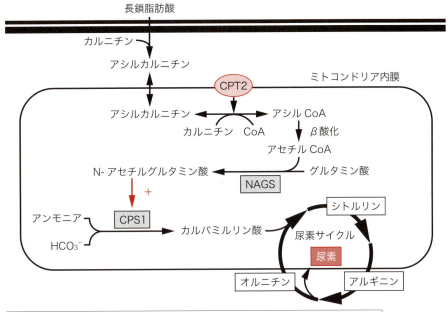

図3　カルニチンの代謝
尿素回路はアンモニアと重炭酸イオンが結合してカルバミルリン酸が生成する反応（CPS1：カルバミルリン酸合成酵素1）で開始される．カルバミルリン酸は，オルニチンと結合してシトルリン→アルギニンを形成し尿素を産生する．一方，カルニチンにより取り込まれた長鎖脂肪酸のβ酸化により生じたアセチルCoAは，グルタミン酸と反応し，N-アセチルグルタミン酸を生成する．このN-アセチルグルタミン酸は，カルバミルリン酸合成酵素1に促進的に働きかけ，アンモニアの消費を促す．
文献11，12を参考に作成

めに管理栄養士による栄養指導，あるいは薬剤師による服薬管理を行うことも重要である．特に食事の内容と低アルブミン血症に対するBCAA製剤の使い分け，就寝前軽食の導入などが予後を左右する因子となる[14〜16]．

おわりに

慢性肝不全の代表的な合併症である腹水，肝性脳症について診断や治療について概説した．肝不全は複雑に病態が絡み合っており，全体を把握し求められている治療を包括的に行うことが必要であることを理解し診療にあたっていただきたい．

文献・参考文献

1)「肝硬変診療ガイドライン2015（改訂第2版）」（日本消化器病学会/編），p xviii，南江堂，2015
2) D'Amico G, et al：Natural history and prognostic indicators of survival in cirrhosis：a systematic review of 118 studies. J Hepatol, 44：217-231, 2006

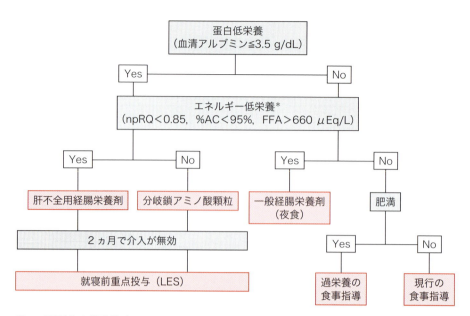

図4　肝硬変の栄養治療フローチャート
　＊：栄養状態の評価についてはgold standardとなる方法はないが，栄養摂取の状態や体組成の評価，血清学的な評価で行われており，SGA（Subjective Global Assessment：主観的包括的アセスメント），DEXA（Dual-Energy X-ray Absorptiometry），Bioelectrical Impedance（BIA），HG（Handgrip Strength），L3 Skeletal Muscle Indexなどが用いられており，それぞれが利点と欠点を有する．
　エネルギー低栄養評価には非蛋白呼吸商（npRQ）が推奨されている．しかし，日常診療で用いられることは少ない．％AC（Arm Circumference），早朝空腹時FFAがnpRQと相関があり，％AC＜95，FFA＞660μEq/LがnpRQ＜0.85の指標となるとされている．栄養学的な介入後などの動的評価にはFFAが適する．
「日本消化器病学会／編：肝硬変診療ガイドライン2015（改訂第2版），p.xviii，2015，南江堂」より許諾を得て転載

3）Koulaouzidis A, et al：Leucocyte esterase reagent strips for the diagnosis of spontaneous bacterial peritonitis：a systematic review. Eur J Gastroenterol Hepatol, 20：1055-1060, 2008
4）髙橋善弥太：劇症肝炎の全国統計－初発症状から見た意識障害発現までの日数と予後および定義の検討．「第12回A型肝炎・劇症肝炎」（犬山シンポジウム記録刊行会／編），pp116-125，中外医学社，1982
5）European Association for the Study of the Liver.：EASL clinical practice guidelines on the management of ascites, spontaneous bacterial peritonitis, and hepatorenal syndrome in cirrhosis. J Hepatol, 53：397-417, 2010
6）Plauth M, et al：ESPEN Guidelines on Parenteral Nutrition：hepatology. Clin Nutr, 28：436-444, 2009
7）Patil DH, et al：Comparative modes of action of lactitol and lactulose in the treatment of hepatic encephalopathy. Gut, 28：255-259, 1987
8）Bass NM, et al：Rifaximin treatment in hepatic encephalopathy. N Engl J Med, 362：1071-1081, 2010
9）Vlachogiannakos J, et al：Long-term administration of rifaximin improves the prognosis of patients with decompensated alcoholic cirrhosis. J Gastroenterol Hepatol, 28：450-455, 2013
10）Katayama K, et al：Effect of zinc on liver cirrhosis with hyperammonemia：a preliminary randomized, placebo-controlled double-blind trial. Nutrition, 30：1409-1414, 2014
11）山口清次：先天性代謝異常症 最新治療 薬物療法の開発と効果 L-カルニチン．小児内科，33：964-967，2001
12）芳野 信：臨床症状からの診断基準 高アンモニア血症．「見逃せない先天代謝異常」（髙柳正樹／専門編集，五十嵐 隆／総編集），p8，中山書店，2010
13）Malaguarnera M, et al：L-Carnitine in the treatment of mild or moderate hepatic encephalopathy. Dig Dis, 21：271-275, 2003
14）Muto Y, et al：Effects of oral branched-chain amino acid granules on event-free survival in patients with liver cirrhosis. Clin Gastroenterol Hepatol, 3：705-713, 2005

15) Muto Y, et al：Overweight and obesity increase the risk for liver cancer in patients with liver cirrhosis and long-term oral supplementation with branched-chain amino acid granules inhibits liver carcinogenesis in heavier patients with liver cirrhosis. Hepatol Res, 35：204-214, 2006
16) Nakaya Y, et al：BCAA-enriched snack improves nutritional state of cirrhosis. Nutrition, 23：113-120, 2007

プロフィール

川村直弘（Naohiro Kawamura）
杏林大学医学部 第三内科 消化器内科

第4章 受け持ち医に求められる領域別知識

6. 進行がんの化学療法と緩和ケア

西 智弘

Point

- がん診療において研修医が身につけるべきは，抗がん剤の副作用対策，がん診療における治療とケアのマインド，基本的な症状緩和の技術である
- がんによる症状と，抗がん剤治療の副作用をきちんと鑑別できるようになることが大事
- 症状緩和としての緩和ケアと，人生を全うさせるケアという視点で指導医のサポートを行う

はじめに

 がんは，研修医がその診療に携わるにはややハードルが高い領域ではないだろうか．抗がん剤は多彩な副作用があり，用量調整や支持療法などを含めたマネジメントには多くの知識が求められる．また，患者の人生を支える緩和ケアも，オピオイドの使い方からスピリチュアルな苦痛まで，学ぶべきことは多く，それぞれの専門医ですら，知識のアップデートに苦労している．しかし，がんは比較的一般的に遭遇する疾患の1つであり，その診療の要点を押さえることは研修医にとって重要である．

> **症例**
> 52歳男性．数カ月前から食欲が低下し，この3カ月で10 kg近く体重が減少したため，心配になり近医を受診．胃カメラで異常を指摘され，総合病院を紹介され，そこでの精査にて胃体部癌（低分化腺癌），腹膜播種と診断された．HER2陰性，血液検査・身体診察では特記すべき異常なし．妻（48），長女（19），長男（16）と同居．仕事は製薬企業の営業職．信仰は特になし．家族が心の支え．
> 外来の主治医によってXELOX療法（カペシタビン＋オキサリプラチン）が開始され，6カ月ほどは特に問題なく治療経過も良好であったが，8回目のXELOX療法を行った2週間後に食事摂取困難，および嘔吐を主訴に救急外来を受診された．

 がん診療において，重要なことはいくつかある．そのなかで研修医が身につけるべきことは，
- 抗がん剤の副作用対策
- がん診療における治療とケアのマインド
- 基本的な症状緩和の技術
   である．

表1　消化器癌の化学療法に用いられる主な薬剤

		薬剤	注意すべき副作用
殺細胞性抗がん剤	5-FU系	5-FU カペシタビン S-1	粘膜炎 下痢 手足症候群
	タキサン系	パクリタキセル ドセタキセル	しびれ 骨髄抑制 間質性肺炎 脱毛
	トポイソメラーゼI阻害薬	イリノテカン	下痢 骨髄抑制 脱毛
	ピリミジン系	ゲムシタビン	骨髄抑制 間質性肺炎
	プラチナ系	シスプラチン オキサリプラチン	食欲低下・嘔吐 腎機能障害
分子標的薬	血管新生阻害薬	ベバシズマブ ラムシルマブ	出血 創傷治癒遅延
	抗EGFR抗体薬	パニツムマブ	ざ瘡様皮疹 爪囲炎
	チロシンキナーゼ阻害薬	ソラフェニブ レゴラフェニブ	手足症候群 肝障害
免疫チェックポイント阻害薬		ニボルマブ	劇症型1型糖尿病 間質性肺炎 重症筋無力症

以下，順番に解説していこう．

1. 抗がん剤の副作用対策

1 副作用を把握する

　2018年秋の時点で，消化器癌に対して主に使う薬剤としては表1にあげたものがある．実際には，これらを単独で使用する場合もあるし，組合わせて使用する場合もある（それをレジメンと呼ぶ）．しかし，研修医の段階で，これらレジメンの1つひとつを覚え，使いこなせるようになる必要はない．

　重要なことは，それぞれの薬剤で「どの時期に，どういった副作用が出やすいか」を把握することである．抗がん剤というと，投与終了後から多彩な副作用が一度に出るようなイメージをもたれている方がいるが，実際にはそれぞれに特徴がある（図1）．

　例えば，抗がん剤の副作用として有名な「脱毛」であるが，投与後数日で脱毛が始まることは一般的には少なく，多くは投与後10〜14日くらいのところで一気に抜け始める．また，すべての抗がん剤で脱毛があるわけでもない（むしろ消化器癌の場合は，メインで使用する薬剤に脱毛が少なく，タキサン系やイリノテカンなど一部のみが脱毛する）．

2 副作用を鑑別する

　研修医として，抗がん剤の副作用がいつごろどのように出るのかを把握すべき理由として一番大きなものは「がんによる症状と，抗がん剤治療の副作用をきちんと鑑別できるようになるため」

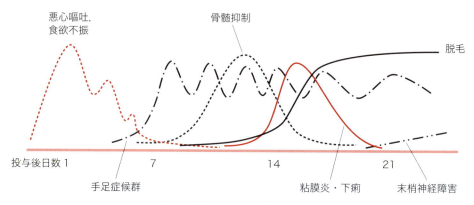

図1　副作用の出る時期は多彩

表2　消化器癌の治療中に鑑別すべき嘔気嘔吐の主な原因

抗がん治療に伴うもの	抗がん剤	催吐性薬剤による嘔吐 予期性嘔吐 便秘 粘膜炎 SIADH 腎機能障害
	放射線治療	粘膜炎 消化管機能障害
がんの進行によるもの	中枢性病変	脳転移・髄膜播種
	消化管病変	腹膜播種（便秘など） 腸閉塞（機械的閉塞）
	そのほかの狭窄症状	腎後性腎不全
	電解質異常	高カルシウム血症 低ナトリウム血症

である．

　研修医が抗がん剤治療中の患者を診るとしたら，多いシチュエーションとしては夜間の救急外来と診療科ローテーション研修中の緊急入院であろう．その場面で，この鑑別がきちんとできるようになっていないと，診断を誤り，場合によっては患者を死に至らしめることもある．

　例えば，今回の症例のように「抗がん剤治療中に食欲不振と嘔吐で来院」となると，えてして「それは抗がん剤の副作用だろう」と考えてしまいがちである．しかし，実際にはこういった消化器癌の抗がん剤治療中に遭遇する「嘔気嘔吐」の鑑別としては，表2に示したように多彩な鑑別を行わなければならない．

　そのとき，図1の内容をきちんと把握していれば，病歴聴取で「抗がん剤を開始したのはいつからで，食欲不振と嘔吐が始まったのはいつからか」ということを聞くことができ，そして「これまでの抗がん剤治療は，点滴してからときどき吐き気が出ることはあったが，ここまでひどい症状ははじめて．今回は，化学療法センターで点滴を受けたのが2週間前．その後は特に何も症状がなくカペシタビンも飲めていたけど，2日前から食欲が低下し，今日の朝からは嘔吐が始まった」という回答を得られれば，この症状は抗がん剤によるものの可能性は低いというところにたどり着くことができる．

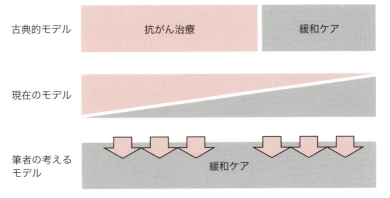

図2　抗がん治療と緩和ケアの関係モデル

症例の続き
腹部診察とCTの結果から，腹膜播種の進行に伴う腸閉塞＋両側尿管狭窄による腎後性腎不全と診断された．すぐに緊急腎瘻造設術を行い，イレウス管を挿入した．

2. がん診療における治療とケアのマインド

　消化器の進行がん患者に対して治療を行う際に，まず心にとめておかなければならないことは，「**このがんは治癒不可能である**」という前提である．

　もちろん，進行がんであったとしても，抗がん剤でがんが消失する可能性は0％とはいえず，また大腸癌の肝転移では，手術やラジオ波などで転移巣も含めて治療を行い治癒できる可能性はあり，腫瘍内科医としてはその可能性を追求することを忘れてはいけない．

　しかし一方で，年齢やそのときの全身状態 (performance status)，また患者本人の治療に対する選好などを考慮したとき，すべての治療が思うように施されるとも限らず，また最も効果が高いと思われる治療を行ったとしても，がんを治癒させることは難しいことがほとんどである．

　そういった状況においては，がんの治癒を目的とするのではなく，「がんのコントロール」を目的とすることが多いのだが，そこで考えるべきは「**抗がん剤治療ありき**」の診療は本当に患者のためになるのか？という視点である．

　ここで図2を見てもらいたい．この図2で，一番上の抗がん治療と緩和ケアの関係は，古典的なもので，いわゆる「抗がん剤治療が終わったら緩和ケアが始まる」というものである．それに対して，真ん中のモデルは厚生労働省などの文書などでも用いられている，現在最も一般的に考えられている抗がん治療と緩和ケアの関係である．つまり，「早期からの緩和ケア」の考えをもとに，がん治療の初期から緩和ケアがかかわり，そして最期が近づくにつれて緩和ケアの比重が強くなっていくというモデルである[1]．しかし，このモデルも「基本的には抗がん治療ありき」というところで，患者の選好を十分に反映しているとは言い難い．

　筆者は，進行がんと診断された時点で，基本的にはまず緩和ケアが始まり，そして「あなたはこれまでどんな人生を歩んできて，これからどう生きていきたいのか」という話し合いをしていくなかで，患者が本当に望む人生を歩むために抗がん治療が必要なのであれば，そのときにはじめて実施をしていけばよいという考えである．

研修医の立場として，抗がん治療を行うべきかどうかの判断をするという機会はそれほどないだろうと思う．しかし，そういった視点で患者の抗がん治療や今後についての思いを評価することは，患者が自分で自分の人生を歩めるようになるためにサポートしていくうえで重要である．具体的には，患者のこれまでの仕事（職業），信仰，心の支え（何を大切にしてきたか），抗がん治療に期待すること，などを尋ねていくことで，患者自身が本当はどのような人生を歩むことを目標にしているのか，ということをおぼろげながらでもつかむことができる．

　例えば，今回の症例では家族が心の支えで，子どもたちがまだ成人しておらず，その子たちのために少しでも長く生きて，仕事を続けることを目標にしたい，ということがある．それであれば，多少副作用があったとしてもできる限り長く抗がん剤を続けられる方がよく（かといって長期的に入院が必要なレジメンはふさわしくなく），それを目標に治療を組立てていくのがよい，ということになる．今回についても，腹膜播種の増悪で一時的に入院となったものの，できる限り早く退院できる方法を模索して，セカンドラインの治療に入った方がいい，ということになる．しかし，これが全く別の方で，例えば「できる限り副作用に悩まされず，役者として舞台に立ち続けることが目標」という方だったりすると，もしかしたらオキサリプラチンによるしびれや，カペシタビンによる手足症候群での足の痛みなどが，舞台での微妙な足運びに影響する，ということだってあるかもしれない．本来は，そういったことをすべて配慮したうえで，緩和ケアに専念するという選択肢を含めて治療方針を構築していくべきなのである．

3. 基本的な症状緩和の技術

　研修医として，進行がん患者に接することが多い場面は夜間の救急外来と診療科ローテーション研修中の緊急入院であると先に述べた．その状況では，多くの患者は何らかの「苦痛」を訴えてあなたの前にいることが多いだろう．そうしたとき，原因を鑑別することはもちろん大切なことなのだが，それと同じくらい大切なことが**「その苦痛を緩和すること」**である．原因治療＝苦痛の緩和，となる場合はそれを最優先に行うべきだが，がんの進行に伴う苦痛は，原因自体を改善させることが難しいことも多い．例えば，リンパ節転移の増大による腹痛，腹膜播種の増悪による食欲不振，多発肺転移に伴う呼吸困難などである．これら症状に対する基本的な緩和ケアは，すべてのがん診療にかかわる医師が習得すべき必須スキルである．がん診療拠点病院などで実施している緩和ケア研修会を受けるべきであることと同時に，実際に患者に出会った際に実践と教科書を行き来しながら身につけていく必要がある．本稿では，誌面の関係上，すべての症状緩和についての知識を記すことは難しいが，例えば『緩和ケアレジデントマニュアル（医学書院）』[2]や『がん治療のための緩和ケアハンドブック（羊土社）』[3]などの本を片手に症状緩和に取り組むとよい．

おわりに

　がん診療は，深めれば深めるほど奥が深い．それを研修医の短い期間だけで極めるのは難しいが，だからといって苦手意識ももってほしくない．まず最初に押さえるべきポイントを押さえ，チームの一員として指導医と連携して治療にあたってほしい．研修医だからこそできることはた

くさんあるし，私自身も研修医の先生方にたくさん助けてもらった．そしてもし，腫瘍内科に興味が出てくることがあったら，ぜひその道を深めていってもらいたい．

文献・参考文献

1) Temel JS, et al：Effects of Early Integrated Palliative Care in Patients With Lung and GI Cancer：A Randomized Clinical Trial. J Clin Oncol, 35：834-841, 2017
2) 「緩和ケアレジデントマニュアル」（森田達也，木澤義之/監，西 智弘，他/編），医学書院，2016
3) 「がん治療のための緩和ケアハンドブック 症例・処方例・IC例で身につく！鎮痛薬の使い方から心のケアまで」（吉田健史/著，中川和彦，小山敦子/監），羊土社，2017

プロフィール

西　智弘（Tomohiro Nishi）
川崎市立井田病院かわさき総合ケアセンター
2005年北海道大学卒．家庭医研修，総合内科研修を経て，緩和ケア・腫瘍内科の道へ．2017年に一般社団法人プラスケアを起業し，暮らしの保健室や社会的処方研究所の経営に携わっている．

JIMRO

Adacolumn®
血球細胞除去用浄化器
アダカラム® 保険適用

特 徴
- アダカラムは、活動期潰瘍性大腸炎および活動期クローン病の寛解を促進、症状を改善する治療用医療機器です。
- 全身治療を必要とする膿疱性乾癬に対する効能が認められています。
- アダカラムは、末梢血中の顆粒球および単球を選択的に吸着する、体外循環用カラムです。
- 治療時間は一般的な体外循環療法と比べて短く、60分程度です。

「使用目的又は効果」、「禁忌・禁止」、「使用上の注意」等については、最新の添付文書をご参照下さい。

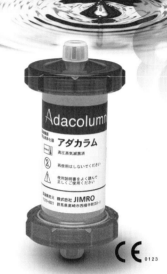

医療機器承認番号：21100BZZ00687000

資料請求先　株式会社 JIMRO 学術部
〒151-0063 東京都渋谷区富ケ谷2-41-12 富ケ谷小川ビル
TEL：0120-677-170（フリーダイヤル）　FAX：03-3469-9352　URL：http://www.jimro.co.jp

AD20180312VdDA
AD18B261

スッキリわかる！
臨床統計はじめの一歩　改訂版
統計のイロハからエビデンスの読み解き方・活かし方まで

能登 洋／著
定価（本体 2,800円+税）　A5判　229頁　ISBN 978-4-7581-1833-0

エビデンスを診療やケアに活かすための超入門書！「論文を読む際はどこを見る？」「臨床研究は何から始めるべき？」などの初歩的な疑問が数式なしでスッと理解できます．EBMを実践したい医師・看護師にオススメ！

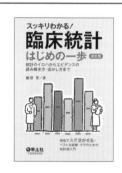

いびき!? 眠気!?
睡眠時無呼吸症を疑ったら
周辺疾患も含めた、検査、診断から治療法までの診療の実践

宮崎泰成, 秀島雅之／著
定価（本体 4,200円+税）　A5判　269頁　ISBN 978-4-7581-1834-7

致命的な合併症のリスクもあり，知名度も高い疾患のため，患者からの相談も増加中．しかし検査・治療は独特で，治療法により診療科が異なります．適切な診断，治療のため診療の全体像を具体的，簡潔に解説しました．

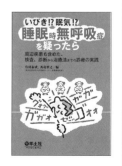

発行　羊土社
〒101-0052　東京都千代田区神田小川町2-5-1　TEL 03(5282)1211　FAX 03(5282)1212
E-mail：eigyo@yodosha.co.jp　URL：www.yodosha.co.jp/

7. 炎症性腸疾患
（潰瘍性大腸炎, Crohn病）

山本章二朗, 三池　忠

●Point●

- ・潰瘍性大腸炎／Crohn病の分類や重症度を理解する
- ・潰瘍性大腸炎／Crohn病に対し, 適切にステロイド治療のマネージメントを行う
- ・ステロイド抵抗性潰瘍性大腸炎の病態を理解し, 適切な治療を行う
- ・生物学的製剤の適応, 禁忌, 注意点を理解する

はじめに

　潰瘍性大腸炎とCrohn病は, 再燃と寛解をくりかえす原因不明の炎症性腸疾患 (inflammatory bowel disease : IBD) である. 以前は稀であったIBD患者数は, 年々増加し, 日常の臨床の場で目にする機会が増えた. IBDは慢性疾患であり, 長期にわたる治療や経過観察を要するため, 外来での加療が原則であるが, 外来診療で寛解できず, 入院治療を要するIBD患者も稀ではない. 厚生労働省の班会議で作成された潰瘍性大腸炎・クローン病診断基準・治療指針の冊子[1]や炎症性腸疾患 (IBD) ガイドライン2016[2]をもとに診療にあたるが, IBD診療は日々進歩しており, さまざまな文献も参考にすることが望ましい. 本稿ではIBDの2症例において, 診断の考え方, 検査の進め方, 治療方針の立て方などを考えていきたい.

1. 潰瘍性大腸炎

症例1

　62歳女性. 特記すべき既往歴はない. 1カ月前より, 1日2, 3回程度の血便, 下痢, 排便時の腹痛が出現するようになり, 徐々に回数が増えた. このため, 前医で大腸内視鏡検査 (colonoscopy : CS) を施行され, 直腸から下行結腸上部まで血管透見性の消失, びまん性の粘膿性の分泌物付着を認め (図1), 左側大腸炎型の潰瘍性大腸炎 (ulcerative colitis : UC) と診断された. 5-アミノサリチル酸 (5-ASA) 製剤が開始され, いったんは症状は改善したものの, 1週間たった頃より症状の再増悪を認めたため, 入院下でプレドニゾロン (PSL) 20 mg/日が開始された. その後, 症状はわずかに改善したものの, PSL減量とともに下痢, 血便の増悪や発熱なども認めるようになり, 当院に転院となった. 転院時の状態は,

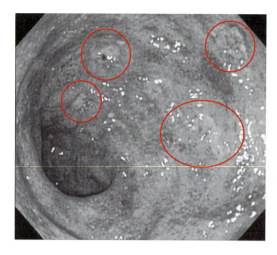

図1 症例1の大腸内視鏡所見
粘膜はびまん性におかされ，浮腫状であり，血管透見像は消失し，粗ぞうまたは細顆粒状を呈し，ところどころびらん（○）を認めている．UCの典型的な内視鏡所見である（Color Atlas⑬参照）

表1 IBD患者が入院した際にチェックすべき事項

潰瘍性大腸炎／Crohn病いずれでも
・これまでの治療内容（特にステロイド）と，その反応性
・薬剤アレルギーの有無
・腸管内／外合併症の有無
潰瘍性大腸炎
・病期（活動期，寛解期）
・臨床的重症度による分類（軽症，中等症，重症）
・病変範囲（全大腸炎，左側大腸炎，直腸炎，右側あるいは区域性大腸炎）
Crohn病
・病変の範囲（小腸型，小腸大腸型，大腸型）
・重症度（軽症，中等症，重症）
・疾患パターン（炎症型，狭窄型，瘻孔型）
・肛門病変の有無
・手術歴の有無（手術内容，残存腸管内の活動性病変の有無，残存腸管長）

排便回数10回/日，泥状から水様の血便，血便はほぼ毎回，夜間排便あり．腹痛は随時あり，体温38.2℃，腹部は平坦，軟で全体に圧痛を認めた．転院時の服薬はプレドニゾロン（PSL）10 mg/日，メサラジン3,600 mg/日，エカベトナトリウム水和物3 g/日で，血液検査ではHb 10.3 g/dL，Alb 3.9 g/dL，CRP 8.9 mg/dLと軽度の貧血および炎症反応の上昇を認めた．

1 どのように考えるか？

UC患者が入院した場合，病期（活動期か寛解期か），臨床的重症度，病変範囲，現在の治療内容，腸管内外の合併症などを評価する（表1）．本例は初回発作型の中等症の左側大腸炎型UCである．UCの重症度分類はいろいろあるが，一般的には厚生労働省の重症度分類が用いられることが多い（表2）．

表2 潰瘍性大腸炎の臨床的重症度分類

	重症 Severe	中等症 Moderate	軽症 Mild
1) 排便回数	6回以上	重症と軽症との中間	4回以下
2) 顕血便	（＋＋＋）		（＋）〜（−）
3) 発熱	37.5℃以上		（−）
4) 頻脈	90/分以上		（−）
5) 貧血	Hb 10 g/dL以下		（−）
6) 赤沈	30 mm/時以上		正常

・重症とは1）および2）のほかに全身症状である3）または4）のいずれかを満たし，かつ6項目のうち4項目以上を満たすものとする．軽症は6項目すべてを満たすものとする
文献1より引用

●ここがポイント
UC患者が入院した場合，上記を把握したうえで前医の治療内容とその効果，合併症などを評価する．

　本例は，当初5-ASA製剤にいったんは反応したが悪化し，追加されたステロイド（PSL）によりわずかに症状は改善したもののステロイド減量に伴い増悪している．ステロイド治療により明らかな改善が得られていないため，ステロイド抵抗性UCの可能性が考えられるものの，中等症UCに対するステロイド治療として1日30〜40 mg程度の経口PSLが推奨されていることに留意が必要である．本例に投与された20 mg/日のPSLは，中等症UCに対するステロイドの投与量としては少なく，十分なステロイド治療がなされなかったため，寛解に至らなかった可能性も考慮する．

●ここがポイント
ステロイド抵抗性UCでは，ステロイドの投与量や投与期間が適切であったかを検討する．

　ステロイド抵抗性UCの治療法としては，血球成分除去療法，タクロリムス（プログラフ®）経口投与，生物学的製剤，シクロスポリン持続静注などがあるが，重症度に応じて治療法を選択する．表3に現在IBDの治療薬を示す．

2 ステロイド投与時に注意すべきこと
　ステロイド抵抗性UCのなかにはクロストリジウムやサイトメガロウイルス（cytomegalovirus：CMV）の感染合併による増悪例もみられ，それらの治療が有効な場合がある．

●専門医のクリニカルパール
CMVの診断方法としては末梢血による診断（antigenemia法：C7-HRPなどによるウイルス感染細胞数の測定），生検病理所見による核内封入体の証明，免疫染色によるウイルス抗原の同定，組織を用いたPCRによるウイルス検出などがある．

　本例は比較的高齢者であり，ステロイド投与中ではあったが，前医ではST合剤の予防投与がされていなかったため，ニューモシスチス肺炎（Pneumocystis pneumonia：PCP, *Pneumocystis*

表3 IBDに対する治療薬（治療法）

	潰瘍性大腸炎	Crohn病
SASP，5-ASA	サラゾスルファピリジン（サラゾピリン®） メサラジン（ペンタサ®，アサコール®，リアルダ®）	サラゾスルファピリジン（サラゾピリン®） メサラジン（ペンタサ®）
経口ステロイド	プレドニゾロン	プレドニゾロン，ブデソニド（ゼンタコート®）
局所製剤	サラゾスルファピリジン坐剤（サラゾピリン®坐剤） メサラジン坐剤（ペンタサ®坐剤） ベタメタゾン坐剤（リンデロン®坐剤） メサラジン注腸（ペンタサ®注腸） ステロイド注腸（ステロネマ®注腸，プレドネマ®注腸） ブデソニド注腸（レクタブル®注腸）	
免疫調節薬	アザチオプリン（イムラン®，アザニン®），6-メルカプトプリン（ロイケリン®），タクロリムス（プログラフ®），シクロスポリン	アザチオプリン（イムラン®，アザニン®）
生物学的製剤	インフリキシマブ（レミケード®），アダリムマブ（ヒュミラ®），ゴリムマブ（シンポニー®），トファシチニブ（ゼルヤンツ®），ベドリズマブ（エンタイビオ®）	インフリキシマブ（レミケード®），アダリムマブ（ヒュミラ®），ウステキヌマブ（ステラーラ®）
血球成分除去療法	白血球除去療法（LCAP：Leukocytapheresis）， 顆粒球・単球吸着除去療法（GMA：granulocyte and monocyte apheresis）	顆粒球・単球吸着除去療法（GMA：granulocyte and monocyte apheresis）
栄養療法		成分栄養剤（エレンタール®）

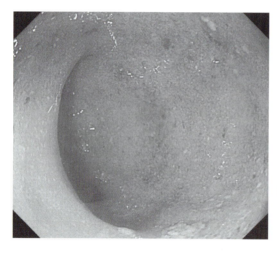

図2 症例1のその後の大腸内視鏡所見
また血管透見像は消失したままで粘膜は顆粒状であるが，浮腫やびらんは前回より明らかに改善している（Color Atlas⑭参照）

*jirovecii*が起因菌）などの日和見感染症に伴う発熱などの可能性も考えておく必要がある．またステロイド投与時にはB型肝炎ウイルス再活性化や骨粗鬆症などの**不可逆的な副作用**などにも注意する．

3 その後の経過

　上記を踏まえて内視鏡検査を行ったところ，初発時と比較しUCの所見は改善傾向を示していた（図2）．便培養は常在菌のみの検出であり，CMVについても陰性であった．呼吸器症状はなく，胸部単純X線でも異常はなかった．

　ステロイド加療によりUCの活動性をコントロールできており，さらに感染症の合併も考えにくい状況である．このため，本人に詳細な病歴聴取を行ってみると5-ASA製剤を飲むと熱が出る

ため，自己判断でときどき内服を中止していたとのことであった．

> ●**専門医のクリニカルパール**
> ・5-ASA製剤自体に対するアレルギー様の病態により，UCに似た腹痛，血便，発熱などの症状を引き起こす症例があり，5-ASA不耐/アレルギーといわれている[3]．
> ・5-ASA製剤開始早期にUC症状が悪化する症例や発熱などをきたす症例では，5-ASA不耐/アレルギーの可能性も考え，一度5-ASA製剤を中止し，経過を追うということも1つの手段である．
> ・内視鏡像が軽度にもかかわらず，症状やCRP値が高値な場合は5-ASA不耐/アレルギーを積極的に考える．

本例も5-ASA不耐/アレルギーである可能性を考え，5-ASA製剤をいったん中止したところ，発熱や下痢，血便などの症状はすみやかに改善し，CRPも陰性化した．その後，ステロイドは徐々に減量したが，UCの再燃はなく，退院となった．

ステロイド抵抗性のUC患者が入院になるからよろしく！と外来主治医から聞いた場合，ステロイド抵抗性UCの治療法を考えるだけではなく，本当にステロイド抵抗性なのか，感染症や薬剤などのほかの因子の影響はないのか，と大きな視野をもって診療に取り組むことが大切である．

2. Crohn病

> **症例2**
> 23歳男性．16歳時発症の小腸大腸型のCrohn病（Crohn's disease：CD）．18歳時に回盲部切除術，21歳時に小腸部分切除術を施行され，以後，5-ASA製剤と成分栄養剤で症状は落ち着いていた．1カ月半前より，腹痛，1日数回の下痢，37.5℃前後の発熱，倦怠感が出現した．来院して大腸内視鏡検査で回盲部の吻合部潰瘍と狭窄，横行結腸からS状結腸に多発する潰瘍を認めたため，入院となった．

■1 どのような病歴聴取や検査が必要か？

CDはUCと違って全消化管に炎症が生じる可能性があり，口内炎や肛門症状もみられる．また病変が深部に及ぶため，腸管合併症の頻度が高く，発熱，体重減少，栄養障害，貧血，関節痛，皮膚症状などの全身症状を伴っていることもある．このため，病変の部位，活動性，疾患パターン，腸管内外合併症の有無などの把握が重要である．手術歴がある場合は，手術内容や残存腸管内の活動性病変の有無，残存腸管長なども確認する（表1）．

> ●**ここがポイント**
> ・血液検査ではHb，Ht，Alb，CRP，赤沈値などを測定し，貧血や栄養状態，炎症反応の程度を把握する．
> ・CDの活動性の指標として，IOIBD（International Organization For the Study of Inflammatory Bowel Disease），CDAI（Crohn's Disease Activity Index，表4）などが提唱されているが，CDAIは煩雑であり，CRP値が代用とされることもある（表5）．

表4 CDAI (Crohn's disease activity index) の求め方

① 過去1週間の水様または泥状便の回数	__×2
② 過去1週間の腹痛（0＝なし，1＝軽度，2＝中等度，3＝高度）	__×5
③ 過去1週間の主観的な状態 （0＝良好，1＝軽度不良，2＝不良，3＝重症，4＝劇症）	__×7
④ 患者が現在もっている下記の項目の数 　1）関節炎／関節痛 　2）虹彩炎／ブドウ膜炎 　3）結節性紅斑／壊疽性膿瘍／アフタ性口内炎 　4）裂肛，痔ろうまたは肛門周囲膿瘍 　5）そのほかの瘻孔 　6）過去1週間の37.8℃以上の発熱	__×20
⑤ 下痢に対してロペミンまたはオピアトの服用 （0＝なし，1＝あり）	__×30
⑥ 腹部腫瘤 （0＝なし，2＝疑い，5＝確実にあり）	__×10
⑦ ヘマトクリット（Ht） 　男（47－Ht）女（42－Ht）	__×6
⑧ 体重：標準体重 　100×（1－体重／標準体重）	__×1
CDAI（①～⑧の合計）	

表5　Crohn病の重症度分類

	CDAI※	合併症	炎症（CRP値）	治療反応
軽症	150～220	なし	わずかな上昇	
中等症	220～450	明らかな腸閉塞などなし	明らかな上昇	軽症治療に反応しない
重症	450＜	腸閉塞，膿瘍など	高度上昇	治療反応不良

※CDAI（Crohn's disease activity index）
文献1より引用

　入院時，口内炎や肛門症状，関節痛などの腸管内外合併症を示唆する症状はなかった．血液検査は，Hb 10.3 g/dL，Alb 2.7 g/dL，CRP 4.6 mg/dLであった．画像検査として上部消化管内視鏡検査，小腸造影，腹部造影CTを行い，回盲部の吻合部には長さ1 cm程度の狭窄と吻合部潰瘍を認めたが，他部位の狭窄，腸管拡張，縦走潰瘍および膿瘍などは認めなかった．現在の活動性病変は回盲部の吻合と横行結腸からS状結腸と考えた．

　本例はこれまで二度の腸管手術歴があり，残存小腸は220 cmであった．大腸に活動性の病変を認めており，CRP 4.6 mg/dLであり，中等症と判断し，生物学的製剤の適応と判断した．

2 生物学的製剤投与にあたっての注意事項

●専門医のクリニカルパール

- 重篤な感染症，活動性結核，脱髄疾患，うっ血性心不全では生物学的製剤投与は禁忌である．生物学的製剤投与前には，結核やB型肝炎ウイルスなどの感染症の確認を必ず行う．
- 結核のスクリーニングでは病歴聴取，ツベルクリン反応，胸部X線（胸部CT），インターフェロンγ遊離試験（クオンティフェロン，T-SPOT）を行う[4]．

・B型肝炎のスクリーニングとしては，HBs抗原，HBs抗体，HBc抗体を測定する．HBs抗体またはHBc抗体陽性例はHBV-DNA定量まで行い，HBs抗原陽性例やHBV-DNA定量陽性例では肝臓内科医にコンサルトを行う[5]．

本例は結核の既往はなく，ツベルクリン反応は陰性で，胸部CTでは問題なかった．血液検査ではHBs抗原，HBs抗体，HBc抗体，T-SPOTはいずれも陰性でβ-Dグルカンも正常値であった．このため，インフリキシマブ（レミケード®）5 mg/kgの点滴静注を行った．有害事象はなく，その後症状およびCRP値はすみやかに改善した．

おわりに

IBDは治療法が多岐にわたっており，どの治療を選択するか，またガイドライン通りに治療してもうまくいかない場合の対処法など，消化器内科医の腕のみせどころが満載である．また若年者が多いため，試験，入学，就職，結婚，妊娠などの人生の大切な機会に遭遇することが少なくなく，IBD患者を長期寛解させることは非常に重要である．このようにIBD診療は奥深い．時間があれば指導医の先生のIBD外来診療も覗いてみて，IBD診療の醍醐味をぜひ味わっていただきたい．

文献・参考文献

1) 潰瘍性大腸炎・クローン病 診断基準・治療指針 厚生労働科学研究費補助金 難治性疾患等政策研究事業「難治性炎症性腸管障害に関する調査研究」（鈴木班）平成28年度分担研究報告書 別冊，2017
2) 「炎症性腸疾患（IBD）ガイドライン2016」（日本消化器病学会/編），南江堂，2016
3) 本谷 聡，他：第8回 5-ASA（メサラジン）製剤不耐・アレルギー例に対する対処．IBD Research，9：281-286，2015
4) 日本リウマチ学会生物学的製剤使用ガイドライン策定小委員会：関節リウマチ（RA）に対するTNF阻害薬使用ガイドライン（2015年3月21日改訂版）：http://www.ryumachi-jp.com/info/guideline_tnf.pdf
5) 沼田政嗣，他：免疫抑制療法中のB型肝炎再活性化とその対策．IBD Research，8：160-167，2014

プロフィール

山本章二朗（Shojiro Yamamoto）
宮崎大学医学部内科学講座 消化器血液学分野/宮崎大学医学部附属病院 消化器内科
生粋の宮崎人．趣味は音楽鑑賞（特に昭和歌謡と浜田省吾）と家事．宮崎で消化器疾患，特にIBDの診療に取り組んでおり，県内を駆け回っています．宮崎は気候も人柄も温かく，多くの人に助けられています．

三池　忠（Tadashi Miike）
宮崎大学医学部内科学講座 消化器血液学分野/宮崎大学医学部附属病院 消化器内科
宮崎の医療の向上のために奮闘中．悪性疾患と向き合うことも多く，内視鏡診療に妥協は許されず，緊張の日々ですが，宮崎の自然に癒されます．志高く宮崎での医療に興味のある方はぜひ一報ください．

第4章　受け持ち医に求められる領域別知識

8. イレウスチューブの挿入と管理

上泉　洋

> **Point**
> ・腸閉塞かイレウス，どちらかを把握する
> ・絞扼性腸閉塞はイレウスチューブの対象ではない
> ・開腹術後早期の腸閉塞はイレウスチューブが最もよい適応である
> ・留置1週間後でも改善しない場合は手術を検討

はじめに

　イレウスチューブは日本を中心に行われている腸閉塞に対する有力な治療法である．しかしながら欧米では術後早期以外の腸閉塞に対しては否定的な向きもある[1]．術後早期の腸閉塞に対して使用し，良好に改善することは多いが，術後後期の腸閉塞やほかの単純性腸閉塞でも改善することも多い．腸閉塞の診断にも有用で術前の減圧で小腸の浮腫を軽減させる効果もある．

　しかし挿入時や留置中には，経鼻胃管よりも苦痛を感じることが多い．ここでは簡単に苦痛が少なくイレウスチューブをすばやく目的の部位にまで挿入できるテクニックを述べる．さらに，長期間留置による弊害もあり，留置中の管理と合併症についても解説する．経肛門イレウスチューブは省いた．

1. イレウスチューブの構造（図1, 2）

　使用する前にイレウスチューブ（以下チューブ）の構造をしっかりと把握し，操作方法を熟知しておく．バルーンは蠕動で小腸の中を進んでいき，先導子で小腸の屈曲を通過しやすい設計になっている．腸管内容の排液を図ることで腸管の腫大をとり除き，腸閉塞を改善させることを期待する．

　私がクリエートメディック社と開発した先導子バルーンタイプは通常のバルーン（後方バルーン）のほかに先導子に小バルーンが被るダブルバルーンの構造になっている．先導子が小腸の屈曲などで進まないときに先導子バルーンを膨らませることで引っかかりを解除し，屈曲でチューブの軸がずれていくことで進んでいく（図1A, 2）．

　竹の子コネクターの代わりにガイドワイヤー固定具（図1B）を使うと，適宜ガイドワイヤーをしっかり固定することができ，非常に便利である．

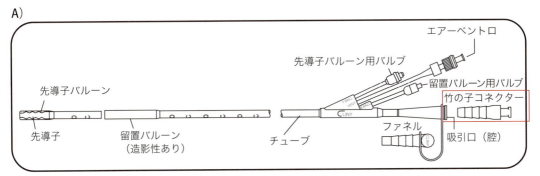

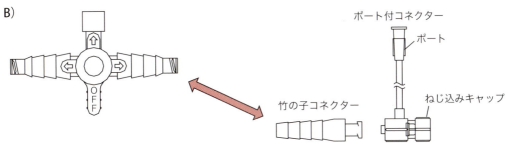

図1 先導子バルーンタイプの構造
A）全体の構造．B）ガイドワイヤー固定具．竹の子コネクターの代わりに使用する．レバーをいずれかに回すことで，固定具内を通るガイドワイヤーが挟み込まれガイドワイヤーを固定することができる．文献2より作成

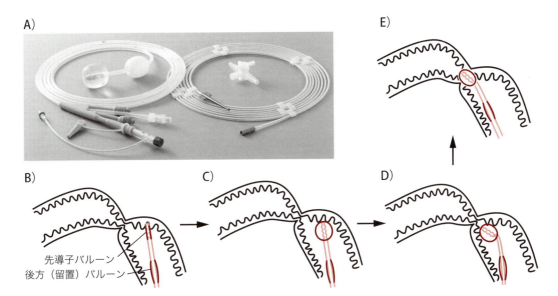

図2 先導子バルーンタイプ
A）経鼻内視鏡用先導子バルーンタイプセットの外観．ガイドワイヤーは5mと長く，体内に2mガイドワイヤーを留置したままで3mのチューブを挿入できる．B）先導子がKerckring襞で引っ掛かり進まなくなることはときどきある現象である．C）先導子バルーンに2〜10 mLの蒸留水を注入すると引っ掛かりを容易に外すことが可能になる．D）ゆっくりとチューブを挿入していくと先導子バルーンの軸が徐々に曲がってくる．E）さらに挿入を進めていくと狭窄部をゆっくりとチューブは進んでいく．A）の画像提供：クリエートメディック株式会社（AはColor Atlas⑮参照）

2. 挿入法

通常透視下で行う．

1 従来法

透視を使用しながらシンプルにチューブを挿入する方法．経鼻内視鏡があれば次項2の方法が幽門輪を越えるのには的確ですばやい．

① 胃内の減圧をしていた胃管は抜去する．少量の湯で粘度を落としたリドカイン塩酸塩ゼリー（キシロカイン®ゼリー）を鼻腔内に充満させ，さらに鼻をすするように吸引してもらって咽頭まで麻酔する．

② ガイドワイヤーを通したチューブを経鼻的に咽頭・食道・胃・十二指腸・空腸へと挿入していく．挿入困難な部位は鼻腔・咽頭・幽門輪である．鼻腔は鼻の形に沿って体の頭背側に挿入せず，鼻腔の構造を考えて体にほぼ垂直に挿入していく．咽頭に達した時点で嚥下してもらうようにすることが多いが，胃内容が多い場合は嘔吐・誤嚥することもあるので注意が必要である．高齢者では気管に誤挿入しても咳嗽反射が起こらないこともあり，気になるときは頸部を透視で確認する．適宜キシロカイン®ゼリーをチューブに追加塗布するが，多すぎると嘔吐の原因になるので注意する．

③ 幽門輪の通過が困難な場合は右側臥位からやや伏臥位で幽門輪が低位置になり，先導子の重みで挿入しやすくなる．胃内容が多量だと幽門輪を通過しても後の操作がしにくくなるので，胃管を挿入するかチューブのガイドワイヤーを抜いて胃内容をできるだけ吸引して排出させる．幽門輪を越えてからの操作は2④以降と同様．

2 経鼻内視鏡法

最も確実で早く挿入可能な方法である．

① 鼻腔の前処置後に経鼻内視鏡を十二指腸下行脚より肛門側へ挿入．胃・十二指腸液や気体はできるだけ吸引除去する．

② 専用のガイドワイヤーを鉗子孔から挿入．内視鏡と透視で確認し，腸管を傷つけないように空腸起始部付近にガイドワイヤー先端を置き，内視鏡を抜去．

③ 濡れたガーゼで拭きながらガイドワイヤーにチューブを被せていく．チューブ先端が鼻に近づいたらチューブにキシロカイン®ゼリーを塗って鼻腔内での通過性をよくする．透視でガイドワイヤー先端までチューブが到達し，ガイドワイヤーがすべてチューブで覆われたことを確認する．

●ここがピットフォール

②・③の操作中ガイドワイヤーが抜けてきた場合，はじめから操作をやり直さなければならないこともある．逆にガイドワイヤーが進んでしまった場合は腸管穿孔の危険性がある．ガイドワイヤー操作からはほかの医師，あるいは内視鏡操作を知っているベテラン看護師と最低2人で行う．

④ チューブ手元側から出ているガイドワイヤーはある程度ピンと張った状態にしてチューブだけをさらに奥へ進めていく．先導子が小腸の屈曲に引っかかった場合は患者の体位を変えたり手で先端付近に振動や圧迫を加えたりしながらさらに進めていく．

⑤ ガイドワイヤー先端から徐々に抜けて先導子が先に進んでいったら，いったん後方バルーンに

蒸留水を20 mL程度注入してしっかりと膨らませてチューブが抜けないようにしてからチューブを引っ張り，蛇行を若干とるようにしてからガイドワイヤーをゆっくりと挿入していく．その際チューブの側孔からガイドワイヤーが飛び出ないように注意する．チューブの先端が入っている最後の小腸ループに近づいたらガイドワイヤーの挿入を止めてチューブを少し挿入してから後方バルーン内の蒸留水を完全に抜く．このときガイドワイヤーが進んだためチューブ全体が硬くなり屈曲がしにくくなり，小腸から抜けてくることがあるので，透視で抜けてくるような気配があった場合は，すぐ後方バルーンに再度注水して抜けるのを防止してからチューブをもう少し挿入すると抜けることを防止できる．

●ここがポイント
④・⑤の操作はチューブのエアベント口から水溶性消化管造影剤であるガストログラフイン®を注入しながら行うと，どこで腸管の屈曲・狭窄があるかを確認しチューブの反転も予防できる．

⑥ 目標とした小腸の部位まで到達したらガストログラフイン®による造影（ガストロ造影）を行い，その部位の腸の状態を把握しておく．それから後方バルーンに注水する．バルーンへのルートが詰まらないためにバルーンへの注水は蒸留水を使用する．

3 経口内視鏡法
経鼻内視鏡がない場合は経口内視鏡を用いる．
① **把持法**はチューブをあらかじめ鼻から挿入しておき，経口内視鏡で先導子を把持鉗子などで幽門輪を通過させる方法．鼻と口から管が挿入されるので挿入までの間はかなり辛い方法．
② **ガイドワイヤー法**は経口内視鏡で経鼻内視鏡と同様にガイドワイヤー先端を空腸起始部付近に留置する．内視鏡を抜去して鼻から挿入し，口腔内から引き出したネラトンカテーテルと口から出ているガイドワイヤーの端を接続してガイドワイヤーを鼻腔に導き，経鼻内視鏡の**2**②の項のような状態にする．以降は**2**③以降と同様になる．手間のかかる方法であり，ガイドワイヤーを口腔から鼻腔に導く際は苦痛も伴う．

3. 留置中の管理・合併症

1 固定方法（図3）
自然抜去を防ぐため鼻翼や頬にチューブをしっかりと固定する．

2 チューブの管理
留置直後には排液が増えることは多く電解質バランスが狂い，脱水に陥ることもある．点滴による補正が重要であり，腸粘膜バリアが破綻したbacterial translocationを起こすリスクもあるので，抗生物質が必要である．

持続吸引機で腸内容を強制的に排液する方法もあるが，その場合は低圧で間欠吸引とする．強力な陰圧や持続吸引は粘膜を吸い込み，腸重積を起こす危険性がある．またチューブの先導子が小腸の肛門側を順調に進んでいく場合は，それに応じて図3Aのような固定の場合は頬でのたわみがなくなってくるので再びたわみをつけて固定しなおす．図3Bのような場合は胃内でのたわみが腹部X線画像でなくなって，十二指腸まで直線化されてきていることが確認できれば再び胃の方

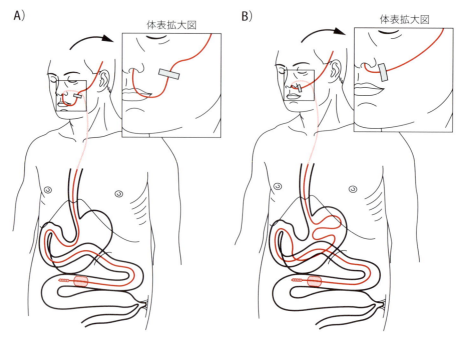

図3 チューブの固定
目標とする部分まで到達できていない場合，体外の頬のところでたわみをつくって固定してくる方法（A）と，胃の中で20〜30 cmのたわみをつくり，頬にはたわみをつくらない方法（B）がある．たわみにより後方バルーンが小腸の肛門側へ進みやすくなり，腸重積は起きにくくなる．到達した場合は後方バルーンはそれ以上進まないように膨らませず，Bのように固定する．文献3，pp.62〜63より改変して転載

にたわみをつけるように鼻からチューブを挿入していく．チューブの長さに比べて挿入した分の長さが極端に長いと当然挿入した小腸が蛇腹状に短縮してしまい，腸重積を起こす危険性が高い[4]ので進んだ腸の長さと同じくらいにチューブを鼻腔から進んでいくようにしなければならない．

抜去は1日の排液がおおむね200〜300 mL以下になり，腹部症状・X線画像上も改善がみられた頃に行う．4〜5日経過しても1日の排液が500 mL以上の場合や絞扼が疑われるような場合は緊急手術を考慮する．7日経過しても改善傾向がなければこのまま改善する見込みは少ない．必要に応じてチューブからの造影検査を行い通過がなく完全閉塞〔いわゆる四方分類[5] I型（図4）〕と判明した場合は手術適応と考える．チューブ挿入直後に完全閉塞が判明した場合でも手術適応と判断できるのが利点でもある．またチューブから暗血色の排液がある場合は小腸壊死の可能性が高く，緊急手術の適応である．

抜去の準備としてファネル部（図1A）をクランプして排液を止めて1〜2日経過をみたり，飲水を行って排液が増加しないことを確認したりしておくと安心して抜去することができる．

3 チューブによる合併症

いくつかの合併症を上記文内でも述べたが，表にまとめておく．

合併症を起こさないための最大の工夫は常に合併症を頭におき，警戒していることにある．腸重積については危険性があるときはCTを直ちに撮り，その存在を見逃さないようにしなければならない（図5）．

A)

	完全閉塞	不完全閉塞		非閉塞
		狭窄型	屈曲型	
四方の分類	Ⅰ型	Ⅱ型	Ⅲ型	Ⅳ型
造影剤の通過	−	±	±	±
閉塞部の所見	完全閉塞	造影剤が閉塞部を通過し，口側と肛門側で腸管径が異なる	腸管径に差がない	造影剤が通過し，明らかな閉塞部位が見られない
造影所見				

B)

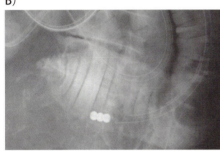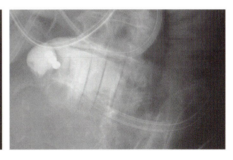

図4　イレウスチューブからの選択的小腸造影による四方分類
A）完全に閉塞しているものをⅠ型，不完全閉塞で口側と肛門側の消化管の太さが違うものをⅡ型，太さが同じものをⅢ型，閉塞を認めないものをⅣ型としている．通常Ⅰ型は手術，Ⅱ型・Ⅲ型がイレウスチューブなどの保存治療の対象になる．絞扼については小腸造影だけでは不十分でダイナミックCTなどで血管を造影する必要がある．BのイレウスチューブCT造影（右の写真はイレウスチューブが閉塞部に到達した画像）は2枚とも同一症例で四方分類Ⅰ型で，緊急手術になった．A）は文献5を参考に作成

表　イレウスチューブによる合併症

挿入時合併症
鼻腔・咽頭損傷，ガイドワイヤーによる消化管損傷，ガイドワイヤー抜去困難，誤嚥性肺炎，チューブの結節形成　など
挿入後合併症
水分・電解質異常，無気肺・肺炎，咽頭・喉頭の炎症，鼻翼潰瘍・壊死，副鼻腔炎・中耳炎，消化管壊死・穿孔，腸管短縮，腸重積
抜去時・抜去後合併症
バルーン収縮不能，腸重積，腸閉塞の早期再発

Advanced Lecture

1 「イレウス」の定義

　日本では麻痺性・機械的いずれの腸閉塞もイレウスとして定義していた．日本腹部救急医学会

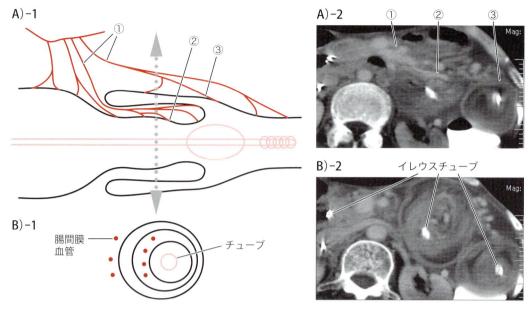

図5　イレウスチューブの合併症（腸重積）
腸重積の発生を見逃さないためには，CTの読影がしっかりできていなければならない．エコーでも重積部が確認できることもある．シェーマの腸重積部分A)-1の破線断面をB)-1に示す．A)-2・B)-2は具体的なCT像．チューブはやや偏在して存在するが，最も内腔に存在．チューブに接するように腸管壁が一層取り囲み，その腸壁の外側に腸間膜血管が存在し，玉ねぎ状の腸管壁が外層として二層存在．A)-2の前後のCT画像を連続スライスで見ると②が腸重積の口側で③が肛門側である．①の血管群が重積腸に引き込まれる．順行性の腸重積と診断できる．A)-1，B)-1は文献3，p.116より改変して転載

から急性腹症診療ガイドライン2015が提示され，イレウスという呼び方は海外と同様，麻痺性のみに使用することになった．したがって，本書でも同様にイレウスと呼ばず腸閉塞と表現した．そうなると今回の私のテーマである『イレウスチューブ』は死語になってくるであろう．今後は胃管を"short tube"と呼ぶのに対比して用いる"long tube"という用語を利用した方がよいのかもしれない．

2 チューブの海外での普及について

チューブが海外で受け入れられがたい理由の1つは，絞扼を見逃し致命的になる[6]ことがあげられる．これはチューブに対する過大な期待と適応に関しての誤診からくる可能性がある．もう1つの理由はWangensteen[7]が胃管で減圧して腸閉塞が治まった症例を報告し，さらに腸閉塞を手術的に作成した犬を用いた実験で食道を離断すると長期間生存できたことから，腸閉塞で致命的になるのは嚥下した空気と唾液が影響すると結論づけ胃管で十分としたからである．

これらのデータはCTを十分に利用できない時代にとられたものである．見逃しや誤診をなくし，苦痛を伴うチューブをできるだけすばやく目標とする閉塞傾向の部分まで挿入できれば，海外でも今後認められることが期待できると考える．

そのためには科学的な裏付けと努力のほかに海外の医者の寛容性も必要であろう．

おわりに

　術後腸閉塞は腹部手術が行われるようになってからつきまとってくる問題といえる．私も外科医になった直後からこの問題の大きさを感じた．齊藤淏（きよし）先生が日本ではじめて作成されたチューブ[8]がまだ存在し，クリエートメディック社の先導子がようやく普及しはじめたところだった．現在は先導子バルーンや経鼻内視鏡化挿入法の普及で以前よりも格段に早く正確にチューブを挿入できるようになってきている．さらなる診断機器やデバイスの開発，治療技術の進歩がこれからの腸閉塞の治療に役立っていくことを願ってやまない．

　チューブ留置のテクニックは文章を読んだだけで上達することはない．漫然と挿入しているだけだと何度行っても上達には程遠い．ほかの治療テクニックにも共通することだが，常にどうするとうまくいくのか，今の自分の手法のどこに問題あるかを考えながら行うことが上達の早道である．

文献・参考文献

1) 菅野良秀，他：経鼻内視鏡補助下イレウスチューブ挿入法．日本消化器内視鏡学会雑誌，52：1572-1579, 2010
2) イレウスチューブ（タイプCP 先導子バルーンタイプ）：添付文書
3) 「イレウスチューブ 基本と操作テクニック（第2版）」（白日高歩/監，上泉 洋/著），医学書院，2011
4) 川嶋秀治，他：イレウス管を契機に発症した小腸壊死を伴った腸重積症の1例．日本腹部救急医学会雑誌，33：1295-1299, 2013
5) 三浦誠司，他：小腸イレウス．外科診療，28：1418-1424, 1986
6) 「Schwartz's Principles of surgery, 3rd ed.」(Schwartz SI, et al), pp1051-1062, McGraw-Hill Book Company, 1979
7) 「Intestinal obstructions. Physiological, pathological, and clinical considerations with emphasis on therapy, including description of operative procedure, 3rd ed.」(Wangensteen, OH), p82, Charles C Thomas, 1955
8) 齊藤淏：イレウスの治療―閉塞内容の吸引・排除法．臨牀外科，8：111-114, 1953

おすすめの書籍

1) 「イレウスチューブ 基本と操作テクニック（第2版）」（白日高歩/監，上泉 洋/著），医学書院，2011

プロフィール

上泉　洋（Yo Kamiizumi）
岩見沢市立総合病院　副院長・外科・DMAT隊員
徹底的に調べ研究することが私の趣味で仕事です．腸閉塞・イレウスチューブの勉強をたくさんしています．今はIVRを徹底的に考えています．
岩見沢市は札幌・新千歳空港にも近くアクセスのよい地域です．でも北海道のほとんどがそうであるように過疎化・医療過疎化の危険性が十分にありますが，そのなかで気を吐いている病院です．研修医・医学生はもちろん，それよりも上級の医師にとっても絶対損しない環境で働き学ぶことができます．ぜひ興味があればいらしてください．

第5章 消化器診療で押さえておきたいその他の重要事項

1. HBVとHCVについてすべての臨床医が知っておくべきこと

黒崎雅之

Point

- B型肝炎ウイルス感染者のなかで，治療の必要がないHBe抗原陰性の非活動性キャリアを適切に見極めるポイントは，診断基準に従い複数回の検査で確認することと，血液データが正常な隠れ肝硬変を見逃さないことである
- HBV DNA定量検査の単位表記が，log copies/mLからLogIU/mLに変わったことに注意が必要である．これにより治療適応基準値も4.0 log copies/mLから3.3 LogIU/mLに変わっている
- HBV既往感染者において，免疫抑制・化学療法などによりウイルスの増殖が増加する再活性化は重症肝炎を惹起するので，発症を阻止することが最も重要である．
- C型肝炎ウイルス感染者のうち，肝病変以外の合併疾患による予後が不良である場合と非代償性肝硬変を除き，すべてが治療対象となる．腎不全，心疾患，脳血管障害などの随伴疾患があっても治療が可能である．非代償性肝硬変に対する治療薬は臨床試験が終了し，承認待ちである
- C型肝炎ウイルスが排除されると発がん率は低下するが，肝硬変からは依然として発がんがみられるので，継続的なフォローが必要である

はじめに

　肝疾患の診療において，最も重要なポイントは**肝線維化の進行度**である．なぜなら，肝線維化が進行して肝硬変に至ると高率に肝がんが発生し，また腹水貯留，肝性脳症，食道静脈瘤破裂などの重大な合併症を発症するからである．このような合併症は時として致死的であるばかりでなく，患者のQOLを著しく損なう．B型肝炎ウイルス（HBV）感染とC型肝炎ウイルス（HCV）感染は，日本における肝硬変や肝臓がんの主要な原因であるが，その治療は日進月歩であり，すべての臨床医は最新のup-date情報を知っておくべきである．

　HBVやHCVによる慢性肝炎に対する抗ウイルス療法の目標は，生命予後およびQOLを改善することであり，そのためにはウイルス増殖を抑えることで肝臓の壊死炎症反応を制御し，線維化の進展や発がんを抑止する必要がある．

　HBVは完全排除が非常に困難なウイルスであるため，その治療目標はウイルスの増殖抑制である．副作用が少ない薬剤の登場により，安全かつ確実にウイルス増殖を抑制できるようになった．一方で，持続感染があっても治療の対象とならない症例も存在し，その見極めが難しい．

HCVのウイルス学的な治療の目標はウイルスの排除であり，この目標はインターフェロン・フリーの経口薬の登場により95％以上の症例で達成可能となった．

重要なことは治療対象となる症例を見逃さないことである．本稿では，すべての臨床医が知っておくべきHBV，HCV診療のポイントについて解説する．

1. HBVについてすべての臨床医が知っておくべきこと

1 治療適応について知っておくべきこと：治療適応とならない症例の落とし穴

すべてのHBV感染者が治療対象になるわけではない．治療対象とならないのは，ウイルスが増殖していても肝障害が惹起されていない症例であり，これには2つの病態がある．すなわち，**HBe抗原陽性の無症候性キャリア（免疫寛容期）**と，**HBe抗原陰性の非活動性キャリア**である．後者は，抗ウイルス療法を行わなくても自然経過においてHBe抗原が陰性化し，HBV DNA量が減少し，ALT値が持続的に正常化した状態であり，HBV持続感染者の約80％がこれに該当する．HBe抗原陰性の非活動性キャリアでは病期の進行や発がんのリスクは低く，長期予後は良好であり，治療の必要がない[1]．

HBe抗原陰性の非活動性キャリアの定義は，1年以上の観察期間のうち3回以上の血液検査において，HBe抗原陰性，ALT値30 U/L以下，HBV DNA量2,000 IU/mL（3.3 LogIU/mL）未満，の3条件すべてを満たす症例である．**1回の検査では診断できない**というのがポイントである．このような血液検査による基準を満たす症例のなかには，画像検査を行ってはじめて肝線維化があると診断できる隠れ肝硬変も存在する．血小板数が15万/μL未満，肝線維化マーカーであるM2BPGiが1.5以上，腹部エコーの所見で慢性肝疾患に特徴的な形態変化がみられた場合には，肝臓専門医にコンサルすべきである．MRIや超音波技術を用いた肝硬度測定により，肝生検を行わなくても肝線維化進行例が診断できるようになっており，これにより治療適応が適切に判断できる．

また，慢性肝炎の治療基準は，HBe抗原の陽性・陰性にかかわらず，ALT 31 U/L以上かつHBV DNA量2,000 IU/mL（≧3.3 LogIU/mL）以上であり，肝硬変や肝がんの既往がある症例では，HBV DNAが陽性であれば，ALT値，HBV DNA量にかかわらず治療対象とする．

2 HBV DNA量の単位表記が変わったことに注意

HBV DNA量は，治療適応や治療効果の判定に用いられる重要な検査だが，測定法が時代とともにかわり，高感度になってきた．現在はreal-time detection PCR test法が使用されるが，その単位の表記が変わった．日本では，従来はlog copies/mLで表記されていたが，国際的にはIU/mLが採用されているため，2017年6月に改訂した第3版ガイドラインからはIU/mL，およびLogIU/mLによって表記している．このインパクトは大きく，例えば治療適応基準となるウイルス量自体には変更はないものの，従来は4.0 log copies/mLであったところが，現在は3.3 LogIU/mLとなっている[1]．

3 新規核酸アナログ治療薬TAFの特徴とは

治療薬には，ペグインターフェロン（注射薬）と核酸アナログ（内服薬）があり，その特性は大きく異なる．ペグインターフェロンは，週1回48週間の通院が許容できるかがポイントとな

る．核酸アナログは催奇形性の懸念が指摘されており，挙児を前提とした状況で安易な投与は避けるべきである．核酸アナログ治療は，高率にHBV DNAの陰性化が得られるが中止による再燃率がきわめて高いために長期継続治療が必要である．

ラミブジン（LAM），アデホビル（ADV），エンテカビル（ETV），テノホビル・ジソプロキシル・フマル酸塩（TDF），に加えて，2017年には新規治療薬であるテノホビル・アラフェナミド（TAF）が保険適用となった．TAFとTDFはともにテノホビルのプロドラッグであるが，TAFはTDFと比べて腎障害や骨密度低下などの副作用が少ない[2, 3]．治療開始時に腎障害，低リン血症，骨減少症・骨粗鬆症を認める場合は，ETVあるいはTAFが第一選択薬となる．このように，安全性を考慮して治療薬を選択することがガイドラインにも明記されており，B型肝炎の治療に際しては随伴疾患にも注意が必要である[1]．

4 HBVの再活性化とは

HBV感染患者において，免疫抑制・化学療法などによりウイルスの増殖が増加することをHBV再活性化と称する．特に，HBs抗原が陰性で，HBc抗体やHBs抗体だけが陽性の既往感染者においても，再活性化は発生しうる．**再活性化により惹起される肝炎は重症化しやすいため，発症を阻止することが最も重要である．**HBV再活性化のリスクを有する免疫抑制・化学療法を行うすべての患者において，治療前にHBV感染をスクリーニングし，HBs抗原陽性例，あるいはHBs抗原が陰性でもHBV DNA量が1.3 LogIU/mL以上であれば，すみやかに核酸アナログの投与を開始する．それ以外の既往感染者に対しては，HBV DNA量のモニタリングを行い，20 IU/μL（1.3 LogIU/mL）以上となった時点で核酸アナログの投与を開始する．再活性化のリスクのある薬剤や，モニタリング方法の詳細については，webで公開されている日本肝臓学会B型肝炎治療ガイドライン第3版（https://www.jsh.or.jp/medical/guidelines/jsh_guidlines/hepatitis_b）を参照していただきたい[1]．

2. HCVについてすべての臨床医が知っておくべきこと

1 治療対象が拡大している

HCV持続感染者の肝病変は壊死炎症反応が持続すると緩徐に進行し，自然治癒することはほとんどない．一方，直接作用型抗ウイルス剤（DAA）によるインターフェロン・フリーの経口薬が登場し，ウイルス排除成功率は95％以上になった．したがって，肝病変以外の合併疾患による予後が不良である場合をのぞき，すべてのHCV感染者が治療対象となる．特に代償性肝硬変は発がんリスクが高いので積極的な治療対象である[4]．ただし，非代償性肝硬変に安全に使用できる薬剤は現時点では確立していないため，治療対象からは除外される．非代償性肝硬変に対する治療薬は臨床試験が終了し，承認待ちであるため，将来は治療対象となる予定である（2018年10月時点）．

壊死炎症反応が高い症例では肝線維化が進行しやすく，また肝線維化が進行すると発がんリスクも高率になる一方で，線維化のない症例からの発がん率はきわめて低い．したがって，ALT値が上昇している症例（ALT＞30 U/L），あるいは，肝線維化を反映する血小板数が低下している症例（血小板数＜15万/μL）は抗ウイルス治療のよい適応となる．また，ALT正常で血小板数低下がなくても，高齢者では発がんリスクは低くないため治療適応である[4]．

表　HCVの第一選択薬

	商品名
ソホスブビル	ソバルディ®
エルバスビル	エレルサ®
グレカプレビル/ピブレンタスビル配合剤	マヴィレット®
リバビリン	コペガス®，レベトール®
ソホスブビル/レジパスビル配合剤	ハーボニー®
グラゾプレビル	グラジナ®

　慢性腎不全により透析をしている症例でも，安全確実に治療できる薬剤が登場している．また従来のインターフェロン治療を施行しにくかった心疾患合併例や脳血管障害合併例でも安全に使用できるようになった．現在第一選択となるのは，ゲノタイプ1型に対してはソホスブビル/レジパスビル配合剤，エルバスビル＋グラゾプレビル併用療法，グレカプレビル/ピブレンタスビル配合剤の3種類，ゲノタイプ2型に対してはソホスブビル＋リバビリン併用療法，グレカプレビル/ピブレンタスビル配合剤，ソホスブビル/レジパスビル配合剤の3種類である（**表**）．それぞれの薬剤には特性があるので，患者状態に合わせて薬剤を選択する．その詳細は，webで公開されている日本肝臓学会C型肝炎治療ガイドライン第3版（https://www.jsh.or.jp/medical/guidelines/jsh_guidlines/hepatitis_c）を参照していただきたい[4]．

2　ウイルス排除後の発がんに注意

　C型肝炎ウイルスが排除されると発がん率が61％減少することが示された[5]．この抑制効果は抗ウイルス治療のレジメンにより相違がなく，インターフェロン・フリーのDAA治療でも有意に発がんが抑制されることが示された．しかし，現在インターフェロン・フリーのDAA治療の対象となっている患者は，高齢・線維化進展例など肝発がんリスクがもともと高い症例であるため，発がんリスクは減少しても，ゼロになるわけではない．特に肝硬変からは依然として発がんがみられるので，継続的なフォローが必要である．

　肝がんの既往がある症例でも，肝がんの根治治療後に抗ウイルス治療を行うことが可能となった．ウイルス排除により肝機能の改善が期待されるが，肝細胞がんの再発が抑制されるのか，生命予後が改善するかについては，今後のデータ集積が必要である．

おわりに

　HBV・HCVともに，治療薬の進歩によりウイルスの制御が可能となった．このように治療薬が進歩したからこそ，治療適応となる症例を見逃さないことが日常診療で重要である．

文献

1) B型肝炎治療ガイドライン（第3版）（日本肝臓学会肝炎診療ガイドライン作成委員会/編），2017：https://www.jsh.or.jp/medical/guidelines/jsh_guidlines/hepatitis_b
2) Chan HL, et al : Tenofovir alafenamide versus tenofovir disoproxil fumarate for the treatment of HBeAg-positive chronic hepatitis B virus infection : a randomised, double-blind, phase 3, non-inferiority trial. Lancet Gastroenterol Hepatol, 1 : 185-195, 2016

3) Buti M, et al : Tenofovir alafenamide versus tenofovir disoproxil fumarate for the treatment of patients with HBeAg-negative chronic hepatitis B virus infection : a randomised, double-blind, phase 3, non-inferiority trial. Lancet Gastroenterol Hepatol, 1 : 196-206, 2016.
4) C型肝炎治療ガイドライン（第6.1版）（日本肝臓学会肝炎診療ガイドライン作成委員会/編），2018：https://www.jsh.or.jp/medical/guidelines/jsh_guidlines/hepatitis_c
5) Ioannou GN, et al : HCV eradication induced by direct-acting antiviral agents reduces the risk of hepatocellular carcinoma. J Hepatol, 68 : 25-32, 2018

プロフィール

黒崎雅之（Masayuki Kurosaki）
武蔵野赤十字病院消化器科
日本肝臓学会肝炎診療ガイドライン委員を務めています．C型肝炎の治療は急速に進歩しているので，5年間で17回改訂しています．なかなか大変な作業です．ぜひ一度webで内容を確認ください．

第5章 消化器診療で押さえておきたいその他の重要事項

2. 慢性便秘症へのアプローチ

水上　健

Point

- 器質的疾患を完全に除外したうえで，慢性便秘の診断基準は① 硬便，② 排出困難，③ 残便感，④ 排便回数週3回未満の2項目以上
- 「便秘の対症療法」は食事・運動療法が大前提．浸透圧性下剤・上皮機能変容薬で便性状コントロールし，刺激性下剤と浣腸の頓用で適宜リセット
- 症候性便秘・薬剤性便秘などの二次性便秘は対症療法．特発性便秘，便秘型IBS，排出障害の一次性便秘は病態を考慮する
- 1週間以上無排便でも便がほとんどないことがある．腹部X線での評価も必要

はじめに

慢性便秘症の成人有病率は世界的には1.9〜40.1％，平均14％[1]と非常に高い．脳・心血管障害の頻度を上げ[2]，生産性[3]やQOLの低下を招き[4]，メンタルにも悪影響がある[5]．
一度発症すると一生悩まされることも多く，QOL改善のため治療が必要な疾患である．

1. 慢性便秘症へのアプローチと腹部X線による評価法

1 慢性便秘症の定義と診断基準

> **症例**
> 70歳代男性．
> 以前より旅行中は排便がなく，神経質で物事にこだわりやすい．
> 60歳で定年退職/転居で，運動量が著しく減り，硬便・排便回数週2回以下・排出困難で生薬下剤の連日内服．連日内服にもかかわらず硬便・排便回数週2回・排出困難で来院．
> 3日無排便の腹部X線では便やガスは少ない．大腸内視鏡で鎮痙薬により抑制されない非輸送性の分節型運動が出現．下行結腸の腸管形態異常（ループ形成）と黒皮症を認めた（図1）．

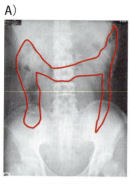 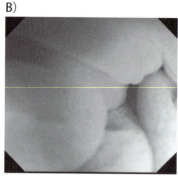 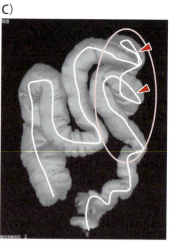

A) 3日間無排便
便は少ない
（仰臥位）

B) 挿入時の分節型運動

C) 下行結腸ループ形成
（CTコロノグラフィー）

図1　症例提示：70代男性
　A）腹部X線．は便をトレースした．B）大腸内視鏡．C）CTコロノグラフィー（大腸内ガスより腸管形態を描出するCT画像）による腸管形態異常の検出．下行結腸で2つのループがみられる（▶）

　バランスのよい食事とエクササイズ（ラジオ体操）など生活指導とともに酸化マグネシウム1回330mg1錠，毎食後とルビプロストン1回1カプセル，1日2回（朝夕）連日内服，週3回の排便を目標に刺激性下剤のピコスルファート1回15滴を週3回頓用，排便回数を気にしないように指示した．
　3カ月後にはピコスルファートなしで毎日の排便に回復，2年後の大腸内視鏡で非輸送性の分節型運動が再現されるが，黒皮症は消失した．
　（解説は **Advanced Lecture** で行う）

　「慢性便秘症診療ガイドライン2017[6]」で定義，診断基準，分類が提示される（図2，表1～2）．
　便秘型IBSの約9割が機能性便秘の症状を有し，逆に機能性便秘の4割がIBSの症状を有する[6]オーバーラップがあり，**慢性便秘症に便秘型IBSを含む**．
　「検査による病態分類」は大腸通過時間測定〔SITZMARKS日本未認可，ブリストル便形状スケール（図2）は大腸通過時間の参考所見[8]〕と排便造影を要し一般臨床での運用は難しい．また大腸通過時間がわかってもそのメカニズムがわからない以上，活用が難しい．
　そして，慢性便秘症が主病なのか（一次性便秘），他疾患や薬の副作用による結果なのか（二次性便秘）を分けて考える必要がある．

●ここがポイント
・慢性便秘症は「本来排出すべき排便を十分量かつ快適に排出できない状態」と定義される．
・器質的疾患が除外され，3カ月以上前から「硬便・排出困難・残便感・便回数が週3回未満」の2項目以上．

1	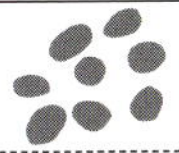	硬くてコロコロの兎糞状便
2	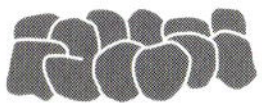	ソーセージ状の硬便
3	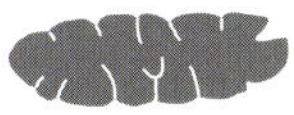	ひび割れのあるソーセージ状の便
4	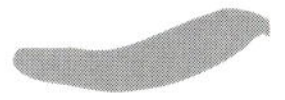	表面平滑で軟かいソーセージ状,もしくはとぐろを巻く便
5		軟らかい半固形の便
6	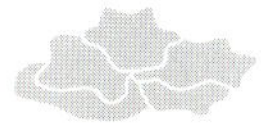	不定形の小片便,泥状便
7		水様で,固形物を含まない液状便

図2　ブリストル便形状スケール（BSFS）
1から7にいくにしたがって大腸通過時間は短くなる．文献7より作成

表1　慢性便秘症の診断基準

1. 「便秘症」の診断基準
以下の6項目のうち，2項目以上を満たす
　a. 排便の4分の1超の頻度で，強くいきむ必要がある．
　b. 排便の4分の1超の頻度で，兎糞状便または硬便（BSFSでタイプ1か2）である．
　c. 排便の4分の1超の頻度で，残便感を感じる．
　d. 排便の4分の1超の頻度で，直腸肛門の閉塞感や排便困難感がある．
　e. 排便の4分の1超の頻度で，用手的な排便介助が必要である（摘便・会陰部圧迫など）．
　f. 自発的な排便回数が，週に3回未満である．

2. 「慢性」の診断基準
　6カ月以上前から症状があり，最近3カ月間は上記の基準を満たしていること．

BSFS：ブリストル便形状スケール
（Lacy BE, et al. Gastroenterology 2016；150：1393-1407を参考に研究会作成）
「日本消化器病学会関連研究会慢性便秘の診断・治療研究会／編：慢性便秘症診療ガイドライン2017，p.6，2017，南江堂」より許諾を得て転載

・慢性便秘症が主病なのか（一次性便秘），他疾患や薬の副作用による結果なのか（二次性便秘）を分けて考える．

●ここがピットフォール
複数の異なる病態からなる慢性便秘症だが，現状では「検査による病態分類」を行えない．

　筆者はIBS/便秘の大腸内視鏡挿入性の検討から，病歴聴取や腹部X線から「検査による病態分類」の解釈をこころみ，病態説明と治療に応用している．
　IBSや便秘は大腸内視鏡挿入困難症例である[9]．筆者は無麻酔大腸内視鏡挿入法「浸水法[10]」の開発過程で，IBSや便秘での挿入困難の原因に，
・検査自体のストレスで誘発され鎮痙薬で抑制されない「腸管運動異常」，

表2　慢性便秘（症）の分類

原因分類		症状分類	分類・診断のための検査方法	専門的検査による病態分類	原因となる病態・疾患
器質性	狭窄性		大腸内視鏡検査，注腸X線検査など		大腸癌，Crohn病，虚血性大腸炎など
	非狭窄性	排便回数減少型	腹部X線検査，注腸X線検査など		巨大結腸など
		排便困難型	排便造影検査など	器質性便排出障害	直腸癌，直腸重責，巨大直腸，小腸癌，S状結腸癌など
機能性		排便回数減少型	大腸通過時間検査など	大腸通過遅延型	特発性 症候性：代謝・内分泌疾患，神経・筋疾患，膠原病，便秘型過敏性腸症候群など 薬剤性：向精神薬，抗コリン薬，オピオイド系薬など
				大腸通過正常型	経口摂取不足（食物繊維摂取不足を含む） 大腸通過時間検査での偽陰性など
		排便困難型	大腸通過時間検査，排便造影検査など		硬便による排便困難・残便感（便秘型過敏性腸症候群など）
			排便造影検査など	機能性便排出障害	骨盤底筋協調運動障害 腹圧（怒責力）低下 直腸感覚低下 直腸収縮力低下 など

・慢性便秘症（症）は，大腸癌などによる器質性狭窄性の原因を鑑別したあと，症状のみによって，排便回数減少型と排便困難型に分類する．
・排便回数減少型において排便回数を厳密に定義する必要がある場合は，週に3回未満であるが，日常臨床では，その数値はあくまで目安であり，排便回数や排便量が少ないために結腸に便が過剰に貯留して腹部膨満感や腹痛などの便秘症状が生じていると思われる場合は，週に3回以上の排便回数でも排便回数減少型に分類してよい．
・排便困難型は，排便回数や排便量が十分あるにもかかわらず，排便時に直腸内の糞便を十分量かつ快適に排出できず，排便困難や不完全排便による残便感を生じる便秘である．
・さらに必要に応じて，大腸通過時間検査や排便造影検査などの専門的検査によって，排便回数減少型は大腸通過遅延型と大腸通過正常型に，排便困難型は「硬便による排便困難」と便排出障害（軟便でも排便困難）に病態分類し，便排出障害はさらに器質性と機能性に分類する．
・複数の病態を併せ持つ症例も存在することに留意する必要がある．

「日本消化器病学会関連研究会慢性便秘の診断・治療研究会／編：慢性便秘症診療ガイドライン2017，p.3，2017，南江堂」より許諾を得て転載

・挿入困難の主因となるS状結腸回転異常や総腸間膜症などの「腸管形態異常」が高頻度でみられ，「腸管運動異常」がある症例ではストレスでの増悪があり，「腸管形態異常」がある症例では運動量低下で腹痛を伴う排便障害を起こすこと[11]，これらを応用して**病歴聴取と腹部X線**から「**慢性便秘症の検査からの病態分類**」を推測できることを報告した[12, 13]．

●専門医のクリニカルパール

・結石や消化管穿孔のチェックが重視される腹部X線だが，便性状や量，ガス量と腸管形態の評価が可能（図3A）．
・腹部X線は腸管の可動性をみるため，仰臥位・立位の2方向を撮影して評価する（図3B）．

2 病歴聴取と腹部X線から絞りこむ

1）便秘が主病の一次性便秘でよくある病態

・**大腸通過遅延型**：ストレスで非輸送性の「腸管運動異常」が惹起される痙攣性便秘（特発性便

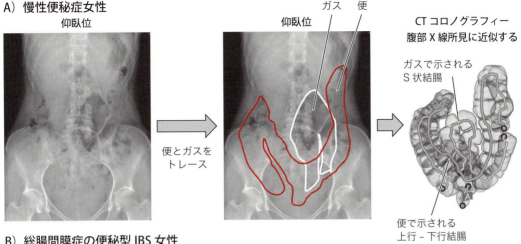

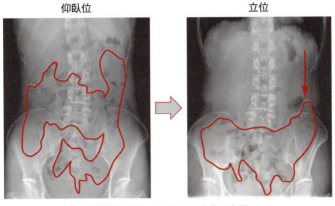

図3　腹部X線の評価方法
Color Atlas⑯参照

秘）と便秘型IBS（腹痛有）⇒ストレス下での症状増悪⇒腹部X線から 兎糞・便量減少・結腸痙攣像.

- **大腸通過正常型**：「腸管形態異常」による（ストレス関与が薄い）便秘型IBS⇒病歴聴取から運動不足での症状増悪⇒腹部X線からS状結腸の形態異常や総腸間膜症などの腸管形態異常と口側の便貯留像.
- **便排出障害型**：病歴聴取から 直腸に大きな便塊があるものの便意を感じない直腸性便秘（直腸知覚低下），便意を感じるものの直腸の便を排出できない骨盤底筋協調運動障害⇒腹部X線から直腸の便塊.

2）合併症としての二次性便秘（大腸通過遅延型）でよくある病態

薬剤性便秘や症候性便秘⇒特徴的所見を欠く．特殊なものに,
- オピオイドによる便秘（OIC）⇒痙攣性便秘同様の兎糞・便量減少・結腸痙攣像
- 刺激性下剤長期連用による弛緩性便秘⇒便が充満する結腸の拡張・伸長像

があげられる.

● **専門医のクリニカルパール**

一次性便秘の病歴聴取のポイント

【大腸通過遅延型】
　痙攣性便秘：旅行中や平日は排便なく，休日排便．1週間近く排便がなくても腹部膨満がなく，便性状は硬便や兎糞．
　便秘型IBS（腸管運動異常）：学校や職場，家庭のストレス負荷で排便停止し，高度の腹痛．

【大腸通過正常型】
　便秘型IBS（腸管形態異常）：受験前の部活卒業や退職，定年，転居に伴う運動量低下で腹痛を伴う排便障害．硬便が詰まり便秘，硬便の栓がとれ下痢の交代症状もみられる．

【便排出障害型】
　直腸知覚過敏（直腸性便秘）：排便忌避から便意消失，腹痛を伴わない腹部膨満．
　骨盤底筋協調運動障害：便意を感じるものの便を排出できない．

2. 慢性便秘症の治療の大前提

食事[14]，運動[15]の重要性が指摘され，生活習慣改善は治療の大前提である．

排便回数・便量に個人差が存在し，排便回数目標は個人で異なる．基本は無症状時の排便回数で，診断基準と食事量も参考に週3回程度を目標とする．

3. 慢性便秘症の薬物治療

治療の主体は浸透圧性下剤や上皮機能変容薬の連日内服と刺激性下剤や浣腸の頓用もしくは短期間投与である．以下処方などについて解説する．

1 浸透圧性下剤

酸化マグネシウムやラクツロース（成人適応なし），PEG（2018年12月販売予定）がある．酸化マグネシウムでは高齢者や腎機能障害患者で**マグネシウム中毒のリスク．少量開始，血中濃度モニターが必要**である．

2 上皮機能変容薬

小腸から水分分泌し消炎作用を有するルビプロストン（アミティーザ®）と小腸・大腸から水分を分泌し腸管知覚過敏を改善するリナクロチド（リンゼス®）があげられる．ルビプロストンは若年者で水分過剰分泌による嘔気が問題で，処方開始時には刺激性下剤や浣腸での腸管リセットと食後内服もあわせて行う．基本的に食事で大腸を動かすために食後内服とする．リナクロチドは若年者の下痢が問題で，便回数が少ない症例では隔日投与，腸閉塞既往やS状結腸軸捻転症は禁忌と考える．

3 刺激性下剤

アントラキノン誘導体（大黄・センナ），ジフェノール誘導体（ピコスルファート，ビサコジル）である．急性便秘や慢性便秘の腸管リセットを目的とし，頓用もしくは短期間投与する．

長期連用で腸管神経叢の不可逆な障害から「弛緩性便秘」を起こす．海外では20年以上前から長期連用を止め弛緩性便秘がなくなったと報告されている[16]．

アントラキノン系の長期連用では粘膜障害からの大腸黒皮症や腺腫のリスクがある．

4 膨張性下剤

エビデンスは便秘型IBSのみで示される．便量を増やすので便が多いタイプでは逆効果である．

● **ここがポイント**
バランスのよい食事や適度な運動（ラジオ体操など）など生活習慣改善が治療の大前提．

● **ここがピットフォール**
刺激性下剤の長期連用で耐性が生じ「弛緩性便秘」を引き起こす．生薬は長期連用で黒皮症と腺腫のリスクがある．

4. 慢性便秘症治療のロジック

慢性便秘では世界消化器病学会（WGO）が提示する，以下の対症療法が基本となる．

●便秘の対症療法
第1段階：バランスのよい食事と適度な運動
第2段階：浸透圧性下剤，状況に応じて上皮機能変容薬の追加
第3段階：刺激性下剤や浣腸の頓用もしくは短期間投与でのリセット

が基本となる．
特に症候性便秘や薬剤性便秘など二次性便秘に適切である．

大腸機能障害による一次性便秘は上記ロジックを基本として，それぞれの病態治療を行う．

● **大腸通過遅延型・通過正常型**
- ストレスが原因の痙攣性便秘や便秘型IBS：ストレス管理や体質を考慮した対処．「排便回数を気にしないこと」などを患者に伝える（便秘を気にすること自体がストレスになって悪循環になる）．
- 腸管形態異常が原因の便秘型IBS：腸管形態に合わせた運動量確保．ラジオ体操など継続できる運動の推奨．

ただし，直腸肛門機能障害による一次性便秘では上記ロジックは通用しない．直腸や肛門へ直接働きかけるアプローチが必要となる．

- **便排出障害型**
  - 直腸知覚低下（直腸性便秘）：グリセリン浣腸による直腸のリセットと排便習慣改善．
  - 骨盤底筋協調運動障害：肛門科でバイオフィードバックなどの機能障害の治療．

- **専門医のクリニカルパール**
  - 症候性便秘や薬剤性便秘の二次性便秘は世界消化器病学会の「便秘の対症療法」を基本とする．
  - 大腸機能障害による一次性便秘は「便秘の対症療法」と，病態に合わせた対処を行う．
  - 直腸肛門機能障害による一次性便秘は，機能回復を目標とした治療をする．

Advanced Lecture

■ 症例の解説

硬便・週2回の便回数から慢性便秘症と診断した．旅行中に排便回数の減少，腹部X線で便量は少なく，ストレス（検査）で非輸送性の分節型運動が惹起され，痙攣性便秘（特発性便秘）が考えられる．

下行結腸の形態異常，生薬下剤の長期連用による耐性と黒皮症も合併していた．

「便秘の対症療法」と並行して，病態を説明し，エクササイズの強化と「排便回数を気にしないこと」で毎日の排便が回復し，刺激性下剤から離脱した．

ストレスで悪化する痙攣性便秘は悩めば悩むほど便回数が減少して硬便になる．加えて腸管形態異常の合併と運動不足で排出困難を起こす．

高齢男性では仕事喪失がストレスとなり，運動不足と相まって難治性の便秘になる．さらに刺激性下剤の長期連用で弛緩性便秘を合併することも少なくない．

おわりに

慢性便秘症の病態とメカニズムは病歴聴取と腹部X線で推測することができ，説明と治療ができる．さらに，新規便秘薬の活用で刺激性下剤からの離脱が可能となる．

文献・参考文献

1) Suares NC & Ford AC：Prevalence of, and risk factors for, chronic idiopathic constipation in the community：systematic review and meta-analysis. Am J Gastroenterol, 106：1582-1591；quiz 1581, 1592, 2011
2) Honkura K, et al：Defecation frequency and cardiovascular disease mortality in Japan：The Ohsaki cohort study. Atherosclerosis, 246：251-256, 2016
3) Wald A, et al：The burden of constipation on quality of life；results of a multinational survey. Aliment Pharmacol Ther, 26：227-236, 2007
4) Sun SX, et al：Impact of chronic constipation on health-related quality of life, work productivity, and healthcare resource use：an analysis of the National Health and Wellness Survey. Dig Dis Sci, 56：2688-2695, 2011
5) Heymen S, et al：MMPI assessment of patients with functional bowel disorders. Dis Colon Rectum, 36：593-596, 1993
6) 「慢性便秘症診療ガイドライン2017」（日本消化器病学会関連研究会慢性便秘の診断・治療研究会/編），南江堂，2017

7) Wong RK, et al : Inability of the Rome III criteria to distinguish functional constipation from constipation-subtype irritable bowel syndrome. Am J Gastroenterol, 105 : 2228-2234, 2010
8) Lewis SJ & Heaton KW : Stool form scale as a useful guide to intestinal transit time. Scand J Gastroenterol, 32 : 920-924, 1997
9) Anderson JC, et al : Factors predictive of difficult colonoscopy. Gastrointest Endosc, 54 : 558-562, 2001
10) Mizukami T, et al : Collapse-submergence method : simple colonoscopic technique combining water infusion with complete air removal from the rectosigmoid colon. Dig Endosc, 19 : 43-47, 2007
11) Mizukami T, et al : Colonic dysmotility and morphological abnormality frequently detected in Japanese patients with irritable bowel syndrome. Intest Res, 15 : 236-243, 2017
12) 水上 健：過敏性腸症候群（IBS）の病態と診断．消化器内視鏡，29：1874-1882, 2017
13) 水上 健：機能性便秘．成人病と生活習慣病，48：222-228, 2018
14) Ford MJ, et al : Differences in colonic tone and phasic response to a meal in the transverse and sigmoid human colon. Gut, 37 : 264-269, 1995
15) Dukas L, et al : Association between physical activity, fiber intake, and other lifestyle variables and constipation in a study of women. Am J Gastroenterol, 98 : 1790-1796, 2003
16) Müller-Lissner SA, et al : Myths and misconceptions about chronic constipation. Am J Gastroenterol, 100 : 232-242, 2005

もっと学びたい人のために

1)「IBS（過敏性腸症候群）を治す本」（水上 健/著），法研，2017
2)「慢性便秘症を治す本」（水上 健/著），法研，2018

プロフィール

水上 健（Takeshi Mizukami）
国立病院機構久里浜医療センター 内視鏡健診センター
専門：大腸内視鏡挿入法の開発，機能性腸疾患の画像を活用した診断と治療，小児期の早期治療と移行期治療
興味：小児期発症が多い機能性腸疾患の自然史を知り，画像からそのメカニズムを知ること．
抱負：画像を用いた診断・治療法を開発して，機能性疾患を治るものとすること．
便秘は命にかかわりませんが患者さんのQOLを著しく低下させます．画像からはわかりやすく，対処しやすい疾患です．

第5章 消化器診療で押さえておきたいその他の重要事項

3. 外科医からのメッセージ①：手術室と外科病棟で研修医に求められること

馬場裕之

Point

- 外科チームの一員としての自覚と積極的な行動により外科での研修は必ず実り多きものとなる
- 術野では見学者にならない：当事者意識が一体感を生む
- 後手に回らない術後管理：患者観察と温度板を通じて変化を察知する
- 術後トラブル発生時にはまず「報告・連絡・相談（ホウレンソウ）」

はじめに

　外科診療はチームで行うことが多いが，そこに配属された初期研修医はチームの一員としての心得の多さに戸惑うのが本音であろう．しかし臆することはない．偉い先生方も昔はみな研修医だったのだ．研修にあたり重要なことはただ1つ，**積極的になろう**．

　本稿では数ある注意点のなかから「手術の助手をする際の心得」と「術後マネージメントのポイント」について焦点を絞り記載する．

1. 手術の助手をする際の心得 [1～3]

　手術に助手として参加することは，何らかの形で手術の進行を手助けする役割を担うことである．**当事者意識がきわめて重要である**．

1 心構え

　外科のチームの一員として，また社会人として常に評価の対象になっていることを意識し，チームワークを発揮し手術の準備（＝仕事）が進められるようにする．そして，自由闊達な考えや患者情報の交換ができる雰囲気づくりに気を配らなくてはならない．また，「コミュニケーションが苦手」と言うなかれ．ポジティブに考えて克服して成長しよう．「指導にあたる上司と合わないんです」と言うなかれ．反面教師として自分が指導する側になったときに活かせばよい．なお，老婆心ながら手術前日の不摂生は慎み，体調を万全に整えておくことはいつの時代も変わらぬ心掛けである．手術の責任の一端を担っているという**プロフェッショナル意識は重要**である．

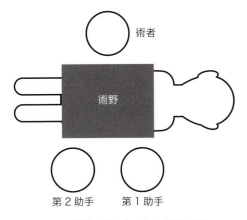

図1　開腹手術時の立ち位置の例

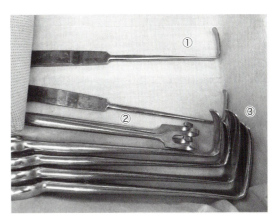

図2　さまざまな鈎
術式によりさまざまな組合わせで用意されている．施設間でも異なるので，一度自分の施設の鈎に注目してみよう．①筋鈎（細），神経鈎ともいう．②二爪鈎．③筋鈎，先端の大きさにはいくつか種類あり

2　手術当日までにしておきたいこと

　患者の状態把握（病態，術式，手順，ポイント，問題点）は手術に参加するうえで必須である．患者入室前に必ず手術室に入り，入室時の患者に一声かけてあげることは患者の安心につながる．必要であれば担当麻酔科医と意見交換し，担当看護師と使用器械類や体位の設定について確認する．手術室での良好な雰囲気づくりを率先して行うとよい．

3　術野にて何ができるのか

1）開腹手術

　術野に入る人数は，手術の難易度や人的資源にも左右されるが，標準的には術者，前立ち（第1助手），第2助手で構成されることが多い．初期研修医であれば第2助手に入ることになろう（図1）．第1助手の左隣が定位置で，術野展開によっては術者の左隣に立って鈎を引くこともある．第2助手の期待される役割は大きく2つあり，**鈎引き（術野の確保）と術野以外の整理整頓**である．

① 鈎引き

　鈎引きは術野の視野展開を邪魔する臓器をよけ，術野を一定時間確保するための重要な操作である．適切な鈎を選択し，最も有効な視野展開が得られる位置にかける．実際には選択する鈎は術者や第1助手から声がかかるが，少なくともよく使う鈎の名称（肝臓鈎，鞍状鈎，筋鈎，扁平鈎など）は把握しておきたい（図2）．鈎引きをまかされた場合，**術野が広く浅くなるように心掛け，それを維持する**ことである．例えば腹壁鈎を上にもち上げるように引くと術野は深くなり，術者としてやりにくいことこのうえない．なるべく水平に引くことが正解である．また「鈎の先端を効かせろ」とときどき言われることがあるが，奥深い術野では鈎の先端を効かせる（絶妙に前後させる）ことによりはじめて操作が可能になる広さを確保できるのである．鈎引きは力まかせには務まらない．**常に鈎の引き方と鈎の先端は意識していたい**ものである．

② 整理整頓

　さて，第2助手は鈎引きをしていない場面（時間帯）も多々ある．そのときには術野以外の整

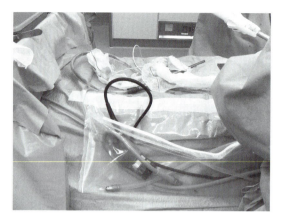

図3 覆布上のスペースを整理整頓する
第2助手が立つ位置の正面の覆布上のスペース．器材類が雑然となりがちな場所である（Color Atlas ⑰参照）

理整頓に目を配る．覆布上には一定のスペースがあり，術者や第1助手は術野に集中するあまり，使用した器材類を器械出し看護師に直接返却せず，この覆布上の場所が雑然とした状態になる（**図3**）．器械出し看護師もそうならないように注意はしているが，時として必要なときに必要な器材が見つからないばかりか，エネルギーデバイスのコード類が絡まり，結果として手術のリズムが崩れる．第2助手はそうした状況にも目を配り，**器械出し看護師と連携のうえ，常に覆布上が整理されている状況を保つことが重要である**．

2）鏡視下手術

鏡視下手術では第1助手は術野展開，第2助手が腹腔鏡操作（視野確保）になることがほとんどである．術者の視野確保となる腹腔鏡操作は責任重大である．腹腔鏡は拡大視効果があるため，**いたずらに早く動かさないのがコツである**．ときには全体像把握のため遠景にするタイミングを図ることも意識する．これは腹腔鏡の画面上で視野から消えた把持鉗子類による副損傷やガーゼの存在を常に意識するのも第2助手の役目だからだ．鏡視下手術ではカメラワークの出来不出来が手術進行に大きく影響するので，開腹手術以上に第2助手の責務は大きい．腹腔鏡手術用の練習用機材が設置されている施設では積極的にこれを利用し手術に備えよう．

> ●**ここがポイント**
> ・鉤引きは「広く浅く」と「先を効かせる」．
> ・腹腔鏡操作時はゆっくりと動かす．

2. 術後マネージメントのポイント

術後は，患者さんをよく観察すること！といってしまえばそれまでであるが，変化の予兆をどうキャッチするのかが課題といえよう．もちろんキャッチした変化が何の病態に直結するのか知っておく必要がある．いずれにしても**「温度板を制する者は術後を制する」**といっても過言ではない．high volume center（手術例の多い施設）では定型化した手術に加えて，他職種にも術後管

理のポイントが周知されている．一方，low volume centerではなかなか叶わないことなので術後マネージメントには十分注意する．

> ●**ここがポイント**
> ・術式特有な術後合併症をまず頭に入れておこう．

1 術後経過の判定：何をモニタリングする？

　ベッドサイドでの診察から気づく状態変化も多く，検査数値に頼ってベッドサイドの診察を怠ってはいけない．患者のバイタルサインは温度板に経時的に記録されている．一方，血液検査やX線検査はどちらかというとスポット（一時的）で実施しており，予測というより確認の要素が強い．手術侵襲により生体には炎症反応が惹起され，その変化は発熱として温度板に現れる．手術実施直後の発熱は当然の生体反応としても，その後鎮静化する経過での発熱は変化の予兆として察知しなければならない．**術後マネージメントのコツは患者の状態や検査数値を意識しつつも，熱型（経時的な体温の変化）に注目することである．**

> ●**ここがピットフォール**
> ・検査数値や画像診断にとらわれがちであるが，必ずベッドサイドで診察を行うこと．

　手術侵襲に伴う炎症反応はおおむね第3病日をピークに収束に向かう．そして第5病日前後に正常に復する．同じような推移を示す血液学的検査としてCRPがある．術後第3病日をピークに漸減しない場合，何かを感じとらなければいけない．

1）順調な術後経過

> **症例1**（図4）
> 　56歳，女性．身長158 cm，体重68.6 kg，BMI 27.5 kg/m²．夕食後に急に右季肋部痛が出現し，当院救急外来を受診．体温37.9℃，血圧138/82 mmHg，脈拍86回/分，呼吸15回/分．Murphy徴候陽性．腹部エコーにて胆嚢壁の3層構造が認められ，胆嚢内には直径1 cm程度の結石が認められた．CTでは肝臓周囲に少量腹水を確認し，急性胆嚢炎の診断で緊急開腹手術となった．手術時間1時間20分，出血量50 mL．肝臓下面にドレーンを1本留置．術後経口摂取も良好で第6病日退院．
>
> 　術後胆汁漏出や感染胆汁の遺残などがあれば少なからず経過中のどこかで発熱を認めるはずであり，当然ドレーン排液にも変化があろう．しかし，本症例では変化は認められなかった．消化器外科術後に経口摂取が進むことは順調な経過の証でもある．

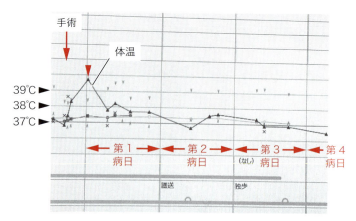

図4 比較的順調な経過を示した急性胆嚢炎の手術症例
▲の折れ線：体温．▶の第1病日をピークに体温は漸減し，第3病日にはほぼ平熱となっている（Color Atlas⑱参照）

2）順調でない術後経過

症例2（図5）

73歳，男性．身長174 cm，体重48 kg，BMI 15.9 kg/m²．閉塞性肺疾患にて呼吸器内科継続治療中．数カ月前から食欲不振が続き，体重も7 kg減少したので近医受診．上部消化管内視鏡検査にて幽門部に2型の進行胃癌が指摘され，手術を行うことになった．術前検査ではHb 8.5 g/dL，Alb 2.7 g/mL，CRP 3.1 mg/dL．遠隔転移なし．幽門側胃切除術，D1＋郭清実施．手術時間2時間40分，出血量230 mL．Winslow孔にドレーンを1本留置．術後翌日から39℃台の発熱あり，翌日以降も午前午後の2回出現．第3病日にドレーンの排液性状が混濁してきた．ドレーン排液の膵アミラーゼ値が636 IU/Lと高く，膵液漏と判断．絶飲食が長期化することを念頭に中心静脈栄養管理に変更．ドレーン洗浄処置を継続し術後第22病日に退院となった．

幽門狭窄をきたし閉塞性肺疾患の併存から術前の栄養状態は悪いといわざるを得ない．栄養状態は創傷治癒に大いに関与することを認識しておく必要がある．膵液漏を積極的に洗浄処置し，ドレーンの位置を修正のうえ，TPN（total parenteral nutrition：完全静脈栄養）による腸管安静（膵液分泌刺激の抑制），積極的栄養管理を実施したことにより事なきを得た．

熱型（温度板の経時的な記録項目）とドレーン排液性状（患者さんの手術経過の状態），そして諸検査（血液学的数値または放射線検査など）の3項目が一元的に合理性をもって説明できるときは術後経過としてわれわれの制御下に置かれており安心である．たとえ合併症が生じていても対処する方向性が明確である．他方，1つでも説明がつかない場合，徹底的に整合性がとれない原因を追究し対処することが必要である．**いずれの項目も都合よく解釈しないように謙虚でいなければならない**．術後トラブルを回避するコツである．

2 術後トラブル（合併症）にどう対処する？

術後トラブル（合併症）に遭遇した場合，ありとあらゆる情報収集を行って迅速に対処する必要があるのは論をまたない．**日頃から診療チーム内に「報告・連絡・相談（俗にホウレンソウと**

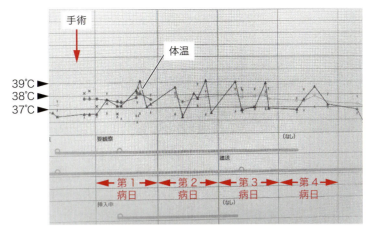

図5 胃癌に対して幽門側胃切除術後，術後膵液漏を発症した症例
▲の折れ線：体温．第2病日以降も39℃の熱発がみられ，漸減しているとはいえない（Color Atlas ⑲参照）

呼ばれている）」を確立しておくことが重要である．

　術後3日くらいまでならば循環動態や呼吸状態にかかわるいわゆる「急変」と称する重篤なものとなるため，集中治療部や循環器科，呼吸器科など他科とともに診療できる体制を構築する．**患者家族への説明はチーム内の上級医が行うことが多いが，初期研修医がたとえ立ち話的でも患者家族と話をする場合，事実のみの説明に留め，憶測や推定を交えた内容は厳に慎むべきである．**術後4日目以降は比較的マイルドな合併症が露見することが多いが，これも基本的対処は同様である．

　初期研修医は術後トラブル（合併症）をとにかく早く治そうという焦りにも似た精神状態になりがちである．泣き面に蜂にならないように慎重にかつ迅速に行動しよう．「すぐに治そうとせず，現状より悪くならないように対処しなさい．そうすればやがて人間の治癒力が味方になります」，これは筆者が駆け出しの外科医の頃，重症患者を抱えて右往左往しているときにかけていただいた外科の大先輩の言葉である．皆さんの参考になれば幸いである．

Advanced Lecture

1 術後回復促進プログラム

　これまで慣習的に行われてきた周術期管理もFast track surgery[4]やEnhanced recovery after surgery（ERAS）[5]などの術後回復促進プログラムが提唱され，順次導入が進むにつれて周術期管理が様変わりしてきた．ベッド上安静，絶飲食点滴管理が術後回復を阻害していることが判明し，クリニカルパスの導入と相まって大きく変化している．これらの導入により術後合併症減少や術後在院日数短縮，ひいては医療費削減に貢献していると論じられている[6〜8]．

2 フレイル（老年症候群）[9]

　最近では，加齢に伴い身体組成の変化，エネルギー産生と消費の不均衡，恒常性調節障害などを経てフレイルが起こることが注目されている．身体的には筋肉や骨密度の減少が起こり，サル

コペニア[10]や骨粗鬆症を引き起こすことがわかってきた[11]．筋肉維持のためにはタンパク同化が必要だが，高齢者では特にタンパク同化抵抗性のため，その対応策が注目されている[12]．高齢患者が多い消化器外科では，周術期管理の一助として今後フレイルに関して注目していく必要がある．

おわりに

「手術の助手をする際の心得」と「術後マネージメントのポイント」について焦点を絞って記述した．患者さんにとって一生に一度あるかないかの手術である．初期研修医といえども外科チームの一員として十分準備して謙虚な気持ちで臨んでほしい．

文献・参考文献

1) 手術べからず集．「手術別冊シリーズ（その1）手術の基本」（手術手技研究会/編），pp195-219，金原出版，1978
2) 「外科医べからず集 梶谷語録に学べ」（大鐘稔彦/著），金原出版，2005
3) 「がん研べからず集（内視鏡手術編）ビデオでみるトラブルシューティング（DVD付）」（山口俊晴/監，比企直樹，他/編），南江堂，2017
4) Wilmore DW & Kehlet H：Management of patients in fast track surgery. BMJ, 322：473-476, 2001
5) Fearon KC, et al：Enhanced recovery after surgery：a consensus review of clinical care for patients undergoing colonic resection. Clin Nutr, 24：466-477, 2005
6) Spanjersberg WR, et al：Fast track surgery versus conventional recovery strategies for colorectal surgery. Cochrane Database Syst Rev：CD007635, 2011
7) Coolsen MM, et al：Improving outcome after pancreaticoduodenectomy：experiences with implementing an enhanced recovery after surgery（ERAS）program. Dig Surg, 31：177-184, 2014
8) Findlay JM, et al：Enhanced recovery for esophagectomy：a systematic review and evidence-based guidelines. Ann Surg, 259：413-431, 2014
9) 荒井秀典：フレイルの意義．日本老年医学会雑誌，51：497-501, 2014
10) Rosenberg IH：Sarcopenia：origins and clinical relevance. J Nutr, 127：990S-991S, 1997
11) Bartali B, et al：Low nutrient intake is an essential component of frailty in older persons. J Gerontol A Biol Sci Med Sci, 61：589-593, 2006
12) Bollwein J, et al：Distribution but not amount of protein intake is associated with fraility：a cross-sectional investigation in the region of Nurnberg. Nutr J, 12：109, 2013

プロフィール

馬場裕之（Hiroyuki Baba）
横浜市立みなと赤十字病院外科
専門は肝胆膵外科，消化器外科，救急外科，消化器内視鏡，臨床栄養．最近の外科医療をとり巻く環境を憂いつつ，Work-Life balanceを大切に日々の臨床に取り組んでいます．救命救急センターと連動しながら総合的な外科医をめざしたい方，ぜひ連絡ください．

第5章 消化器診療で押さえておきたいその他の重要事項

4. 外科医からのメッセージ②：コンサルトをスムーズに行うために

小林　隆

> **Point**
> - コンサルトでは，自分が何に困っていて，相手に何をしてほしいのか明確に伝えること
> - コンサルトするか迷ったら，とにかくコンサルトする
> - 絶対コンサルトしなくてはならない病態があることを肝に銘じる

はじめに

　厚生労働省が公表した臨床研修の到達目標の大項目『医療人として必要な基本姿勢・態度』のなかの「チーム医療」で『指導医や専門医に適切なタイミングでコンサルテーションができる』があげられている．

　本稿では，外科医へのコンサルトがスムーズにできるためには最低限何が必要か，①外科コンサルトの適応（特に緊急でコンサルトすべき場合），②依頼表の記載またはプレゼンテーションにおいて心掛けるべきこと，について具体例をあげて解説する．

1. 消化器診療での外科コンサルトの適応（特に緊急でコンサルトすべき場合）となる具体例

　表にあげた鼠径・大腿ヘルニア，急性虫垂炎，腸閉塞，消化管穿孔，そのほかの（原因不明の）汎発性腹膜炎などを疑った場合は，原則として外科へのコンサルトを考慮する．

1 鼠径・大腿ヘルニア

　発熱・白血球増多・血圧低下・ヘルニア上の皮膚の発赤・ヘルニア触診時の激痛，といった絞扼所見を少しでも疑ったら，即座に外科にコンサルトする．また，嵌頓していた場合も同様にコンサルトする．容易に還納できても，当日ないしは翌日には外科受診を勧める[1]．

● **コンサルテーションのポイント**
絞扼所見を少しでも疑ったら，また嵌頓していた場合は即座に外科にコンサルトする．

● **ここがポイント**
絞扼または嵌頓ヘルニアでは還納を試みてはいけない[1]．

表　消化器診療におけるコンサルトの必要性とチェックポイント

	鼠径・大腿ヘルニア	急性虫垂炎	腸閉塞	消化管穿孔	そのほかの（原因不明の）腹痛など
外科コンサルトの必要性	原則必須	原則必須	（消化器）内科と（消化器）外科でのとり決めがあればそれに準じるが，原則必須	原則必須	原則必須
コンサルト前にしておくべき検査，チェックポイント		女性では妊娠のチェック	CTでclosed loopの有無や腸管の造影効果の有無		女性では妊娠のチェック
備考		手術適応含め（消化器）外科に判断を一任	絞扼性腸閉塞が少しでも疑われたら即コンサルト*	下部消化管穿孔が少しでも疑われた場合やバイタルに変化があれば即コンサルト*	心筋梗塞や上腸間膜動脈血栓症などが隠れていることがあるので，即コンサルト*

*即コンサルト：ほかの患者さんを診ていても，最優先にコンサルトが必要

2 急性虫垂炎

確実に診断できればよいが，鑑別診断として，憩室炎，女性なら骨盤内腹膜炎や異所性妊娠を考えて検査・診断を進める．症状が軽くても，急性虫垂炎を疑った段階で外科にコンサルトする．

●ここがピットフォール

女性を診たら妊娠を疑え，は基本．患者さんが本当のことを言うとは限らないので，本人にお断りのうえ，妊娠反応をチェックする[2]．

急性虫垂炎の診断は，『後医は名医』というように，発症初期では診断が困難なことが多いことを患者さんやご家族に説明する[2]．

3 腸閉塞

絞扼性腸閉塞の見落としが一番怖い．初期対応に関して（消化器）内科と（消化器）外科でとり決めてあればそれに準じる．一般的には，症状が軽ければ，胃管を挿入して経過をみてもよいが，**手術歴がない腸閉塞，鎮痛薬が効かない腸閉塞，造影CT検査で絞扼性腸閉塞が少しでも疑われた場合には，即座に外科にコンサルトする**．

●コンサルテーションのポイント

伝え方の例として「所見が軽い腸閉塞ですが，手術歴がなく，保存的に診てよいのか判断に苦慮している」，「所見が強く内ヘルニアや絞扼性腸閉塞を疑っているが，CTではclosed loopの有無，腸管の造影効果の有無の判断ができないので一緒に診てもらえないか」，「CTで絞扼を疑う所見（closed loop，腸管の造影効果）がある腸閉塞です」，「画像所見（腹部エコー，CT）で腹腔内にfree airや腹水がある腸閉塞です」などがあげられる．

●ここがピットフォール

絞扼性腸閉塞は診断してから手術までの時間が勝負なので，救急外来で多数の患者さんを診ている場合でも，腸閉塞患者さんの診察・コンサルトの優先順位は高いと考え，少しでも不安があれば，患者firstの立場に立って"後で怒られても構わないので"即座に外科にコンサルトする．

●ここがピットフォール

痩せた女性では，大腿ヘルニアが原因の腸閉塞もある．

4 消化管穿孔

上部消化管穿孔であれば保存的に診ることも可能だが，原則として外科にコンサルトする．特に，下部消化管穿孔を疑った場合は，即座にコンサルトする．

●コンサルテーションのポイント

伝え方の例として「穿孔部位は不明だが，画像所見（腹部エコー，CT）で腹腔内にfree airや腹水がある消化管穿孔の患者さんです」，「画像所見（腹部エコー，CT）で腹腔内にfree airや腹水があるが，腹膜刺激症状があるのか判然としない．この場合保存的に診てよいのか，それとも試験開腹も含め手術適応があるのか判断できないので」などがあげられる．

●ここがピットフォール

糖尿病や脳梗塞後の患者さん，高齢者や認知症のある患者さんでは本人の訴えや腹部所見が乏しいことがある．筋性防御・反跳痛といった腹膜刺激症状は，肋間神経・腰神経を介して腹壁筋の緊張が反射的に亢進したもので，こうした患者さんでも注意深く所見をとるとわかることが多いが，慣れないと難しい．困ったときは，「これこれの背景があって，腹部所見に自信がないので，一緒に診てもらえないか」とコンサルトするのも患者firstの立場からは全く問題ない．

5 そのほかの（原因不明の）腹痛など

実は，コンサルトするか最も悩むのは，原因がわからない腹痛かもしれない．**激痛を訴えるものの腹部所見が乏しい高齢者が，実は腹部大動脈切迫破裂だったり，上腸間膜動脈血栓症の場合もあれば，急性腹症ではあるものの腹部に筋性防御や反跳痛などの定型所見に欠ける患者さんが非閉塞性腸管虚血症（nonocclusive mesenteric ischemia：NOMI）だったなどはときどき経験する**[2]．このように，何とも説明のつかない腹痛の患者さんを診察した場合は，上級医に相談するのは当然として，躊躇せず外科にコンサルトする．

●コンサルテーションのポイント

伝え方の例として「腹部所見が乏しいものの，激痛を訴えていて，鎮痛薬があまり効かない患者さんです．腹痛の原因がわからず困っています．一度，外科的疾患が考えられないか診察してもらえないか」などがあげられる．

●ここがピットフォール

何とも説明のつかない腹痛や，鎮痛薬もあまり効かない場合は，躊躇せず外科にコンサルトする．

2. 依頼表の記載例

先に記載したように，患者さんの訴える症状に対して，どういう疾患を考えて（疑って），どういった検査を行ったか．その結果，明らかになったことを明確にし，そのうえで，現状の何に困っ

```
『♯1  自分の科で診ている疾患があれば，その病名
 ♯2  コンサルトしたい病名または症状（♯1と同じでも構
    わない）
 ♯3  ほかの既往症・合併症（重要度の高いものを2～3に
    絞って記載）』

『いつもお世話になっております』

『♯1に対して○○目的にし○月○日当科受診となった患者さ
んです．精査の結果，♯2に対する治療目的に貴科ご高診の
運びとなりました』

『○月○日腹痛が出現し，○月○日救急外来受診した腸閉塞の
患者さんです．胃管を挿入しても症状は改善せず，徐々に増
悪しております．CT検査を行いましたが，closed loopの有
無，腸管の造影効果の有無の判断が困難で，絞扼している可
能性が否定できません．このままの保存的治療でよいのか判
断に困っています．つきましては貴科的ご高診いただければ
幸いです』

『お忙しいところ大変恐縮ですが，ご高診のほど何卒よろしく
お願い致します』

『これまでの経緯や検査・治療内容などの詳細につきましては
○月○日のカルテをご参照ください．また何かありましたら，
担当医（研修医 ○○ PHS◇◇◇，指導医 ○○ PHS◇◇◇）
まで遠慮なくご連絡ください．どうぞよろしくお願い申し上
げます』
```

- （診断：今回のコンサルトにあまり関係ないものは，そのほかとして省略してもよい）
- （挨拶：1行程度で）
- （現状の要約：コンサルテーションを受けた先生が「一言で言うとどんな症例なのか」が，読んで（あるいは聞いて）即座に状況を把握できるように2～3行で簡潔にまとめる）
- （コンサルトの目的：これが一番大切．こちらが何に困っていて，相手（ここでは外科医）に何をしてほしいのかが明確になっていることが重要）
- （結びの挨拶：はじめの挨拶と同じで1行程度で）
- 余裕があれば

図　依頼表の記載例

ているのか，外科に何を求めているのかが明確になっていれば十分である．診断が正しかったか否かは問題ではない．

●ここがポイント

こちらが何に困っていて，相手（ここでは外科医）に何をしてほしいのかが明確であることが重要である．**何のアセスメントもせず，「外科疾患だと思うのでよろしくお願いします」は医師として"ご法度"である．**

依頼表の代表的な構成は，図の項目からなる．

おわりに

　上級医や専門医は初期研修医の皆さんに手術適応があるのか，あるいは保存的に診ることができるのかの最終判断を任せることはない．大切なのは，適切な身体所見をとり，検査を行ったうえで自分なりにアセスメントし（正しいかどうかは別．誤っていたらそのことを学習すればよい），上級医ないしは専門医（ここでは外科医）に相談する姿勢である．身体所見のとり方などは，上級医や専門医と一緒に再度診察することでより勉強になる．また，（緊急）手術になった場合は，

オペ風景をみに行くことで自分がとった身体所見や検査結果が，実際はどうだったかがフィードバックできる．もしかしたら，「君，なかなか感心だな」と外科医からちょっと褒めてもらえるかも…．

文献・参考文献

1) 17．上手なコンサルテーション 一般外科．「ワシントン初期研修医必携マニュアル 第2版」（Thomas M. De Fer, et al/著，箕輪良行/監訳），pp169-178，メディカル・サイエンス・インターナショナル，2009
2) 「Dr. 林の当直裏御法度 ER問題解決の極上Tips70」（林 寛之/著），三輪書店，2006

プロフィール

小林　隆（Takashi Kobayashi）
三井記念病院消化器外科
本稿の内容が，読者の皆さんの今後の診療の一助になれば幸いです．

第5章 消化器診療で押さえておきたいその他の重要事項

5. 放射線科医からのメッセージ：オーダーのポイントを押さえよう

杉浦弘明

> **Point**
> ・緊急時のみならず依頼票は検査目的を簡潔に適確に記載するよう心懸けてほしい
> ・造影剤の副作用は稀ではなく，ときに死に至ることを肝に銘じるべきである
> ・造影剤を投与する際は，常に副作用のリスクを念頭におきつつ細心の注意を払う必要がある
> ・目的とは異なった部位に偶発所見が見つかり，レポートで指摘されている場合は適確に対処する必要がある

はじめに

本稿では画像オーダーする際の検査の適応について述べ，依頼票の書き方，緊急検査を依頼する際のマナーについて基本的な考え方を概説する．造影剤を投与する際の造影剤の禁忌および副作用などの注意点を述べる．最後に腹部CT施行時の偶発所見について簡単に触れる．

1. 検査の適応

腹痛など腹部症状の画像診断には腹部X線写真，エコー検査，腹部CTなど，各種モダリティが用いられている．

1 腹部X線写真とエコー検査

腹部X線写真は特に大きな制約もなく，大まかな情報が簡便に得られるので今でも汎用されている検査である．エコー検査は特に制約もなく，侵襲も少なく，簡便に行うことができる診断能の高い検査である．胆道系，尿路系，虫垂などのスクリーニングや腹水貯留の有無などを確認することができる．しかし検者の熟練を要し，見落としのリスクがあることが難点である．

2 腹部CT

腹部CTは放射線被曝の問題があるが，ほかに制約が乏しく，簡便にかつ有用な情報が得られるので日常診療で汎用されている．CT検査では単純（非造影）CTと造影剤を静注する造影CTが施行される．単純CTでは胆石，尿路結石など石灰化病変の検出に優れるが，血管内腔や軟部

組織の評価に難渋することがある．尿管結石の診断は単純CTのみで十分である．造影CTでは個々の臓器が造影されて軟部組織のコントラストが明瞭となり，診断に有用な手掛かりが得られることが多い．急性腹症では造影剤禁忌などの制約がない限りは造影CTを施行することが望ましい．一方，造影剤を急速静注（3～5 mL/秒程度）し，複数回撮像するdynamic CT（多相性造影CT）という撮像法もある．dynamic CTでは動脈優位相で動脈系が明瞭に描出され，大動脈瘤，動脈解離などの診断に有用である．ほかに腫瘤性病変の血流動態の評価や，下血精査などでは大腸憩室出血など，活動性出血の検出にも有用である．

　以上より腹部CTでは「単純のみ」，「造影のみ」，「単純＋造影」，「単純＋dynamic＋造影」など複数の選択肢がある．全例に対して「単純＋dynamic＋造影」を施行することは疑問であり，個々の症例に関して最適な検査法を考える必要がある．実臨床では病変を見落とすリスクを考えると「単純＋造影」が施行されることが多く，血管系の評価や出血の検索など，状況に応じてdynamic CTが施行される．なお，若年者など放射線被曝の問題を考えると「造影のみ」でも十分な情報が得られることが多い．

2. 依頼票の書き方

　依頼票には**検査目的を明記し，必要最小限の内容を簡潔に記載**することが望ましい．検査目的がはっきりわかれば「右下腹部痛精査」「虫垂炎疑い」のように一言だけでも十分である．ただし，腹痛であれば「腹痛精査」では十分とはいえず，**腹痛の部位は記載してほしい**．心窩部痛，右季肋部痛，右下腹部痛，左上腹部痛，左下腹部痛など，部位によって鑑別が変わるので最低限**疼痛の部位**は記載してほしい．炎症反応高値や発熱など，臨床的に重要と考えられる所見や臨床的に疑っている疾患を記載してくれるとありがたい．

　一方，依頼票にはきちんと臨床情報，経過，検査データなどを詳細に記載すべきであるという放射線科医もいるので，そのような病院ではその病院の慣習に従って依頼票を記載するように心懸けてほしい．

3. 造影剤の副作用と禁忌

1 造影剤の副作用

　造影剤の副作用は悪心嘔吐，瘙痒感などの軽微なものから喉頭浮腫，呼吸困難，血圧低下，意識消失など重篤なものまで多岐にわたる．軽微な副作用も含め頻度は3～8％程度といわれている．これに対して重篤な副作用は2.5万人に1人，死亡例は40万人に1人と概算されている．常に重篤な副作用が起こりうることを頭の隅におきつつ造影検査をすべきである[1]（図1）．

2 造影剤の禁忌および慎重投与（表）

　ヨード造影剤副作用歴のある場合には造影検査をしないことが望ましいが，ほかに代替する検査があればその検査を優先すべきである．造影剤を投与しなければ全く情報が得られない場合など，造影検査によるリスクとベネフィットを検討したうえで**リスクを上回るベネフィット**があると判断されれば患者に対して十分な説明を実施し，同意を取得したうえで慎重投与することが可

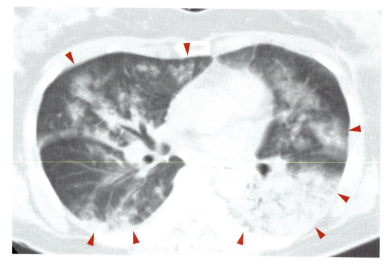

図1 40歳代，女性．造影剤副作用によるアナフィラキシー
乳癌術後に対して造影CT施行．検査施行後，造影剤投与後10分余り経過してから咳嗽，呼吸苦出現．その後，悪心，嘔吐，血圧低下，喘鳴を認め，救急要請．両肺に浸潤影（▶）を認めた．薬剤性の非心原性肺水腫が疑われる所見である

表　造影剤の禁忌

- 造影剤副作用歴
- 腎機能低下
- 気管支喘息，甲状腺機能亢進症
- ビグアナイド系糖尿病薬服用中

能である．そのような場合は主治医が検査に立会い，救急処置の準備を整えたうえで造影検査を施行し，検査後も十分に経過観察するなど万全の体制を整える必要がある[2, 3]．

　腎機能が低下している患者では造影剤腎症を生じる可能性がある．特に糖尿病性腎症を有する患者で造影剤腎症の発症リスクが高い．造影前に血清クレアチニン値（SCr）を用いてeGFR（推定糸球体濾過値）を算出し，腎機能を評価する．**eGFRが45 mL/分/1.73 m³未満では造影剤腎症のリスクが高い**とされている．ベネフィットがリスクを上回る場合は十分な説明をして同意を取得したうえで，補液や造影剤減量などの予防的措置を講じて慎重投与する[1, 4]．

　気管支喘息や甲状腺機能亢進症でコントロール不良な場合は造影剤投与すべきでないと考えられている．これらの疾患がコントロールされている場合でかつ造影検査のメリットが高いと判断された場合は慎重投与することが可能である[3]．

　ビグアナイド系糖尿病薬を服用している患者へのヨード造影剤投与は乳酸アシドーシスのリスクを増加させる．造影剤投与により一過性の腎機能低下をきたした場合に乳酸アシドーシスを発症するリスクとなる．緊急検査時を除き造影剤を投与する場合は**ビグアナイド系糖尿病薬を一時的に休薬**することが推奨されている[1, 3]．

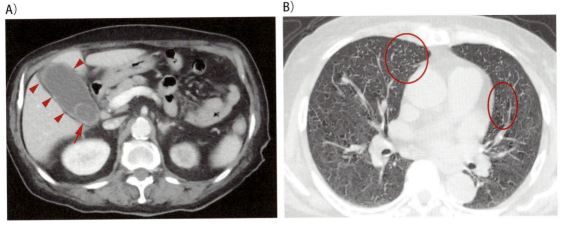

図2 80歳代,女性.腹痛(右季肋部痛),背部痛,偶発的に発見された粟粒結核
A) 造影CT, B) 肺野条件. A) 胆石(→)を認め,胆嚢が腫大し,壁が肥厚(▶)している.急性胆嚢炎が疑われる所見である. B) 両肺にランダムに分布する微細粒状影(○)がびまん性に認められる.粟粒結核が疑われる所見である.本CT撮像時は発熱の症状なく,見逃された所見である

4. 緊急検査を依頼するときのマナー

　緊急検査を依頼するときに,上述のごとくきちんと検査目的を記載した依頼票をお願いしたい.画像診断レポートに疑問点,不審な点があれば電話でも直接でも遠慮なく放射線診断医にコンサルトすることが望ましい.臨床像と画像診断が合致しないときには,画像診断レポートを鵜呑みにせず,なぜそのような齟齬が生じるのか疑問をもち,その疑問を解消するように心懸けてほしい.放射線診断医が臨床医と議論することで新たな所見を発見し,そこから正しい診断に至ることはしばしば経験される.

5. 偶発所見

　上腹部CTの場合でも両側肺底部が撮像範囲内に含まれている.その肺底部に偶発的に肺癌が見つかることがある.臨床医が偶発所見を見つけるのは難しいが,画像診断医は撮像範囲内のすべてを観察することが求められているので放射線科のレポートにはそのような偶発所見がしばしば記載されていることに注意すべきである.

　腹部症状に対してCT検査を依頼するときには症状のある上腹部〜骨盤部の依頼が望ましいが,最近は胸部から骨盤まで依頼されることも多くなっている.本来は胸部の疾患を疑ってないのであれば胸部を撮像範囲内に含めるべきではないと思われるが,もし胸部を含めるのであれば何か偶発所見が見つかる可能性がさらに高くなることを認識すべきである.CT撮像時の所見が見逃され,後に問題を生じる事例があるのは周知の通りである.偶発的に撮られた肺癌を見逃したり,あるいはレポートに「肺癌疑い」「肺結節あり,要精査」と記載されていたにもかかわらずレポートが無視され,不幸な転帰をたどる事例が後を絶たない.**腹部症状でのCT依頼でも胸部などに偶発所見が見つかる可能性があることを肝に銘じるべきである**(図2).

おわりに

　緊急時のみならず依頼票は検査目的を簡潔に適確に記載するよう心懸けてほしい．造影剤の副作用は稀ではなく，ときに死に至ることを肝に銘じるべきである．造影剤を投与する際は，常に副作用のリスクを念頭におきつつ細心の注意を払う必要がある．目的とは異なった部位に偶発所見が見つかることがある．偶発所見がレポートで指摘されている場合は適確に対処する必要がある．

文献・参考文献

1) 「最新Body CT診断—検査の組み立てから読影まで」（粟井和夫，陣崎雅弘/編），メディカル・サイエンス・インターナショナル，2018
2) 早川克己，他：造影剤の適正使用推進ガイドFAQ 第1回 造影剤添付文書の考え方．臨床画像，22：1400-1408，2006
3) 早川克己，他：造影剤の適正使用推進ガイドFAQ 第2回 造影剤添付文書の「禁忌」について考える．臨床画像，23：96-102，2007
4) 「画像診断ガイドライン 2016年版 第2版」（日本医学放射線学会/編），金原出版，2016

プロフィール

杉浦弘明（Hiroaki Sugiura）
慶應義塾大学医学部放射線科学（診断）
専門：画像診断全般
画像診断においては日々正しい適確な読影をするように心懸けているが，なかなか思いつかないような鑑別をあげてそれが正しい診断であるときが一番やり甲斐を感じるときである．画像診断医は臨床医からのコンサルトを待っているので，疑問に思ったら遠慮なくコンサルトしてほしい．

索引 Index

数字

4 killer disease	97
Ⅳ型コラーゲン	138

欧文

A〜E

αフェトプロテイン	138
acute peripancreatic fluid collection	170
AFP	138
AFP-L₃分画	139
ALP	134
ALT	134
ANC	170
APFC	170
ART	105
AST	134
B型肝炎ウイルス	214
bacterial translocation	209
BUN/Cr比	46
γ-GTP	134
γ-グルタミルトランスペプチダーゼ	134
C型肝炎ウイルス	214
CD	203
CD関連下痢症（CDAD）	31
Charcotの3徴	90
ChE	136
chronic intestinal pseudo-obstruction	147
CIPO	147
Clostridioides difficile（CD：旧名称 *Clostridium difficile*）菌	31
collagenous colitis	32
colon cut-off sign	95
Crohn病	86, 199, 203
Crohn's disease	203
CRP	108
CS	153
DKA	113
DOAC	151
dynamic CT	241
EHEC	86
EIS	154
enterohemorrhagic *E. coli*	86
ERCP	159
ESD	151, 155
EVL	154

F〜O

familial mediterranean fever	108
Fitz-Hugh-Curtis症候群	106
FMF	108
Forrest分類	154
free air	142
gasless abdomen	143, 144
HBV	214
HBV再活性化	216
HCV	214
IBD	199
ICG（インドシアニングリーン）試験	137
inflammatory bowel disease	199
interstitial oedematous pancreatitis	165
interventional EUS	159
IVR	154
Kussmaul呼吸	114
LAHS	147
lymphocytic colitis	32
lymphoma-associated hemophagocytic syndrome	147
M2BPGi	138
MDCT	75
*MEFV*遺伝子	109, 110
microscopic colitis	32
multi-detector row computed tomography	75
Murphy's sign	92
NBI	155
necrotizing pancreatitis	165
NOMI	76
NSAIDs	45
OPQRST	30, 118

P〜W

P-Ⅲ-P	138
pancreatic pseudocyst	170
pelvic inflammatory disease	102
PID	102
PIVKA-Ⅱ	139
PPC	170
PT	136
Reynoldsの5徴	90
SBP	183
scanogram	149
scout	149
sentinel loop sign	95
SI	122
SIRS	125
solid pseudopapillary tumor	147
sonographic Murphy's sign	93
spontaneous bacterial peritonitis	183
SPT	147
string beads sign	144
T-Bil（総ビリルビン）値	136
tapping pain	131
Tel-Hashomer criteria	111
UC	199
ulcerative colitis	199
VINDICATE!!!＋P	109
walled-off necrosis	163
WON	163, 170

和文

あ行

悪性胆道狭窄	162
アシドーシス	40
アスパラギン酸アミノトランスフェラーゼ	134
アラニンアミノトランスフェラーゼ	134
アルカリフォスファターゼ	134

アルコール性肝障害 …………………… 178
アンモニア ……………………………… 136
胃十二指腸潰瘍 ………………………… 59
異所性妊娠 ……………………………… 102
一次性便秘 ……………………………… 222
依頼票の書き方 ………………………… 241
依頼表の記載例 ………………………… 237
イレウス ……………………………… 65, 70
イレウスチューブ ……………………… 206
インフリキシマブ ……………………… 111
ウイルス性肝炎 ………………………… 177
壊死性膵炎 ……………………………… 165
エルシニア腸炎 ………………………… 84
炎症性腸疾患 …………………………… 199
黄疸 ……………………………………… 49
温度板 …………………………………… 230

か行

咳嗽試験 ………………………………… 131
ガイドワイヤー固定具 ………………… 206
開腹手術 ………………………………… 229
潰瘍性大腸炎 …………………………… 199
踵落とし試験 …………………………… 131
鈎引き …………………………………… 229
核酸アナログ …………………………… 215
ガス像 …………………………………… 142
家族性地中海熱 ………………………… 108
カテコラミン・リリース ……………… 37
肝硬変 …………………………………… 182
肝硬変の重症度 ………………………… 182
肝疾患 …………………………………… 214
間質性浮腫性膵炎 ……………………… 165
肝循環障害 ……………………………… 179
肝性脳症 ………………………………… 185
間接所見 ………………………………… 143
間接ビリルビン ………………………… 50
完全型FMF …………………………… 111
感染性腸炎 ……………………………… 31
関連痛 …………………………………… 99
器質性便秘 ……………………………… 34
機能性便秘 ……………………………… 33
急性壊死性貯留 ………………………… 170
急性肝炎 ………………………………… 175
急性下痢 ………………………………… 31

急性膵炎 ………………………………… 165
急性膵周囲液体貯留 …………………… 170
急性大動脈解離 ………………………… 97
急性胆管炎 ……………………………… 160
急性腸間膜静脈血栓症 ………………… 77
急性腸間膜動脈閉塞症 ………………… 74
急性腹症診療ガイドライン …………… 212
鏡視下手術 ……………………………… 230
狭帯域光観察 …………………………… 155
虚血性心疾患 …………………………… 98
虚血性大腸炎 …………………………… 78
緊急疾患 ………………………………… 22
緊急手術 ………………………………… 22
緊急処置 ………………………………… 22
筋性防御 ………………………………… 131
緊張性気胸 ……………………………… 99
偶発症 …………………………………… 160
偶発所見 ………………………………… 243
憩室炎 …………………………………… 60
経腹エコー ……………………………… 103
痙攣性イレウス ………………………… 70
外科医へのコンサルト ………………… 235
劇症肝炎 ………………………………… 55
下血 ……………………………………… 45
血液検査 ………………………………… 133
血小板数 ………………………………… 138
血清アルブミン値 ……………………… 135
血便 ……………………………………… 45
ケトアシドーシス ……………………… 113
下痢 ……………………………………… 30
検査による病態分類 …………………… 220
顕微鏡的大腸炎 ………………………… 32
現病歴 …………………………………… 117
抗がん剤 ………………………………… 192
抗がん剤の副作用対策 ………………… 193
抗がん治療と緩和ケアの関係 ………… 195
高ビリルビン血症 ……………………… 51
絞扼性 …………………………………… 69
絞扼性腸閉塞 …………………………… 69
黒色便 …………………………………… 46
骨盤内炎症性疾患 ……………………… 102
コリンエステラーゼ …………………… 136
コルヒチン ……………………………… 109
昏睡度分類 ……………………………… 185

さ行

刺激性下剤 …………………………… 34, 225
自己炎症性疾患 ………………………… 110
自己免疫性肝炎 ………………………… 178
視診 ……………………………………… 130
指定難病266 …………………………… 108
四方分類 ………………………………… 210
主訴 ……………………………………… 118
出血部位 ………………………………… 45
術後回復促進プログラム ……………… 233
術後マネージメント …………………… 230
消化管出血 ……………………………… 44
症状緩和の技術 ………………………… 196
上皮機能変容薬 …………………… 34, 224
食道静脈瘤 ……………………………… 47
処置 ……………………………………… 25
ショック ………………………………… 22
ショック指数 …………………………… 122
ショックの5P ………………………… 46
心外膜炎 ………………………………… 99
心筋炎 …………………………………… 99
心筋梗塞 ………………………………… 23
神経伝達物質説 ………………………… 185
診察・コンサルトの優先順位 ………… 236
診断 ……………………………………… 117
浸透圧性下剤 ………………………… 34, 224
膵仮性囊胞 ………………………… 163, 170
生殖補助医療 …………………………… 105
石灰化像 ………………………………… 142
穿孔性腹膜炎 …………………………… 26
全身性炎症反応症候群 ………………… 125
先導子バルーンタイプ ………………… 206
造影CT ………………………………… 240
造影剤の禁忌 …………………………… 242
臓器別の異常所見の特性 ……………… 143
総コレステロール値 …………………… 136
総胆管結石 ……………………………… 160

た行

体質性黄疸 ……………………………… 51
体性痛 …………………………………… 28
大腿ヘルニア …………………………… 237
大腸内視鏡検査 ………………………… 151
大動脈解離 ……………………………… 23

多相性造影CT	241
胆管の拡張所見	90
胆汁うっ滞	53
単純（非造影）CT	240
単純性腸閉塞	69, 70
胆石胆嚢炎	161
虫垂炎	57, 86
中枢性	36
中毒説	185
チューブによる合併症	210
超音波内視鏡（EUS）下ドレナージ	171
腸管運動異常	221
腸管虚血	74
腸管出血性大腸菌	86
腸重積	212
腸閉塞	65, 69
直接経口抗凝固薬	151
直接所見	143
直接ビリルビン	50
治療の副作用	24
糖尿病ケトアシドーシス	113
吐血	45
特発性細菌性腹膜炎	183

な行

内視鏡的止血術	153
内視鏡的静脈瘤結紮術	154
内視鏡的静脈瘤硬化療法	154
内臓痛	28
二次性便秘	223
ニボー	71, 142
妊娠反応	236
妊娠反応検査	102
熱型	231

念頭におくべき腹部疾患	24
ノロウイルス	31

は行

敗血症	22
敗血症および敗血症性ショック	126
バイタルサインと全身状態の解釈法	37
半減期	177
反射性	36
板状硬	131
反跳痛	131
汎発性腹膜炎	22, 26
ヒアルロン酸	137
被疑薬	25
非刺激性下剤	34
非閉塞性腸管虚血症	76
被包化壊死	163, 169, 170
非抱合型ビリルビン	50
病状の予測	24
病歴聴取	117
ビリルビン	49
不完全型FMF	110
腹腔動脈起始部圧迫症候群	79
複雑性腸閉塞	69, 70
腹水	183
腹水の治療	184
腹痛	22
腹部処置	26
腹部診察	129
腹部造影	75
腹部単純X線	141
腹膜刺激症状	131
腹膜垂炎	62
フレイル	233

プロコラーゲンIIIペプチド	138
プロトロンビン時間	136
プロフェッショナル意識	228
閉塞性黄疸	53
閉塞性腸閉塞	69
ペグインターフェロン	215
ベッドサイドの処置	26
ベロ毒素	86
便秘	30
抱合型ビリルビン	50
報告・連絡・相談	232
膨張性下剤	34, 225
ホウレンソウ	232

ま行

麻痺性イレウス	70
慢性偽性腸閉塞症	147
慢性下痢	31
慢性膵炎	163
慢性便秘症	219
脈圧	38

や行

薬剤	25
薬剤性肝障害	178
予後の説明	24

ら行

卵巣出血	102
卵巣腫瘍茎捻転	102
臨床推論	142
リンパ腫関連血液食症候群	147
老年症候群	233

編者プロフィール
矢島知治(Tomoharu Yajima)

杏林大学医学部 医学教育学

1992年	慶應義塾大学医学部卒業
	慶應義塾大学病院内科 研修医
1994年	慶應義塾大学医学部大学院
1998年	日本鋼管病院内科 医長
1999年	北里研究所病院内科 医長
2004年	慶應義塾大学医学部消化器内科 助手
2009年	慶應義塾大学医学部消化器内科 講師
2015年	杏林大学医学部医学教育学 准教授

【所属学会】日本内科学会,日本消化器病学会

関連病院から母校に戻された際の前任者が学生教育担当だったために学生教育に従事することになりました.はじめは消化器内科の疾患各論を教えるのが自分のミッションだと思っていたのですが,教育にのめり込みながら教える範囲がどんどん広くなって今は問診,身体所見,カルテ記載,プレゼンテーション,臨床推論といった"医者としての頭の使い方"をテーマにしています.消化器病学会関東地方会で"ドクターガストロ"という臨床推論に重きをおいた症例検討会を年に2回開催しています.

レジデントノート Vol.20 No.14(増刊)

研修医に求められる消化器診療のエッセンス
病棟、救急外来で必要な対応力と領域別知識が身につく！

編集/矢島知治

レジデントノート増刊

Vol. 20 No. 14 2018〔通巻270号〕
2018年12月10日発行 第20巻 第14号
ISBN978-4-7581-1618-3
定価 本体4,700円+税(送料実費別途)

年間購読料
　24,000円+税(通常号12冊,送料弊社負担)
　52,200円+税(通常号12冊,増刊6冊,送料弊社負担)
郵便振替　00130-3-38674

© YODOSHA CO., LTD. 2018
Printed in Japan

発行人	一戸裕子
発行所	株式会社 羊土社
	〒101-0052
	東京都千代田区神田小川町2-5-1
	TEL　03(5282)1211
	FAX　03(5282)1212
	E-mail eigyo@yodosha.co.jp
	URL　http://www.yodosha.co.jp/
装幀	野崎一人
印刷所	広研印刷株式会社
広告申込	羊土社営業部までお問い合わせ下さい.

本誌に掲載する著作物の複製権・上映権・譲渡権・公衆送信権(送信可能化権を含む)は(株)羊土社が保有します.
本誌を無断で複製する行為(コピー,スキャン,デジタルデータ化など)は,著作権法上での限られた例外(「私的使用のための複製」など)を除き禁じられています.研究活動,診療を含み業務上使用する目的で上記の行為を行うことは大学,病院,企業などにおける内部的な利用であっても,私的使用には該当せず,違法です.また私的使用のためであっても,代行業者等の第三者に依頼して上記の行為を行うことは違法となります.

JCOPY <(社)出版者著作権管理機構 委託出版物>
本誌の無断複写は著作権法上での例外を除き禁じられています.複写される場合は,そのつど事前に,(社)出版者著作権管理機構(TEL 03-5244-5088, FAX 03-5244-5089, e-mail:info@jcopy.or.jp)の許諾を得てください.